무엇이든 물어보세요
변비·변실금 백과사전

이성근·최성양·정경원

도서출판
페이지원

머리말

변비나 변실금의 치료는 단기간에 끝나지 않습니다.
마라톤처럼 긴 안목으로 치료가 필요합니다

안녕하십니까? 장편한외과 이성근입니다.
드디어 『변비·변실금 백과사전』 책이 출간되었습니다.
너무 기쁘고 이제 마무리가 된 것 같아 더 행복합니다.
제가 지금까지 30권을 출간했는데 이 『변비·변실금 백과사전』 책은 정말 어려웠습니다.
치질 책과 내시경 책은 제가 그동안 유튜브에서도 많이 다뤘고, 여러 권의 책을 업그레이드(upgrade)하는 과정도 있었습니다.
'변비·변실금'은 이야기할 게 많고, 생각보다는 쉽지 않은 책 집필이었습니다.
기존에 출간된 책들과 내용이 대동소이(大同小異)하다는 생각에 집필을 중단했던 것도 사실입니다.
그래서 한참을 고민했는데 저희 장편한외과에서 진료하는 영역 중에 변비·변실금 진료도 상당한 부분이기 때문에 여러분께 이 부분을 조금 더 이해하기 쉽고 알기 쉽게 설명하고자 혼신의 힘을 다했습니다.

변비와 변실금은 의사마다 다소 의견이 다를 수 있습니다.
그리고 변비는 워낙 많은 분들께서 고생하고 있는 증상이라 많은 사람들마다 다양한 지식을 갖고 있습니다.
많은 병원에서도 변비 치료를 한다고 얘기를 하는데 실상 진료를 해보면 처방하는 약이나 진료 과정이 대동소이(大同小異)한 것도 사실입니다.
그래서 '변비라고 하면 답이 없는 거 아니냐? 그게 그거 아니냐?'라고 생각을 하시는 경우도 많다는 것을 인정합니다.
그에 반해 변실금은 아직 많은 분들이 잘 모르시고 또 의사들조차 관심이 적은 게 사실입니다.

저는 '왜 변비나 변실금이 대장항문외과 의사들에게 그렇게까지 매력적이지 않은가?'에 대해서 고민을 해 본 적이 있습니다.
변비·변실금으로 내원하신 분의 진료를 보려면 상당히 많은 시간이 필요하고, 그 원인을 찾고 진단하고 치료하는 과정이 무척 복잡하고 힘듭니다.
그리고 여러가지 이유로 '변비·변실금' 진료에 집중하기가 쉽지 않은 것이 현실적인 상황입니다.

저희 장편한외과가 개원할 때 '변비·변실금'에 관심을 가지고 바이오피드백(biofeedback) 치료 장비를 구비했는데, 수원 지역에서는 최초였습니다.

사실 장편한외과가 개원하기 전에도 대장항문 의원은 수원에 6곳이 있었습니다. 하지만 단 한 곳도 변비·변실금 치료에 도움이 된다고 알려진 바이오피드백(biofeedback) 치료를 하는 곳이 없었습니다. 저는 상당히 놀랐고 의아해했습니다.

하지만 개원을 하고 보니 오랜 시간이 흐르지 않아도 그 이유를 알게 되었습니다.

그럼에도 불구하고 저는 변비·변실금에 계속 관심을 가지고 있고, 바이오피드백(biofeedback) 치료가 도움이 된다고 믿고 있습니다. 많은 의사에게 관심이 멀어진 '변비와 변실금'도 누군가는 관심을 가져야 한다고 생각을 합니다. 변비와 변실금 때문에 고통받는 분들이 적지 않기 때문입니다.

이번 책은 변비와 변실금에 대한 풍성한 내용을 담기 위해서 두 분의 의사와 함께 공동 집필했습니다.

익산에 있는 장문외과에 근무하시는 최성양 원장님은 변비와 변실금의 대가(大家)이십니다. 오랜 임상 경험이 있고 변비와 변실금 환자를 워낙 많이 보십니다. 지역적인 특성상 고령의 환자분이 많이 내원하시는 부분도 있지만, 특히나 변비와 변실금에 의학적인 관심이 많으십니다.

그리고 저의 오랜 멘토이기도 합니다. 장편한외과가 개원하기 전부터 저는 최성양 원장님으로부터 항상 큰 도움을 받고 있습니다.

최성양 원장님과의 첫 만남은 의료 봉사 모임이었습니다.

제가 대한의사협회 소속으로서 전국으로 의료 봉사를 다니다가 익산 지역에 찾아뵀을 때 최성양 원장님을 처음으로 만났는데 벌써 16년 전입니다. 그리고 그때 같은 대장항문 외과의사라는 사실을 알고 친분이 쌓였고 지금까지도 친하게 지내고 있습니다.
최성양 원장님은 다양한 항문 질환뿐만 아니라 변비·변실금에 특히 관심이 있으시고, 저의 '엉덩이대장' 유튜브에서 몇 번 같이 촬영한 적도 있습니다. 제가 존경하는 분이고, 특히 변비·변실금에 대한 폭넓은 지식으로 여러분에게 상당히 큰 도움을 주리라 믿어 의심치 않습니다.

또 다른 공동 저자인 정경원 원장님은 저랑 함께 장편한외과에서 근무하고 있는 대장항문 외과의사입니다.
특히나 장편한외과에 오신 변비·변실금 환자분은 주로 정경원 원장님께 진료를 보게 되는데, 내원하신 분들께서 다들 만족해하시고 충분한 설명과 적극적인 치료를 다들 좋아하십니다.

저희는 다른 병원과는 다르게 바이오피드백(biofeedback)을 변비·변실금 치료에 적극적으로 활용하고 있습니다.
실제로 큰 도움이 되고, 약물 치료에 더하여 우리가 선택할 수 있는 아주 효과적인 치료 방법이 바이오피드백(biofeedback) 치료라고 생각합니다.

변비나 변실금의 치료는 단기간에 끝나지 않습니다.
마라톤처럼 긴 안목으로 치료가 필요합니다. 며칠, 몇 주, 몇 달 치료해 보고 효과가 없다고 병원을 바꾸는 것은 권장하지 않습니다. 주치의 개념으로 꾸준히 그 의사와 교류하면서 상황에 맞는 치료가 이루어져야 할 것입니다. 이를 위해서는 끈기와 노력이 필요합니다.
바이오피드백(biofeedback) 치료도 한두 번 한다고 해서 금방 좋아지는 것도 아닙니다. 일주일에 1~2번 정도 꾸준히 오셔서 병원에서 훈련하시고 집에서도 꾸준히 훈련하는 것이 필요합니다.
다른 어떤 질병보다 환자분의 지속적인 노력이 필요한 질환이 '변비·변실금'입니다. 저희 장편한외과는 변비·변실금 치료에 앞으로도 매진할 예정입니다. 저희 역시 지치지 않고 성실한 자세로 앞으로도 여러분과 함께하고자 합니다.

책으로 제공하는 지식에는 한계가 있습니다. 조금 더 정확한 진단과 치료를 위해선 진찰과 검사가 필요합니다.
기회 되시면 장편한외과에서 여러분들을 뵙도록 하겠습니다.

30권의 책을 출간되는 과정에서 언제나 함께해 주는 '도서출판 페이지원'에 다시 한번 감사드립니다.

2025년 여름
수원을 대표하는 대장항문 외과 의원,
장편한외과 이성근 드림.

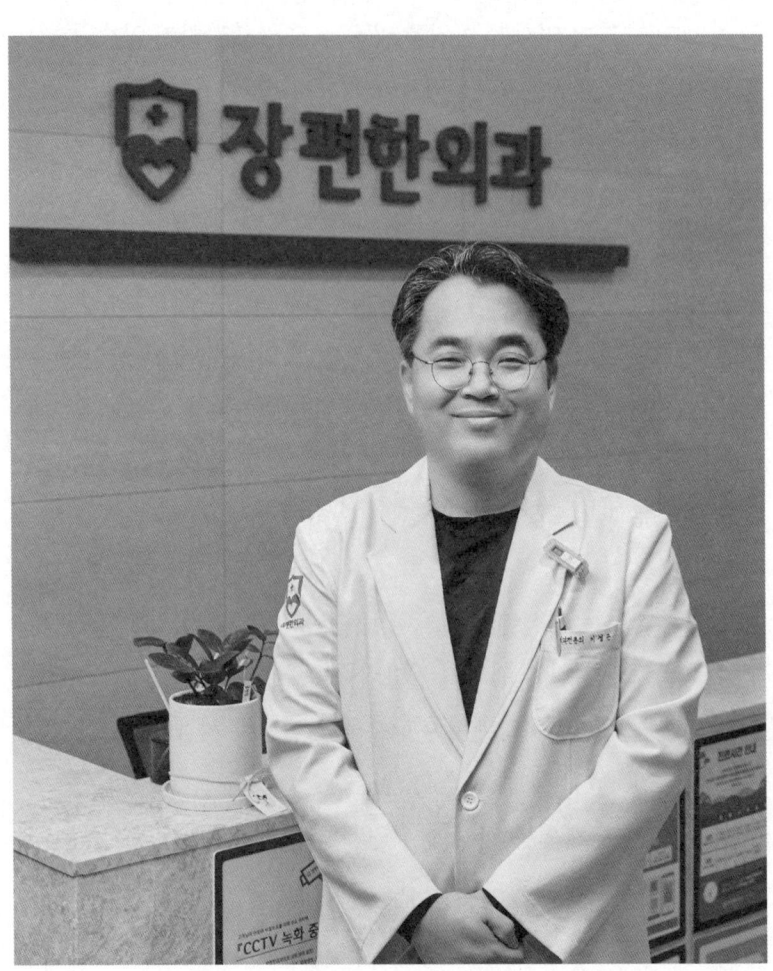

머리말

변비와 변실금은 단순히 배변 활동의 문제가 아니라, 몸의 균형과 건강의 중요한 신호

변비와 변실금, 이 두 단어는 우리 일상 속에서 쉽게 이야기하기 어려운 주제입니다. 하지만 이는 많은 사람들에게 삶의 큰 불편과 고통을 안겨주는 문제입니다. 이러한 어려움으로 혼자 고민하고 고통받는 분들이 자신의 문제를 이해하고 극복할 수 있도록 돕기 위해 이 책을 집필하게 되었습니다.

수많은 환자들과 함께했던 임상 경험은 저에게 한 가지를 가르쳐 주었습니다. 변비와 변실금은 단순히 배변 활동의 문제가 아니라, 몸의 균형과 건강의 중요한 신호라는 것입니다. 이 책은 의학적 근거와 더불어, 실제 환자들에게 효과를 보인 치료와 관리 방법들을 친근하고 이해하기 쉽게 풀어내고자 했습니다.

삶의 질을 떨어뜨리는 불편함에서 벗어나 건강하고 자유로운 일상을 되찾는 여정에, 이 책이 작은 희망과 지침서가 되기를 바랍니다. 변비와 변실금으로 고민하는 모든 분들에게 진심 어린 응원의 메시지를 담아 이 책을 바칩니다.

2025년 여름
최성양 원장

추천사

변비와 변실금으로 고통받는 이들에게 희망의 빛을 비추어 줄 것

서울대항유외과의원 **송기호 원장**

변비와 변실금은 각각의 유병률이 높은 질환으로, 많은 사람들이 일상 생활에서 큰 불편을 겪고 있습니다. 변비의 경우 전 세계적으로 10~20%의 사람들이 경험하며, 변실금 역시 고령 인구 증가와 함께 유병률이 높아지고 있습니다. 하지만, 증상이 있어도 부끄러운 질환으로 인식하여 적절한 시기에 항문 외과 클리닉에 방문하지 못하여 발병 원인에 대한 감별 진단과 치료가 늦어지는 것이 현실입니다. 또한, 이러한 문제를 해결하기 위한 치료 과정에는 여러 어려움이 따르는데, 환자마다 증상의 원인과 정도가 다르기 때문에 맞춤형 접근이 필요합니다.

이 책은 변비와 변실금이라는 흔하지만, 때로는 당혹스럽고 고통스러운 문제를 철저히 분석하고, 그 원인과 진단, 그리고 다양한 치료 방법을 세심하게 설명해주고 있습니다. 저자인 이성근 원장의 오랜 임상 경험과 풍부한 학문적 지식이 녹아 있는 이 책은, 단순한 정보 제공을 넘어서 독자들에게 실질적인 도움을 줄 수 있는 지침서가 될 것입니다.

이 책에서 특히 주목할 만한 부분은 바이오피드백(biofeedback) 치료에 대한 상세한 설명입니다. 바이오피드백(biofeedback) 치료는 출구장애형 변비와 변실금 치료의 효과적인 방법으로 알려져 있지만, 일반인들에게는 아직 그다지 알려져 있지 않은 편입니다. 이성근 원장은 이 책을 통해 바이오피드백(biofeedback) 치료의 개념과 효능을 잘 설명하여, 독자들이 이 치료 방법에 대해 더 잘 이해하고 활용할 수 있도록 도와줄 것이라 기대합니다.

변비와 변실금은 풍부한 임상 경험을 바탕으로 원인을 찾고 그에 맞는 치료를 하는 것이 매우 중요하며, 지속적인 관리가 필요한 질환입니다. 이 책은 이러한 과정을 잘 정리하여 독자들에게 전달하고 있습니다.

실제 환자 사례와 일반인들이 자주 궁금해하는 Q&A 섹션을 통해, 누구나 쉽게 이해할 수 있도록 구성된 점도 큰 장점입니다.

이성근 원장님은 외과 전문의이자 대장항문외과 세부 전문의로서, 학회 활동과 저서, 유튜브를 통해 활발히 소통하고 있습니다. 전문성과 열정과 환자분들에 대한 고민과 친절이 고스란히 담긴 이 책은, 변비와 변실금으로 고통받는 이들에게 희망의 빛을 비추어 줄 것입니다.

『변비·변실금 백과사전』을 통해 독자 여러분들이 건강하고 행복한 삶을 되찾기를 바랍니다.

추천사

잘 싸기 위해 꼭 알아야 할 비법이 담긴 책

부산항운병원 **정광용 원장**

건강한 삶을 위하여 가장 중요한 부분이 '잘 먹고 잘 싸는 것'이라고 생각합니다. 그리고 대장항문 외과의사인 제가 진료 중에 많이 접하는 환자 중 일부는 '잘 싸지 못하는' 변비 및 변실금 환자입니다.

변비는 가장 흔한 소화기 질환 중 하나로 전 인구의 5~20%가 증상을 호소할 정도로 매우 흔한 질환이며, 여성 및 노인층에서 그 빈도가 증가하고 있습니다. 하지만 실제로는 의원이나 병원을 찾아와 상담이나 치료를 받는 환자가 많지 않습니다. 많은 사람들이 스스로 변비를 진단하여 기능성 식품이나 민간요법으로 치료를 시도하거나 약국에서 판매되고 있는 자극성 하제가 포함된 변비약을 처방전 없이 구매하여 남용하는 경우가 많아 심각한 부작용을 초래하는 경우도 있습니다.

우리나라는 빠르게 진행되는 고령화로 조만간 세계 최장수 국가가 될 것으로 예상되고 있습니다. 고령화가 진행되면서 최근에 빠르게 증가하고 있는 질환 중에 하나가 골반저가 약화되며 발생하는 변실금입니다. 그러나 아직까지는 병에 대한 인식이 낮고 부끄러워서 숨기고 적절한 치료를 받지 못하는 경우가 대다수입니다.

이 책에는 저자인 이성근 원장님이 그동안 다양한 환자를 보면서 경험했던 노하우를 토대로 변비 및 변실금의 원인, 진단 및 치료에 대하여 의료인이 아닌 일반인도 이해하기 쉽게 잘 정리되어 있습니다. 특히, 전통적인 치료법뿐만 아니라 바이오피드백(biofeedback) 치료에 대해서도 자세히 다루고 있어 많은 도움이 될 것으로 생각됩니다.

변비 및 변실금으로 고생하시는 분들뿐만 아니라 건강한 삶에 관심 있으신 분들은 꼭 이 책을 읽어보시기를 적극적으로 추천합니다.

목차

무엇이든 물어보세요
변비·변실금 백과사전

- 머리말 _2
- 추천사 _10

Part 1. 변비
1. 변비의 원인과 증상 _18
2. 변비의 진단 _27
3. 변비의 치료 _37
4. 변비의 예방 _54

Part 2. 변실금
1. 변실금의 원인과 증상 _62
2. 변실금의 진단 _69
3. 변실금의 치료 _74
4. 변실금의 예방 _84

Part 3. 바이오피드백(biofeedback) 치료
1. 바이오피드백(biofeedback) 치료의 개념 _88
2. 바이오피드백(biofeedback) 치료의 방법 _91
3. 바이오피드백(biofeedback) 치료의 효과 _98
4. 바이오피드백(biofeedback) 치료 후 주의사항 _108

contents

Part 4. 유튜브로 설명드리는 변비와 변실금
1. 장편한외과의 변비·변실금 유튜브 Ⅰ _112
2. 장편한외과의 변비·변실금 유튜브 Ⅱ _130

Part 5. 변비와 변실금, 무엇이든 물어보세요
1. 변비 _150
2. 변실금 _180

Part 6. 변비·변실금의 증례 _218

Part 7. 변비와 변실금의 명의(名醫)를 만나다
1. 변비 _240
2. 변실금 _258

별책부록. 장편한외과
1. 장편한외과 이성근 원장 인터뷰 _281
2. 장편한외과 영수증 리뷰 _293

무엇이든 물어보세요
변비·변실금
백과사전

Part. 1
변비

1. 변비의 원인과 증상
2. 변비의 진단
3. 변비의 치료
4. 변비의 예방

Part 1 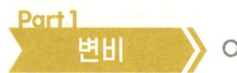 무엇이든 물어보세요 **변비·변실금 백과사전**

1. 변비의 원인과 증상

01 다양한 인구 집단에서 변비의 유병률은 어떻게 되나요?

> 변비는 흔한 소화기 질환으로 서양의 경우 10~15%로 보고되고 있고, 우리나라의 경우 전체 인구 중 16.5%가 스스로 변비라고 인식하고 있다고 합니다.

대장항문 세부전문의가 알려 드립니다

변비는 모든 연령대에서 발생할 수 있지만 특히 노인 인구에서 더 흔하고, 여성이 남성보다 더 많습니다. 이는 나이가 들면서 장 운동성이 감소하기 때문이며, 여성이 많은 것은 호르몬의 영향, 임신 및 출산과도 연관이 있습니다.

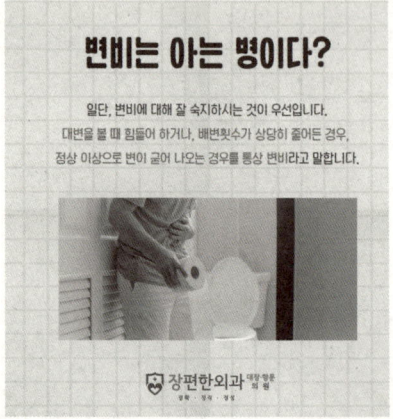

02 변비의 가장 흔한 원인은 무엇인가요?

> 변비는 매우 흔한 소화기 문제로, 여러 가지 원인에 의해 발생할 수 있습니다. 일반적으로 채소를 많이 먹지 않는 잘못된 식습관이나 신체 활동 부족, 약물 부작용 등이 원인이 될 수 있습니다.

대장항문 세부전문의가 알려 드립니다

섬유질이 부족한 식습관, 수분 섭취 부족, 신체 활동 부족이 가장 흔한 원인이고, 이외에 약물 부작용, 대장의 질환이나 항문괄약근의 문제, 심리적 스트레스, 여행 같은 주변 환경의 변화, 임신, 노화 등도 변비를 유발할 수 있습니다.

먼저, 잘못된 식사 습관이 가장 흔한 원인입니다. 탄수화물, 단백질 위주의 음식만 먹는다면 변비가 생길 가능성이 높습니다. 왜냐하면, 소장을 거치면서 분해되어 영양분으로 거의 흡수되기 때문에 대장까지 도달하는 양이 적기 때문입니다.

두 번째는 운동량 부족입니다. 대장의 주 기능은 수분의 흡수입니다. 우리 몸에 필요한 영양분은 주로 소장에서 흡수되고, 수분은 대장에서 흡수됩니다. 대변이 느린 속도로 대장을 지나가면 당연히 수분이 계속 흡수되면서 변의 부피가 줄어들고 딱딱해집니다. 대변의 부피가 줄어들면 대변을 보는 횟수도 줄어들고 변이 딱딱해지니까 변을 볼 때도 힘이 듭니다. 몸을 움직여주면서 적당한 운동으로 대장의 연동운동을 도와줘야 대변이 빠르게 대장을 통과할 수 있고, 자연스럽게 수분의 과도한 흡수를 막을 수 있습니다. 그래야 변비가 잘 생기지 않습니다.

03 장내 미생물 군집 변화가 변비에 영향을 미칠 수 있나요?

예. 영향을 미칩니다. 장내 미생물은 소화, 대변의 형성, 면역 체계 조절 및 여러 대사 과정에 중요한 역할을 합니다.

🛡 **대장항문 세부전문의가 알려 드립니다**

장내 미생물 군집에 변화가 생기면 변비나 설사 등 다양한 문제가 생길 수 있습니다. 이는 식습관, 생활 방식, 약물, 스트레스 등 다양한 요인에 영향을 받는데, 고섬유질 식단은 장내 유익균 증가에 도움이 되며 가공식품은 적게 먹는 것이 좋습니다. 프로바이오틱스(probiotics)와 같은 유익균 보충제는 장내 미생물 군집의 균형을 개선하여 변비를 완화하는 데 도움을 줄 수 있습니다.

04 스트레스가 변비에 영향을 미칠 수 있나요?

스트레스는 교감신경계를 활성화시켜 소화계의 활동이 둔화되고 장 운동성이 감소할 수 있어 변비의 원인이 됩니다.

🛡 **대장항문 세부전문의가 알려 드립니다**

스트레스는 위산 분비를 증가시켜 소화불량을 유발할 수 있고, 스트레스를 받는 사람들은 좋지 않은 음식을 선택하거나 불규칙적으로 식사하거나 충분한 수분섭취를 하지 않습니다. 또한, 운동 능력도 저하되기 때문에 이런 습관이 변비를 유발할 수 있습니다.

05 임신 중 변비를 경험하는 것이 일반적인가요? 대처 방법은 무엇인가요?

> 임신 중에는 신체적 변화, 호르몬 변화, 심리적 스트레스 등 복합적인 요인으로 변비가 유발될 수 있습니다.

🛡 대장항문 세부전문의가 알려 드립니다

태아가 자라나면서 대장에 압력을 가해 장의 정상적인 운동을 방해할 수 있고, 임신 중에는 프로게스테론(progesterone) 수치가 증가하는데 이는 장 근육을 이완시켜 운동성을 감소시킬 수 있습니다. 임신 중에 복용하는 철분 보충제도 변비를 유발할 수 있고, 신체 활동 감소도 변비를 유발할 수 있습니다.

섬유질이 풍부한 과일, 채소, 곡물 등을 섭취하여 대변을 부드럽게 만들고, 충분한 수분 섭취와 산책이나 수영과 같은 가벼운 운동, 무릎을 가슴 쪽으로 당기는 자세로 배변하기, 프로바이오틱스(probiotics) 등이 도움이 될 수 있습니다.

06 변비를 유발할 수 있는 약물이 있나요?

변비는 건강한 장내미생물에게는 최악의 상황입니다. 유해균이 증가하고 유익균은 질식 당합니다. 그런데 많은 약물은 변비를 유발시킵니다.

🛡 **대장항문 세부전문의가 알려 드립니다**

변비를 유발하는 약물로는 마약성 진통제, 항콜린성 약물(항우울제, 향정신성 약물, 항히스타민제, 일부 파킨슨 약물), 철분 보충제, 고혈압 약으로 쓰이는 칼슘채널 차단제, 이뇨제, 근육 이완제 등이 있습니다.

07 채소도 많이 먹고 운동도 매일 하는데 왜 변비가 생기나요?

섬유질 섭취 부족, 운동 부족 이외에도 변비의 원인은 아주 많습니다. 대장의 해부학적 이상, 대장암 같은 대장 질환, 신경정신 질환, 변비를 일으키는 약물 등 다양한 원인에 대해 생각해야 합니다.

🛡 **대장항문 세부전문의가 알려 드립니다**

아무리 섬유질과 운동량이 충분해도 대변이 내려오는 대장 모양이 정상적이지 않으면 대변 통과 속도는 느려질 수밖에 없습니다. 또한, 대장 내강을 거의 막고 있는 대장암 때문일 때도 있습니다. 정신 질환으로 인해 대변을 과도하게 참으면서 변비가 발생되는 경우도 종종 있고, 다른 과에서 치료를 받으면서 복용하는 여러 약제의 부작용으로 변비가 발생하기도 합니다.

이처럼 변비는 아주 다양한 원인이 존재하므로 변비가 있으면 약국을 먼저 가는 것이 아니라 병원 진료가 우선입니다.

08 대장내시경 검사 후 변비를 겪는 사례도 있는데요. 그 이유가 무엇인가요?

대장내시경 검사 후에는 장이 다 비워져 있기 때문에 음식을 먹고 다시 변이 생기는 데 시간이 다소 걸릴 수 있습니다. 이때 평소보다 변이 나오는 데 오래 걸리다 보니 변비가 생겼다고 오해하는 경우가 있습니다.

대장항문 세부전문의가 알려 드립니다

대장내시경시 용종 절제를 하면서 장에 상처가 난 경우 장 운동이 떨어지면서 일시적으로 변비가 생기는 경우도 있습니다. 또한, 장내 환경이 바뀌면서 변비가 생기는 경우도 있으나 보통은 일시적인 경우들이 많기 때문에, 변비가 생겼다고 해서 큰 걱정은 하지 않으셔도 됩니다.

09 카페인이 변비에 미치는 영향은 어떤가요? 커피나 차를 마시는 것이 좋나요?

카페인은 자극제로서 카페인이 포함된 커피와 차는 장 운동성을 촉진하여 일시적으로 변비를 완화할 수 있습니다.

 대장항문 세부전문의가 알려 드립니다

많은 사람들이 아침에 커피를 마신 후 화장실에 가고 싶은 충동을 느끼는 것도 이러한 이유 때문입니다. 그러나 카페인은 설사를 유발할 수도 있고, 이뇨 작용을 촉진하여 체내 수분이 감소되어 대변이 더욱 딱딱해져 변비가 악화될 수도 있습니다.

카페인 음료는 개인의 건강 상태와 반응을 고려하여 조절하는 것이 중요하고, 결국 장기적인 해결책은 되지 못하므로 변비가 지속되면 병원을 찾는 것이 좋습니다.

10 변비로 인해 항문에 문제가 생길 수 있나요?

대변이 딱딱하고 크기가 크면, 항문을 통과할 때 치핵, 항문 열상, 직장 탈출증과 같은 문제들을 일으킬 수 있습니다.

대장항문 세부전문의가 알려 드립니다

치핵은 얇은 결합조직으로 항문 안에 매달려 있는 형태라고 보시면 되는데, 변비가 심하면 변을 볼 때마다 압력이 많이 가해져 결합조직이 점차 늘어나고, 치핵이 시간이 갈수록 밑으로 처지고 커져서 문제가 될 수 있습니다.

마찬가지로 항문 점막이 딱딱한 변에 의해 늘어나다가 찢어지는 열상 혹은 치열이 생길 수 있고, 연세가 많은 여성 환자분의 경우 직장 자체를 잡아주는 근육과 조직이 약해지고 여기에 변비가 겹치면 직장 자체가 뒤집혀 밖으로 튀어나오는 직장 탈출증이 생길 수 있습니다.

〉 기질성(이차성) 변비의 원인

구분	변비의 원인이 되는 질환
내분비대사질환	당뇨병, 갑상선질환, 부갑상선질환, 범뇌하수체기능저하증, 악성질환의 뼈 전이, 갈색세포증, 임신, 글루카곤증, 요독증
신경계질환	척추신경 손상, 꼬리말총종양, 다발성 경화증, 파킨슨병, 척수매독, 뇌종양, 뇌졸중, 신경섬유종증, 신경절신경종증
이교질 혈관질환	아밀로이드증, 피부경화증, 복합결합조직질환
유전적 신경근육질환	가족형 내장신경병증, 가족형 자율신경병증
약물 남용	변비약, 진통제, 제산제 등
해부학적 구조 이상	폐쇄(대장암, 장겹침증, 히르쉬스프룽병, 후천적인 장협착), 평활근의 이상, 내장신경 이상, 항문직장과 골반저 이상 등
정신질환	우울증, 식욕부진, 폭식증 등

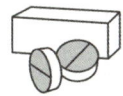 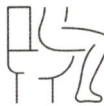 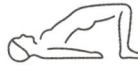 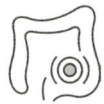

기질성(이차성) 변비의 원인

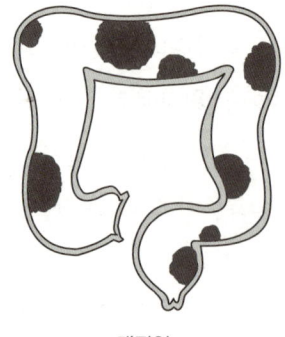
대장암

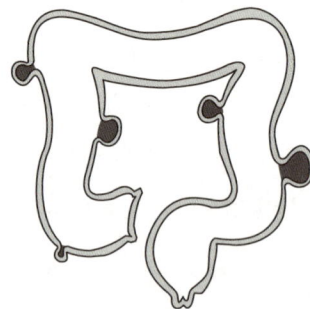
대장게실

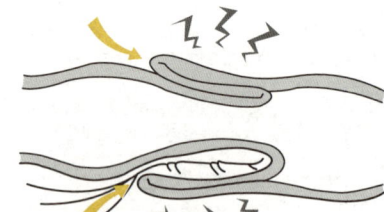
장중첩증

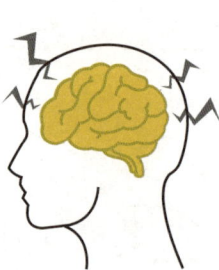
뇌질환

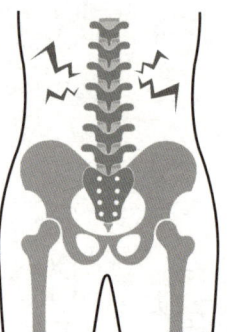
척추질환

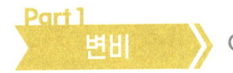

2. 변비의 진단

01 일주일에 변을 두 번 정도밖에 못 보는데 변비인가요?

변비의 정의는 일반적으로 '로마 판정 기준'을 가장 널리 사용합니다.
① 1주일에 변을 2회 이하 본다.
② 대변 무게가 하루 35g 미만이다
③ 4번 중에 한번 이상은 변볼 때 힘이 든다.
④ 4번 중에 한번 이상은 딱딱한 변을 본다.
⑤ 4번 중에 한번 이상은 잔변감이 있다.
위의 다섯 가지 증상 중에 2개 이상이 3개월 이상 지속되는 경우를 '변비'라고 정의합니다.

대장항문 세부전문의가 알려 드립니다

매일 한번씩 변을 보지 않아도 주 3회 이상만 보면 보통 변비는 아니라고 합니다. 주 2회인 경우에도 다른 증상(변을 볼때 과도한 힘이 들어가는지, 딱딱한 변인지, 잔변감인지 등)이 없다면 정의상 변비는 아닙니다만, 보통 주 2회 보시는 분들은 다른 증상이 한가지는 동반됩니다. 그리고 그런 증상이 3개월 정도 지속되면 변비라고 말할 수 있습니다.

02 변비가 장기간 지속되면 언제 의사를 만나야 하나요?

변비는 기질적 질환에 의한 변비와 원인 특정이 어려운 기능성 변비로 나눌 수 있습니다.
체중 감소, 혈변, 복통, 대변 가늘어짐, 갑작스럽게 발생한 변비, 배변 시 심한 통증이 있으면 기질적 질환에 의한 변비를 시사하므로 의사의 진료를 받아 보는 것이 좋습니다.

대장항문 세부전문의가 알려 드립니다

기능성 변비는 일반적으로 로마 판정 기준이라는 것을 가장 널리 사용하는데, 배변의 25% 이상에서
1. 주 2회 이하
2. 대변의 무게 하루 35g 미만
3. 과도한 힘주기
4. 딱딱한 변
5. 잔변감

이 다섯가지 증상 중에서 최소 2개 이상이 3개월 이상 지속되는 경우를 기능성 변비로 정의합니다.

> 남아 있는 표지자의 형태로 분류하는 기능성 변비의 유형

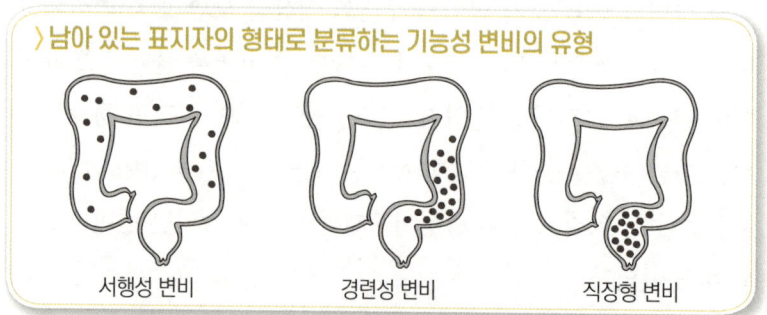

서행성 변비   경련성 변비   직장형 변비

03 변비 진단 과정에서 어떤 질문을 받나요?

변비 증상의 빈도나 배변 습관 등 다양한 질문을 받게 됩니다.

 대장항문 세부전문의가 알려 드립니다

증상의 빈도와 기간, 대변의 성상, 배변 습관, 식습관, 수분 섭취량, 신체 활동량, 과거 병력, 생활 습관의 변화, 스트레스 유무, 기타 증상, 가족력 등에 대한 질문을 받을 수 있습니다.

04 변의 모양과 딱딱한 정도가 변비의 진단에 도움이 되나요?

변비를 진단할 때 배변의 횟수뿐 아니라 대변의 형태도 중요합니다

 대장항문 세부전문의가 알려 드립니다

배변의 횟수는 정상이어도 변이 단단한 경우를 흔치 않게 볼 수 있는데, 대변이 딱딱할수록 장 내에서 더 오랫동안 머물렀다는 뜻이며 이는 장 운동성이 저하되었거나 장이 수분을 과도하게 흡수했다는 신호입니다.

> 브리스톨 대변 척도 (Bristol stool scale)

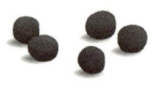 1형 | 심한 변비 severe constipation | 견과류처럼 분리된 딱딱한 덩어리 형태

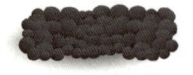 2형 | 가벼운 변비 mild constipation | 덩어리가 많고 단단한 소시지 같은 형태

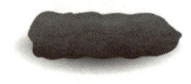 3형 | 정상 normal | 표면에 균열이 있는 소시지 형태

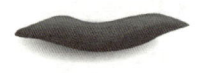 4형 | 정상 normal | 부드럽고 매끈한 소시지 또는 뱀 형태

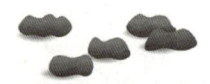 5형 | 섬유질 부족 lacking fibre | 절단면이 명확한 부드러운 덩어리

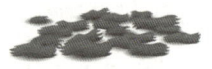 6형 | 가벼운 설사 mild diarrhea | 흐물흐물한 덩어리 형태의 묽은 대변

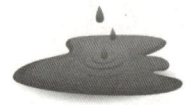 7형 | 심한 설사 severe diarrhea | 단단한 조각이 없는 완전한 액체 형태

05 변의 색깔이 변비를 진단하는 데 도움이 될 수 있나요?

변비 자체가 변의 색깔 변화를 직접적으로 유발하지는 않지만, 장내에 오래 머무르면서 색이 더 진해질 수는 있습니다.

 대장항문 세부전문의가 알려 드립니다

철분 보충제나 특정 약물의 복용으로 대변 색이 더 짙어질 수 있습니다. 이외에 대변 색이 매우 진한 갈색 혹은 검은색으로 나오면 위 또는 십이지장에서의 출혈이, 붉은색으로 나오면 대장 혹은 항문 근처에서의 출혈이 있을 수 있습니다. 창백하거나 회색은 담즙 흐름이 차단되어서 일어날 수 있으므로 의사의 진료가 필요합니다.

옅은 갈색
정상변

갈색
건강한 변

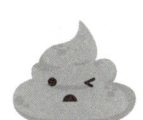
녹색
위장관 감염/
설사 유발 질환 의심

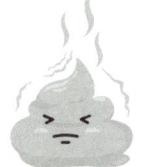
노란색
담낭질환/
과도한 지방 섭취

빨간색
만성장염/
대장 또는
항문근처 출혈

검은색
위장관 출혈의심

피섞임
직장 출혈의심

회색
간질환/
췌장질환 의심

〈대변의 색깔과 관련 질환〉

06 기능성 변비와 기질적 원인에 의한 변비를 감별진단하는 데 있어 중요한 진단 방법과 검사는 무엇인가요?

문진으로 어느 정도 감별할 수 있으며, 가장 중요하고 쉽게 시행할 수 있는 좋은 검사는 대장내시경입니다.

대장항문 세부전문의가 알려 드립니다

대장내시경 검사는 대장의 구조적 이상이나 용종, 종양, 염증 등을 직접적으로 확인할 수 있습니다. 이외에 복부 X-ray(엑스선 촬영) 검사, CT검사를 통해 복부와 대장의 구조적 이상을 평가할 수 있으며, 혈액 검사를 통해 갑상선 기능 이상이나 전해질 불균형, 빈혈 등 기질적 원인을 감별할 수 있습니다. 또한, 대장 통과 시간 검사를 통해 기능성 변비 중 서행성 변비를 진단할 수 있습니다. 또한, 항문압력 측정이나 배변조영술 검사는 항문괄약근의 기능이나 직장의 감각 및 운동 기능을 평가할 수 있습니다.

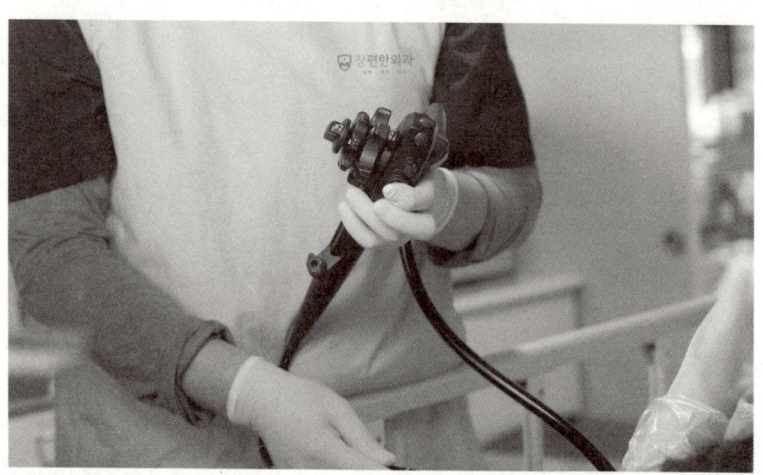

07 기능성 변비는 어떻게 세분화하나요?

기능성 변비는 정상통과형 변비, 서행성 변비, 배변장애형 변비로 분류할 수 있습니다.

대장항문 세부전문의가 알려 드립니다

정상통과형 변비는 가장 흔하며, 배변 빈도가 감소했다고 느낄 수 있지만, 대장 통과 시간에서는 정상 결과가 나타납니다. 종종 식이 섬유의 부족, 수분 섭취 불충분, 활동 부족과 관련이 있습니다.

서행성 변비는 대변이 실제로 대장을 통과하는 시간이 느려진 것입니다. 대장의 운동성 저하가 주요 원인으로, 종종 호르몬 장애, 신경계 장애, 특정 약물 사용과 관련이 있습니다.

배변장애형 변비는 배변 과정에 직접적인 문제가 있는 경우입니다. 배변을 시도할 때 적절한 근육의 조정이 이루어지지 않거나, 필요한 압력을 생성하지 못하여 효과적으로 대변을 배출하지 못합니다. 바이오피드백(biofeedback) 훈련과 같은 치료가 필요할 수 있습니다.

⟩ 바이오피드백(biofeedback) 치료

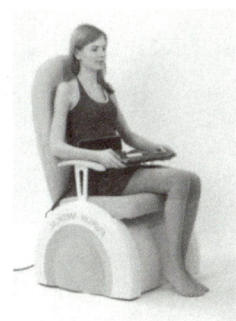
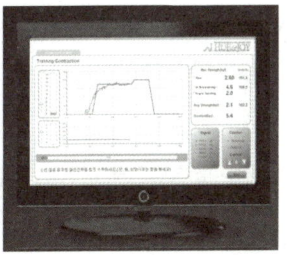

08 기능성 변비와 과민성 대장 증후군(IBS) 변비형 간의 차이는 무엇인가요?

기능성 변비는 특별히 통증을 동반하지 않는 것이 일반적이며, 변비를 주된 증상으로 하는 과민성 대장 증후군(IBS)의 한 형태인 과민성 대장 증후군 변비형(IBS-C)은 복통을 동반합니다.

🛡 대장항문 세부전문의가 알려 드립니다

기능성 변비는 통증이 동반되지 않으나 과민성 대장 증후군은 복통이나 복부 불편감과 함께 배변습관의 변화가 나타나는 것이 특징입니다. 복통은 배변과 관련이 있으며 배변 후 일시적으로 줄어드는 양상을 보입니다. 두 질환을 구분짓는 것은 치료 방법이 달라지기 때문에 중요합니다.

09 변비가 있을 때 대장내시경을 꼭 해야 하나요?

변비가 있다면 반드시 대장내시경을 받아야 합니다. 대장의 해부학적 모양을 알 수 있고, 대장암이나 염증성 장질환 같은 중요한 원인이 있는지 정확하게 확인할 수 있기 때문입니다.

🛡 대장항문 세부전문의가 알려 드립니다

변비가 있을 때 식단 조절, 운동량 증가, 약물 치료 등을 기본적으로 하지만, 동시에 대장내시경 검사를 해야 합니다. 변비의 원인은 아주 다양하므로 모든 가능성을 생각해야 하기 때문입니다. 대장내시경만큼 많은 정보를 줄 수 있는 검사는 없습니다.

대장내시경은 체중 감소, 변 가늘어짐, 혈변, 복통, 빈혈 등의 경고 증상이 나타날 경우, 50세 이상에서 처음 나타나는 변비의 경우, 복부에 혹이 만져지는 경우, 대장암의 가족력이 있는 경우, 최근에 갑자기 생긴 변비의 경우, 대장암이나 염증성 장질환, 용종 등 기질적 원인을 확인하기 위해 필요합니다.

정기적으로 내시경을 받는 경우가 아니라면 변비 치료 초기부터 반드시 대장내시경 검사를 고려해야 합니다. 우리나라처럼 대장내시경을 빠른 시일 내에 아주 저렴한 가격으로, 수준 높은 의사에게 받을 수 있는 나라는 세계 어디에도 없습니다.

10 장 기능 검사는 어떻게 이루어지나요?

> 장 기능 검사에는 대장 통과 시간 검사, 항문압력 측정 검사, 배변조영술 등이 있습니다.

대장항문 세부전문의가 알려 드립니다

대장 통과 시간 검사는 작은 마커(marker)가 포함된 캡슐을 삼키고 일정 시간 후 복부 X-ray(엑스선 촬영)를 통해 이 마커(marker)들이 대장을 통과하는 속도와 위치를 확인하는 검사입니다.

항문압력 측정 검사는 센서가 부착된 관을 항문과 직장에 삽입하여 괄약근의 반응성, 감각, 배변 중 근육의 조정 능력 등을 확인할 수 있습니다.

배변조영술은 조영제를 직장에 삽입하고 배변을 하는 동안 배변 과정을 X-ray(엑스선 촬영) 영상으로 시각화하여, 직장과 항문의 구조적인 문제를 확인할 수 있습니다.

> 항문내압검사

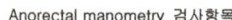

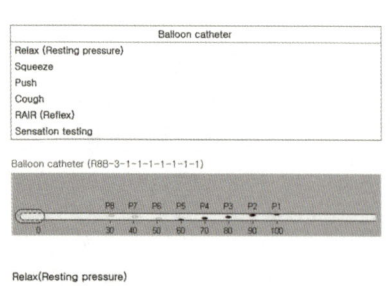

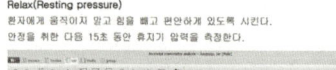

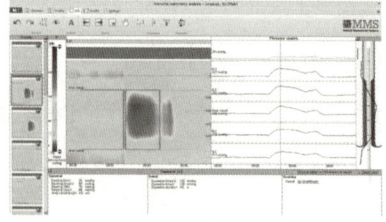

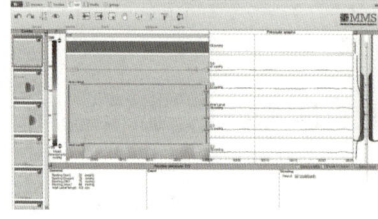

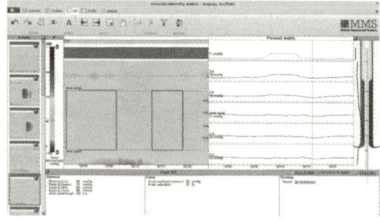

Part 1 | 변비

무엇이든 물어보세요 **변비·변실금** 백과사전

3. 변비의 치료

01 평소 변비가 있는데 복통, 출혈 같은 특별한 증상이 없어도 병원을 꼭 가야 하나요?

> 변비가 있다고 생각되면 반드시 병원으로 내원하셔야 합니다. 변비 자체를 하나의 질병으로 봐야 합니다.

🛡 대장항문 세부전문의가 알려 드립니다

일반적으로 변비를 '단순히 변을 자주 못보는 증상' 정도로 가볍게 여기는 경향이 있습니다. 그리고 변비로 인해 생길 수 있는 복부 불편 및 팽창감, 항문 통증, 항문 출혈, 구역 및 구토 등도 변비 때문에 오는 당연한 결과로 생각합니다. 하지만 변비는 그 자체로 하나의 질병이며, 다른 이차적인 증상이 없더라도 반드시 병원에 방문하여 원인을 알아보고 본인에게 맞는 치료를 받아야 합니다.

02 변비를 방치하면 합병증이 생기나요? 대장암도 생길 수 있나요?

> 변비와 관련된 합병증은 우선 항문 관련 질환이 가장 흔하고, 대장암도 변비와 관련이 있다고 알려져 있습니다.

대장항문 세부전문의가 알려 드립니다

변비가 오래되면 변이 굵고 딱딱해지면서 항문에 상처가 발생할 수 있는데 이를 치열이라고 합니다. 그리고 치핵 또한 변비가 있을 때 더욱 심해지는데 그 이유는 변을 볼 때 과도한 힘이 들어가고 변기에 앉아있는 시간도 길어지기 때문입니다.

항문 질환 이외에도 대장암 또한 변비로 인해 발생률이 올라간다는 보고가 있습니다. 대변이 대장의 점막과 만나는 시간이 길어질수록 장점막에 염증이 발생하고, 결국은 이것이 대장암의 발생 확률을 높입니다.

변비는 단순히 변을 힘들게 보는 질병이 아니라 이차적으로 심각한 질병과 연관이 있으므로 반드시 개선이 필요합니다.

> 변비의 합병증

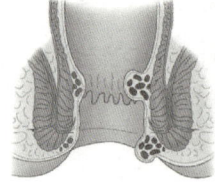
치핵

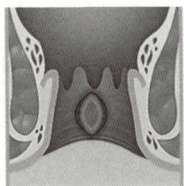
치열

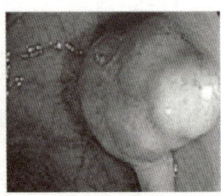
대장 용종

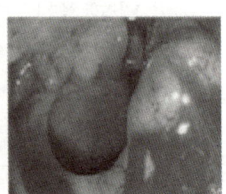
대장암

03 변비에 가장 흔히 추천되는 치료 방법은 무엇인가요?

기질성 변비의 경우 원인을 치료하고, 기능성 변비의 경우 가장 먼저 신체활동, 식이섬유, 충분한 수분섭취를 권유합니다.
또한, 약물치료도 추천드립니다.

대장항문 세부전문의가 알려 드립니다

변비는 기질성 변비와 기능성 변비로 나뉠 수 있는데 일반적인 원인이나 생활습관에 따른 치료를 한 후 약물 치료를 하게 됩니다.
약물로는 부피형성 완화제, 삼투성 완화제, 자극성 완화제의 순서로 처방하게 되며, 프로바이오틱스(probiotics)가 도움이 되기도 합니다.

04 일반적인 변비 치료의 순서는 어떻게 되나요?

일반적인 변비는 채소 위주의 식단으로 섬유질 보충, 적당한 유산소 운동, 의사 처방에 의한 약물 치료를 통해 치료할 수 있습니다.

대장항문 세부전문의가 알려 드립니다

변비의 가장 흔한 원인은 잘못된 식사와 부족한 운동량이기 때문에 일단 그것부터 교정하는 것이 변비 치료의 첫 단계입니다.
우선 먹는 음식 중 섬유질의 비율을 높여야 합니다. 조금 더 자세히 말하자면 여성은 25g, 남성은 38g의 식이섬유를 먹어야 합니다. 그리고 변비의 원인 중 중요한 나머지 하나인 운동량 부족을 해결해야 합니다.

올바른 식습관 및 운동량을 충족한 후에도 변비가 지속된다면 약물치료를 합니다. 약물은 대장의 수분 흡수 능력을 방해하여 대변을 무르게 해주는 약과 대장의 운동성을 촉진시키는 약, 섬유질을 채워주는 식이섬유, 그리고 장내 세균을 좋은 쪽으로 치환시켜주는 유산균제제 등을 가장 많이 처방합니다.

05 천연 laxative(완하제)는 안전한가요?

천연 완하제는 대체적으로 부작용이 적고 사용이 비교적 안전합니다.

대장항문 /세부전문의가 알려 드립니다

천연 완하제는 천연 원료로 만들어진 것으로 대체적으로 부작용이 적고 사용이 비교적 안전하나, 장기간 변비가 지속된다면 의사와 상의하는 것이 좋습니다.

푸룬, 캐모마일 차, 아마씨, 알로에 베라, 캐스터 오일, 마그네슘 보충제 등이 천연 완하제의 대표적인 예입니다.

06 장정결제를 변비의 치료로서 활용할 수 있나요?

장정결제는 주로 대장내시경을 하기 전에 대장을 청소하는 방법으로, 대장의 내용물을 빠르게 비우는 데는 효과적이지만 일상적인 변비 치료 수단으로는 권장되지 않습니다.

대장항문 세부전문의가 알려 드립니다

장정결제는 장기적으로 사용할 경우 탈수, 전해질 불균형, 장내 미생물 군집 변화 등의 부작용을 일으킬 수 있습니다.

07 운동이 변비 해결에 어떤 역할을 하나요?

규칙적인 신체 활동은 장의 운동성을 촉진하고 스트레스를 감소시키는 데 도움을 줍니다.

대장항문 세부전문의가 알려 드립니다

변비를 해소하는 데 도움이 되는 운동은 복근 강화 운동입니다. 복부 근육을 튼튼하게 만들면 장 운동을 활발하게 해 변비를 예방하고 개선하는 데 효과적입니다.

윗몸 일으키기, 플랭크, 매일 30분 정도 달리기, 자전거 타기, 수영, 요가와 같은 운동을 꾸준히 하면 장 운동을 촉진하고 변비를 예방하는 데 도움이 될 수 있습니다.

08 변비 해결을 위해 복부 마사지를 해도 되나요? 효과적인 방법이 있나요?

복부 마사지를 받는 것은 좋은 방법입니다. 복부 마사지는 장 운동을 촉진하고 가스 배출을 돕고 장내 혈류를 증가시켜 대변을 부드럽게 합니다. 특히 스트레스로 인한 변비에 도움이 될 수 있습니다.

대장항문 세부전문의가 알려 드립니다

변비의 복부 마사지는 온찜질을 하고, 누워서 다리를 살짝 구부린 자세를 취합니다. 그리고 대장의 움직임을 따라서 우하복부에서 시작하여 위로 올라가서 갈비뼈 밑에서 왼쪽으로 가로질러 좌상복부에서 좌하복부 방향으로 내려오면서 대장을 따라 마사지합니다. 하루에 10분정도 시행하는 것이 좋습니다.

09 변비약은 어떻게 작용하나요?

변비약은 배변 횟수와 배변량을 늘리기 위해 대장 내에 머물러 있는 대변을 배출시키는 성분과 배변을 잘 유도하는 성분으로 이루어져 있습니다.

대장항문 세부전문의가 알려 드립니다

변비약은 다음과 같습니다.
- 부피형성 하제 : 아기오, 실콘정, 웰콘정

변비에 좋은 장 마사지

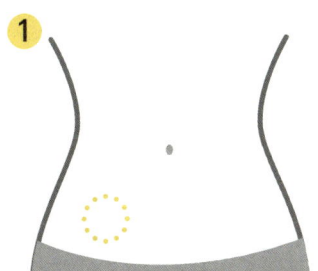

오른쪽 아랫지점을 손으로 꾹꾹 느르면서 마사지 해준다.

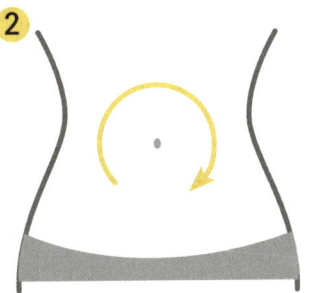

오른쪽 아랫배부터 시작해 배꼽주위를 **시계방향으로** 문지른다.

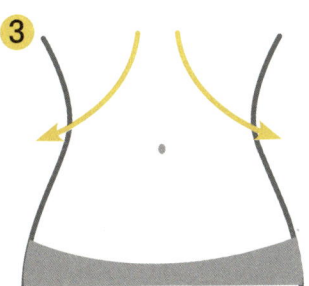

명치부터 갈비뼈 방향대로 밀어주면서 마사지 해준다.

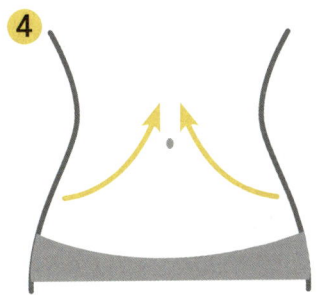

아랫배부터 배꼽 위쪽까지 올려주듯 마사지 해준다.

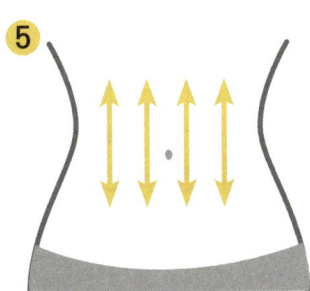

손바닥으로 배를 전체적으로 쓸어준다.

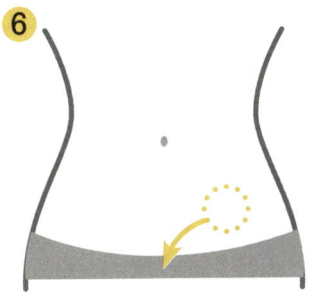

왼쪽 아랫배를 마사지 한 후 항문쪽으로 쭉 밀어내준다.

부피형성 하제는 소화되지 않고 장내 액체를 흡수하여 대변을 팽창시키고 부드러워지게 합니다.
- 삼투성 하제 : 마그밀, 렉크린, 락툴로오스, 폴락스산

삼투성 하제는 삼투성의 활성 이온이나 분자로 장관에서 흡수되지 않고 주변 조직으로부터 장관내로 수분을 끌어들이고 유지하여 대변을 연화시키는 역할을 합니다.
- 자극성 하제 : 아락실, 알로에, 비사코딜

자극성 하제는 위장관 신경총을 직접 자극하여 평활근의 수축과 연동운동을 증가시킵니다.
- 장운동 촉진제 : 프루칼로프라이드, 루비프로스톤

장운동 촉진제는 대장의 연동운동을 촉진합니다.
- 프로바이오틱스(probiotics)

프로바이오틱스(probiotics)는 장내 미생물 균형 및 기능 향상에 도움을 줄 수 있는 유익균입니다.

10 변비약을 사용할 때 주의해야 할 사항은 무엇인가요?

부피형성 하제나 프로바이오틱스(probiotics)는 일반적으로 안전하고 장기간 사용할 수 있습니다. 다른 변비약도 몇 달 정도의 단기 복용은 크게 문제되지 않습니다. 다만 자극성 하제의 경우 장기간 사용 시 장의 자연적인 기능이 떨어지고 의존성을 유발할 수 있어 의사와의 상담이 필요합니다.

> **대장항문 세부전문의가 알려 드립니다**

변비약을 복용할 때는 충분한 수분 섭취가 중요합니다. 또한, 변비약에만 의존하는 것을 피하고 규칙적인 운동, 고섬유질 식단, 충분한 수분 섭취와 같은 방법으로 변비를 관리하려고 노력하는 것이 좋습니다. 변비약은 다른 약물과 상호작용할 수 있으므로 다른 약물을 복용 중이라면 의사와 상담해야 합니다.

임신 또는 수유 중인 경우도 마찬가지입니다. 일부 변비약은 안전하지 않을 수 있어 의사와 상담해야 합니다.

11 소아에서의 변비 진단과 치료 가이드라인이 성인과 어떤 차이점이 있나요?

소아 변비의 95% 이상은 원인 질환이 없는 기능성 변비입니다. 다만, 기질적 원인으로 선천성 대장 질환, 대사성 질환 등이 있을 수 있기 때문에 우선 기질적 원인을 배제해야 합니다.

> **대장항문 세부전문의가 알려 드립니다**

기능성 변비 진단은 성인과 마찬가지로 '로마 판정 기준'을 따릅니다. 다만 소아에서의 변비는 종종 생활 습관, 식습관, 심리적 요인들과 관련이 있습니다. 따라서 치료에서는 주로 식습관 교정과 화장실에서 충분한 시간을 보내도록 격려하는 행동치료를 위주로 하고, 약물 치료는 필요한 경우에만 사용합니다.

12 프로바이오틱스(probiotics)가 변비에 도움이 될 수 있나요?

프로바이오틱스(probiotics)는 장내 환경 개선, 장 운동성 증진, 대변의 질 개선, 염증 감소 등의 효과가 있어 변비 개선에 도움이 될 수 있습니다.

🛡 **대장항문 세부전문의가 알려 드립니다**

락토바실루스 균주가 변비 개선에 효과가 있다고 알려져 있고, 충분한 용량(매일 수십억 CFU)을 섭취하는 것이 권장됩니다. 또한, 지속적인 섭취가 중요합니다.

최근 프로바이오틱스(probiotics) 제품의 인기가 높아지면서 유산균만 들어 있는 단일균 제품에서 벗어나 여러 가지 유익균들을 고루 배합한 제품들이 등장하고 있습니다. 유산균 외에도 고초균, 포자균, 효모균, 사균체 등 다양한 유익균이 배합된 제품들도 있습니다.

13 장기간 변비약을 사용하면 내성이 생길 수 있나요?

자극성 완하제는 장기간 사용할 경우 내성이 생길 수 있습니다. 장이 자극을 받을 때마다 대변을 배출하게 되면, 장의 자연적인 운동 능력이 저하될 수 있기 때문입니다.

 대장항문 세부전문의가 알려 드립니다

변비약의 장기 복용은 신중해야합니다. 장기 복용하면 대장의 기능이 저하돼 효과를 보기 위해 더 많은 양의 약을 복용하게 될 수 있기 때문입니다. 그러나 삼투성 완하제와 부피형성 완하제는 장기간 사용에 안전하며, 몸에 흡수되는 성분이 아니기 때문에 내성 발생의 위험이 낮습니다.

14 임신 및 수유 중 변비의 관리에 있어 안전하게 고려할 수 있는 약물은 무엇인가요?

임산부는 몸이 여러 가지 변화를 겪는 시기이며, 변비는 흔한 고민 중 하나입니다. 임신 중에도 안전하게 고려할 수 있는 약물이 있습니다.

대장항문 세부전문의가 알려 드립니다

임산부는 호르몬 변화와 함께 자궁이 커지면서 장 압박이 생기기 때문에 변비가 발생할 수 있습니다. 하지만 몇 가지 약물로 이 문제를 조금이나마 덜어낼 수 있습니다. 차전자피(부피형성 완하제), 마그네슘(삼투성 완하제), PEG(삼투성 완하제), 락툴로오스(삼투성 완하제) 등이 비교적 안전하게 고려할 수 있는 약물입니다.

15 변비약을 얼마나 자주, 얼마나 오랫동안 복용해야 하나요?

변비약을 얼마나 오랫동안 복용해야 되는지에 대한 연구 결과는 잘 정립되어 있는 것이 없지만, 보통 부피형성 완하제와 삼투성 완하제는 장기간 복용해도 큰 문제가 없습니다.

대장항문 세부전문의가 알려 드립니다

변비 치료에 사용되는 약은 보통 3가지로 분류됩니다. 부피형성 완하제와 삼투성 완하제, 그리고 자극성 완하제가 있습니다. 부피형성 완하제는 대변의 부피를 증가시켜 배변을 쉽게 볼 수 있게 하는 약물이며, 삼투성 완하제는 삼투 효과를 이용해 장내로 물을 끌어들여 대변을 부드럽게 만드는 약물입니다. 자극성 완하제는 대장을 직접 자극하여 대변을 배출하게 하는 약물입니다.

대부분의 변비약은 몇 달 정도의 단기 복용은 해롭지 않고 오히려 필요합니다. 하지만 연 단위의 중장기 복용은 장의 운동성 및 수분 흡수 능력을 저하하여 오히려 해로울 수 있습니다. 몇 개월 정도 복용 후 변비의 개선이 없을 시 더욱 정확한 원인을 찾기 위해 추가적인 전문의 상담 및 상급병원 방문이 필요합니다.

16 변비약 종류가 다양하던데 어떤 것이 좋은가요? 약국에서 약을 사먹어도 되나요?

환자의 상태에 따라 필요한 약이 다릅니다. 그러므로 약국에서 임의로 약을 구매하는 것보다는 최대한 의사 처방을 받는 것이 안전합니다.

대장항문 세부전문의가 알려 드립니다

변비 치료 약물은 일반적 기준으로 대장의 수분 흡수 능력을 방해하여 대변을 무르게 해주는 약과 대장의 운동성을 촉진시키는 약, 섬유질을 채워주는 식이섬유, 그리고 장내 세균을 좋은 쪽으로 치환시켜주는 유산균제제 등으로 분류가 됩니다.
어떤 약물이 환자에게 좋을지는 진료 후에 결정이 됩니다. 그러므로 반드시 의사 처방을 받아 약을 복용하는 것을 추천합니다.

17 관장은 집에서 하면 안 되나요?

관장이 환자에게 도움이 될지 오히려 해가 될지는 진료를 봐야 알 수 있습니다. 따라서 반드시 병원 진료 후 관장할 것을 권유합니다.

대장항문 세부전문의가 알려 드립니다

모든 변비 환자에게 관장이 도움이 되는 것은 아닙니다. 때로는 오히려 해가 되기도 합니다. 변비의 원인이 무엇인지를 정확하게 파악하는 것이 먼저입니다. 그리고 관장의 종류 및 약물 선택도 중요한데 환자 스스로 이 모든 것을 적절하게 판단하기는 쉽지 않습니다. 병원 방문이 창피하다 생각해서 스스로 관장하는 것은 위험합니다.

18 약물 치료가 효과가 없을 때, 다음으로 고려할 수 있는 치료 방법은 무엇인가요?

> 배변장애형 변비에서는 바이오피드백(biofeedback) 치료가 효과적입니다.

대장항문 세부전문의가 알려 드립니다

바이오피드백(biofeedback) 치료는 특수 의자에 앉아서 항문괄약근의 활동을 모니터링하고, 이를 시각적으로 피드백 받아보면서 근육 조절을 학습할 수 있게 하는 장치입니다.

변비의 수술적 치료는 심한 직장 탈출증이나, 다른 해부학적인 이상이 있는 경우, 혹은 심한 서행성 변비의 환자에서 필요할 수 있습니다.

그리고 관장 및 좌약 치료도 효과적일 수 있습니다.

최근에는 천수신경 자극이나 체외 자기자극 치료, 전기자극 치료 같은 방법이 소개되고 있는데, 아직 근거가 부족하여 계속 연구되고 있는 상황입니다.

19 바이오피드백(biofeedback) 치료의 장기적인 효과는 얼마나 지속되나요?

연구에 따르면 많은 환자들이 치료 후 몇 년 정도 긍정적인 경험을 하나, 시간이 지남에 따라 일부 효과를 잃어 버릴 수도 있다고 합니다.

대장항문 세부전문의가 알려 드립니다

바이오피드백(biofeedback) 치료는 다른 치료법들과 비교하여 매우 낮은 합병증을 갖는다는 점에서 큰 장점을 지닙니다. 이 치료는 비침습적이고 복구 시간이 거의 필요하지 않다는 점에서 환자들에게 심리적 부담을 덜어줍니다.

약물 요법이나 수술에 비해 안전성이 높으며, 특히 고령의 환자나 만성 질환을 가진 환자들에게 적합합니다.

또한, 환자가 적극적으로 자가 운동 및 관리를 통해 효과를 더 오래 지속시킬 수 있습니다.

요령을 익혀서 그 요령대로 꾸준히 집에서 훈련하시는 게 중요합니다. 안 쓰는 근육은 결국 퇴화하므로 바이오피드백(biofeedback)을 통해 좋아지고 난 다음에도 집에서 꾸준히 훈련하는 것이 중요합니다.

20 변비로 인해 대장 절제술을 시행하기도 하나요?

심한 서행성 변비에서 약물 치료나 생활 습관의 변화로도 개선되지 않을 때 최후의 수단으로 대장 절제술을 고려할 수 있습니다.

대장항문 세부전문의가 알려 드립니다

대장 절제술 후 소장을 직장에 연결하는 회장-직장 문합술을 주로 시행하게 되며, 치료 성공률은 약 86% 정도라고 보고되고 있습니다. 다만 수술 치료는 감염, 출혈, 문합부 파열, 누공 형성 등과 같은 심각한 합병증을 유발할 수 있고, 전대장절제술은 가벼운 수술이 아니므로 신중히 득과 실을 고려 후에 결정해야 합니다. 일부 환자에서는 수술 후에 잦은 설사나 변실금 같은 새로운 문제가 생길 수 있습니다.

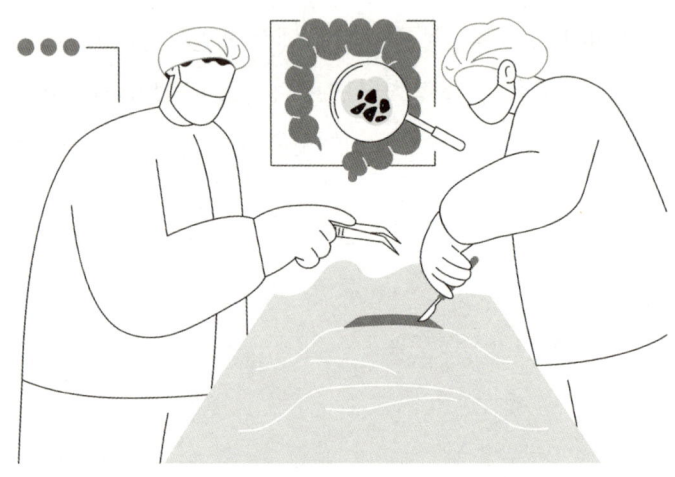

변비 탈출 point

> 변비의 진단과 치료

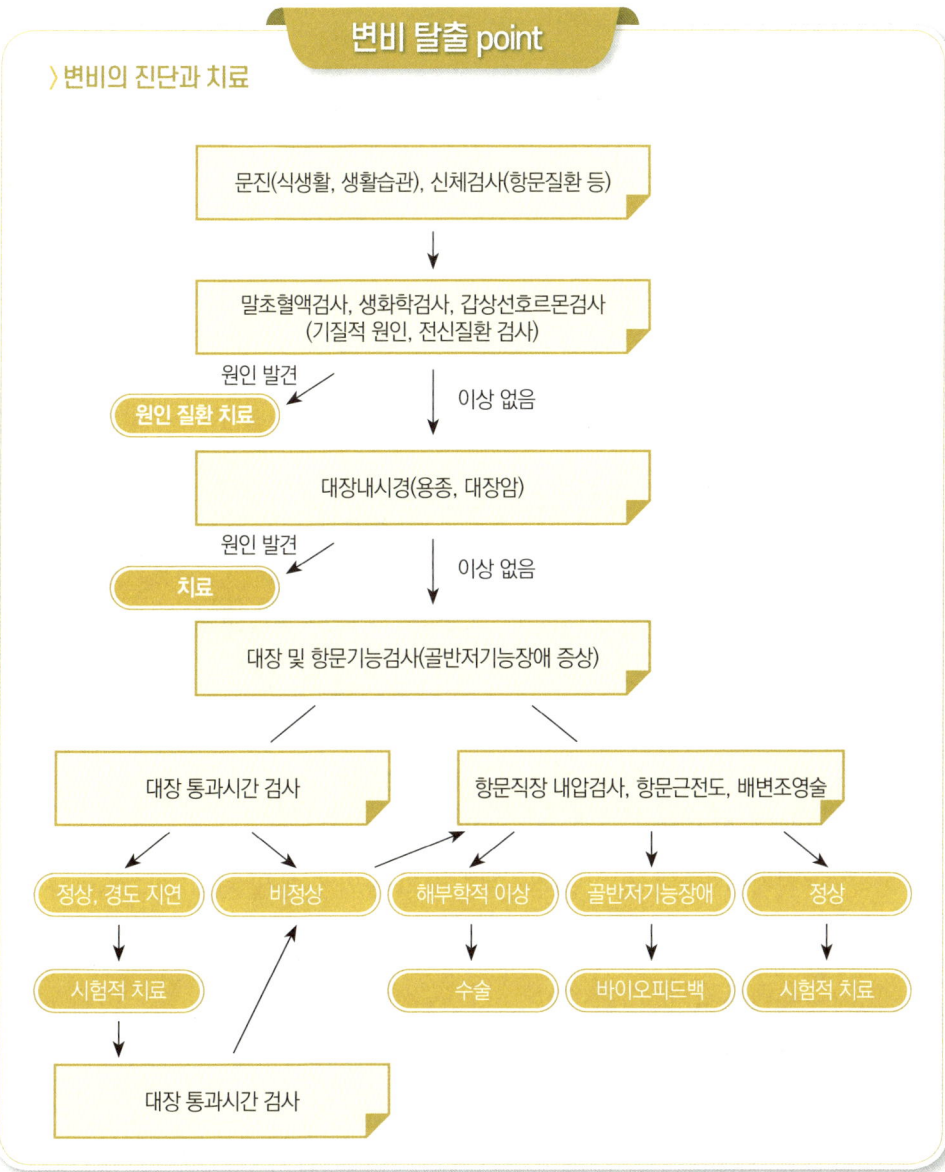

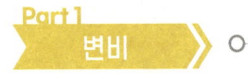

4. 변비의 예방

01 변비를 예방하기 위해서 어떻게 해야하나요?

변비를 예방하기 위해서는 식습관과 생활습관의 개선이 필요합니다.

🛡 대장항문 세부전문의가 알려 드립니다

- 고섬유질 식단 : 과일, 채소, 전곡물, 콩류 등
- 충분한 수분 섭취 : 하루 최소 8잔(2L)의 물 마시기
- 규칙적인 운동 : 걷기, 조깅, 수영, 요가 등의 신체 활동
- 규칙적인 배변 습관 : 매일 같은 시간에 화장실 가기
- 스트레스 관리
- 규칙적인 식사 시간
- 가공식품, 고지방 식사 줄이기
- 화장실 자세 개선 : 발밑에 발판을 두어 무릎이 가슴보다 높은 자세 취하기

02 식이섬유가 변비에 정말 도움이 되나요?

식이섬유는 대장에서 물을 흡수하고, 대변의 부피를 증가시켜 주고, 장 운동성을 촉진합니다.

🛡 **대장항문 세부전문의가 알려 드립니다**

식이섬유는 일반적으로 성인의 경우 여성은 하루에 약 25g, 남성은 38g의 식이섬유 섭취가 권장되나, 대부분 이보다 적게 섭취합니다. 식이섬유의 섭취를 늘리는 방법은 과일과 채소를 껍질째 먹기, 정제된 곡물 대신 전곡물 먹기, 식사에 콩, 견과류, 씨앗 등을 추가하고, 간식으로 신선한 과일, 채소, 견과류 등을 섭취합니다.

03 일정한 시간에 화장실에 가는 것이 변비에 도움이 되나요?

배변 습관 형성이라고도 하며, 일정한 시간에 화장실에 가는 것이 변비 관리와 예방에 도움이 됩니다.

 대장항문 세부전문의가 알려 드립니다

사람은 보통 식사 후 '위장관 반사'라는 것을 경험하게 되며, 이는 장 운동을 촉진합니다. 대다수 사람들은 아침 식사 후 같은 시간에 화장실을 가도록 스케줄을 정하는 것이 효과적일 수 있습니다. 그리고 화장실에서 충분한 시간을 확보하여 긴장을 풀고, 필요하다면 발판을 사용하여 무릎을 가슴보다 높게 유지하는 것도 대장이 더 직선적으로 정렬되어 배변에 도움이 될 수 있습니다.

> 변비에 좋은 자세

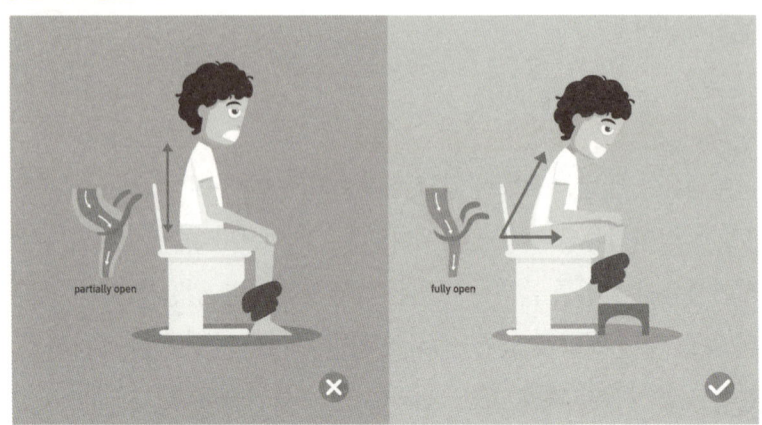

04 변비에 좋은 음식은 무엇인가요?

섬유질이 풍부한 음식(채소류, 키위나 바나나 같은 일부 과일류), 물, 유산균 등은 변비 예방 및 치료에 매우 효과적입니다.

🛡 **대장항문 세부전문의가 알려 드립니다**

섬유질은 변비 치료에 가장 핵심이 되는 요소입니다. 섬유질은 모든 채소에 풍부하게 포함되어 있습니다. 과일도 섬유질이 포함되어 있긴 하지만 과일마다 섬유질 함량이 다르고 일부 과일은 과당이 많아 혈당을 높일 수 있어 과일을 통해 섬유질을 보충하겠다는 생각은 좋지 않습니다. 다만 키위나 바나나 등은 섬유질이 높다고 알려져 있습니다.

그리고 평소에 물을 자주 마시는 습관 또한 중요합니다. 변이 딱딱해지지 않게 해주기 때문입니다.

유산균도 좋은 장내 세균을 보충한다는 의미로 효과는 있으며, 섬유질과 같이 섭취했을 때 더욱 효과가 좋습니다.

05 변비에 좋은 운동은 무엇인가요?

몸을 움직이는 유산소 운동이 좋습니다. 몸이 움직여야 장의 움직임이 활발해지면서 정체되었던 변이 항문쪽으로 이동할 수 있습니다.

대장항문 세부전문의가 알려 드립니다

변비는 대변이 대장 안에 오래 머물러 있는 병입니다. 대장은 자체적인 연동 운동을 하면서 변을 항문 쪽으로 밀어내긴 하지만 이것만으로는 부족합니다. 몸의 움직임을 통해 대장의 운동을 도와주고 대변의 빠른 통과를 유도해야 합니다. 걷거나 뛰는 유산소 운동이 변비에 도움이 되겠습니다.

변비개선에 좋은 스트레칭 & 운동법

〉변비개선에 좋은 스트레칭 & 운동법

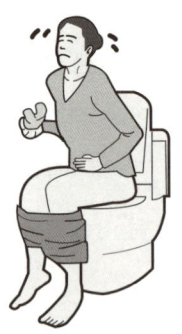

1 기지개켜기 + 물고기운동

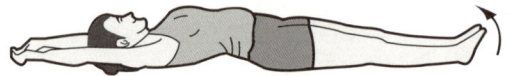

양손을 깍지껴서 머리 위로 늘리고
발끝을 당긴 상태로 아래로 길게 늘이며
기지개를 켭니다.(1회)

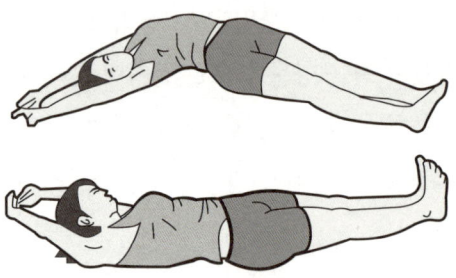

기지개를 켠 후
몸통과 다리를 가볍게 좌우로 움직여줍니다.
(몸통과 다리의 방향은 같게/좌우 3~4회)

2 활자세

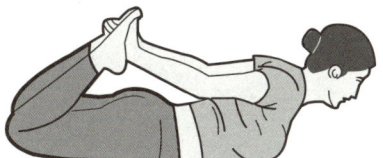 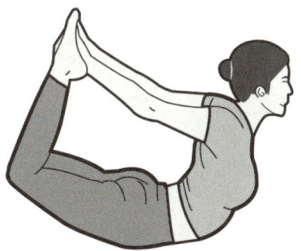

엎드린 자세에서 두 다리는 골반 너비만큼 벌리고 무릎을 구부려 양 손으로 발목이나 발등을 잡아줍니다.

숨을 마시면서 머리와 가슴을 들어 올리고, 동시에 발목을 잡아 당겨서 무릎과 허벅지를 바닥에서 떨어뜨립니다.

30초 유지

3 고양이 등펴기 자세

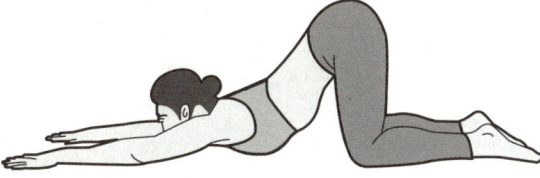

10초 유지

무릎을 꿇고 엎드린 자세에서 팔은 어깨너비로 유지하고 앞으로 쭉 뻗어 스트레칭 합니다.

4 바람빼기 자세

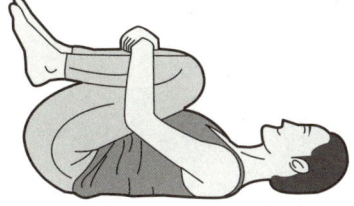

2~3분간 유지

편안하게 누운 상태에서 무릎을 골반 넓이로 벌려줍니다.
무릎을 구부리고 두 손으로 무릎을 감싸 가슴으로 당겨줍니다.
(골반이 바닥과 떨어지지 않게 해줍니다)

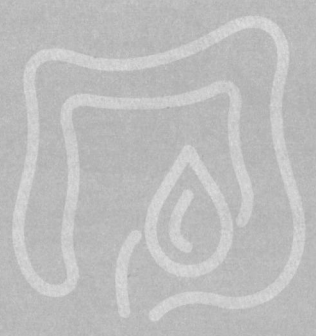

무엇이든 물어보세요
변비·변실금
백과사전

Part. 2
변실금

1. 변실금의 원인과 증상
2. 변실금의 진단
3. 변실금 치료
4. 변실금의 예방

Part 2 변실금

1. 변실금의 원인과 증상

01 변실금이 무엇인가요?

> 변실금이란 자신도 모르는 사이에 대변이 나오거나, 대변이 마려운 상황에서 변이 나오는 것을 억제하기 힘든 병입니다.

🛡️ **대장항문 세부전문의가 알려 드립니다**

변실금은 쉽게 말해서 내가 원하지 않을 때 변이 새어나오는 병을 말합니다. 그런데 변이 새어나오는 상황이 두 가지입니다. 하나는 '변이 마렵지 않고 일상 생활을 하는데 어느새 속옷에 변이 묻어 있더라.'이고 또 하나는 '변이 마려운 상황이어서 참으려고 힘을 줬는데도 못 참고 나와 버리더라.'라는 상황입니다. 두 가지 모두 변실금입니다.

항문괄약근은 우리가 신경을 쓰지 않아도 늘 어느 정도 압력을 유지하고 있고, 변을 특별히 더 참아야 할 때는 우리가 일부러 더 힘을 줘서 압력을 높일 수도 있습니다. 이 두 가지 능력 중 하나라도 이상이 있다면 변실금입니다.

변실금의 증상은?

01 변을 참는 것이 힘들다.
02 화장실을 가기 전에 실수하는 일이 잦다.
03 속옷에 가끔 변이 묻어나온다.
04 기침이나 재채기를 할 때 방귀나 변이 새어 나온다.
05 심하면 움직이기만 해도 변이 새어나올 때가 있다.
06 일반적인 경우보다 화장실을 자주 간다.
07 변을 조절하기 어려운 상태가 3개월 이상 지속되었다.

02 변실금에 대해 사람들이 가장 오해하는 것은 무엇인가요?

변실금을 부끄러운 것으로 여기며 다른 사람에게 이야기하는 것을 꺼려하는 것입니다. 또한, 변실금을 나이 들어감에 따라 발생하는 자연스러운 과정으로 여기는 경우도 많습니다.

🛡️ **대장항문 세부전문의가 알려 드립니다**

변실금은 치료할 수 없다고 생각하는 분도 있습니다. 변실금은 다루기 어려운 의학적인 상태인 것은 분명하지만, 적절한 치료를 받으면 증상이 크게 개선될 수 있으므로 의사와의 상담은 중요하다고 할 수 있습니다.

03 변실금의 유병률은 얼마인가요?

변실금은 집단에 따라 달라지고 사회적으로 논의하기 쉽지 않은 주제이기 때문에 정확히 얼마나 많은 사람들이 이 병으로 고생하는지 알기는 어려우나, 여러 연구에 따르면 일반 인구의 약 2.2~25%까지 변실금을 갖고 있는 것으로 보고되고 있습니다.

> **대장항문 세부전문의가 알려 드립니다**
>
> 우리나라에서 시행된 역학 연구에서는 60세 이상 1,000명의 성인에서 변실금의 유병률은 15.5%로 매우 높게 보고되었습니다.
> 변실금은 고령, 여성, 자연분만 경험, 비만, 신경계 질환, 대장이나 항문질환, 전립선 수술력, 염증성 장질환 등을 위험 인자로 볼 수 있습니다.

04 변실금의 흔한 원인은 무엇인가요?

변실금의 원인을 정확한 빈도 순으로 정량화한 자료는 없는 상태이지만, 가장 흔하다고 생각되는 원인은 분만 시 손상입니다.

> **대장항문 세부전문의가 알려 드립니다**
>
> 변실금의 가장 흔한 원인 중의 하나인 '질식 분만시 괄약근 손상' 빈도는 회음 절개 여부와 상관없이 0.6~9% 정도로 보고되고 있습니

다. 분만이 길어지면 음부신경 손상이 일어날 수도 있습니다.

두 번째로, 치핵, 치열, 치루, 직장 탈출 같은 항문 질환도 변실금의 원인이 될 수 있습니다. 문헌에 따르면 치루 수술의 27%, 치열 수술의 12%, 치핵절제술 후 6% 등에서 발생될 수 있다고 합니다. 직장암에서도 괄약근 보존 직장암 수술(저위전방절제술), 특히 방사선 치료를 같이 받을 경우 수술 후 78%까지도 발생될 수 있다고 합니다.

그 외에도 크론병, 궤양성 대장염과 같은 염증성 장질환, 당뇨병이나 다발성 경화증으로 인한 신경 손상, 노화로 인한 근력 감소, 만성 변비로 인한 괄약근 확장 등도 원인이 될 수 있습니다.

그러나 변실금은 대체로 한 가지 원인으로 규명하기 어려운 경우가 많고, 유병률이 높음에도 불구하고 해결하기 어려운 난치 질환 중 하나입니다.

⟩ 변실금의 주요원인

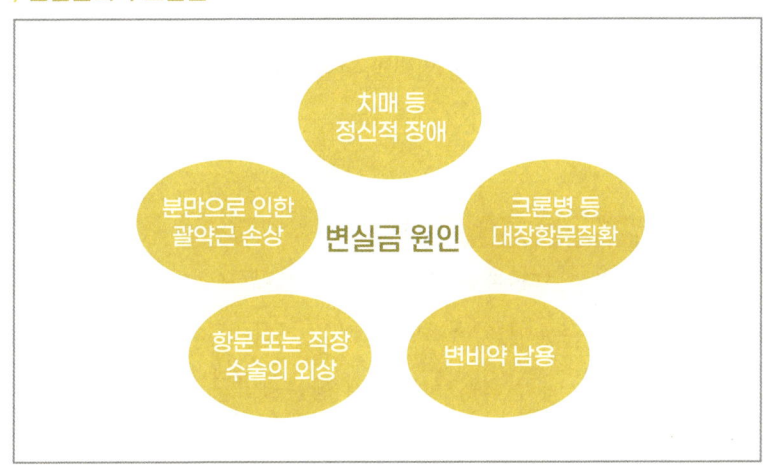

05 알코올이 변실금에 어떤 영향을 줄 수 있나요?

알코올은 장의 운동성을 증가시켜 대변을 더 빠르게 이동시키며, 이는 대변이 묽게 되고 변실금을 유발할 수 있습니다.

대장항문 세부전문의가 알려 드립니다

일반적으로 카페인, 알코올, 가공 식품, 유제품을 주의해야 합니다. 이로인한 설사와 변비가 변실금을 유발할 수 있기 때문입니다.
특히 알코올의 경우 중추 신경계를 억제하여 항문괄약근의 통제 능력을 약화시키고, 장기간의 알코올 섭취는 신경계의 손상을 유발하여 변실금을 포함한 여러 문제를 일으킬 수 있습니다.

06 비만이 변실금에 어떤 영향을 줄 수 있나요?

변실금은 복부 비만이 심할수록 발병할 확률이 높은 것으로 알려져 있습니다.

대장항문 세부전문의가 알려 드립니다

특히 남성이 여성보다 복부 비만인 경우 발병률이 더 높습니다. 비만은 골반 바닥 근육에 지속적인 압력을 가하여, 이 근육들이 약해질 수 있고, 복부 내 압력을 상승시켜 항문괄약근의 기능을 약화시킬 수 있습니다.

07 항문 수술하면 무조건 변실금이 오나요?

치루, 치열, 치핵 수술 중 일부에서는 괄약근이 손상될 수 있어 변실금의 위험이 있습니다.

대장항문 세부전문의가 알려 드립니다

치핵 수술 시에 괄약근 절개를 하지 않는다면 변실금이 발생하지 않습니다. 하지만 일부 의사 선생님들은 치질 수술을 할 때 괄약근을 일부 절제하기도 합니다.

치열도 치열만 제거하고 봉합하면 변실금의 위험은 없습니다. 하지만 치열 환자에서 항문의 압력이 너무 강하다고 판단될 때는 일부 선생님들께서 괄약근의 일부를 절개하기도 하는데 이럴 때도 변실금의 위험이 발생할 수 있습니다.

치루 수술은 다양한 방법이 있는데 일부 수술방법은 변실금의 가능성이 다소 있는 것으로 알려져 있습니다.

> 치루의 수술법

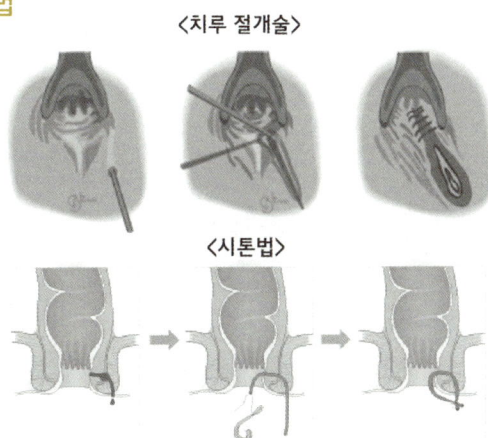

08 특정 약물이 변실금을 악화시킬 수 있나요?

> 변실금이나 설사는 많은 사람들이 경험하는 증상 중 하나이며, 때로는 특정 약물로 인해 이러한 상황이 악화될 수 있습니다. 이러한 약물들은 대개 정상적인 장 기능에 영향을 주거나 항문괄약근의 긴장을 변화시키는 방식으로 작용합니다.

대장항문 세부전문의가 알려 드립니다

변비 치료에 사용되는 자극성 완하제(둘코락스, 아락실 등), 삼투성 완하제(마그밀, 듀파락 등)가 장 운동성을 과도하게 만들며 묽은 변을 만들어 변실금을 유발하거나 악화시킬 수 있습니다.

그리고 알코올과 카페인도 장 운동성을 증가시켜 변실금을 유발할 수 있습니다.

이외에 만성 변비를 유발할 수 있는 약제들로 인해, 대변이 딱딱해지고 괄약근이 늘어나면 변실금이 유발될 수 있습니다.

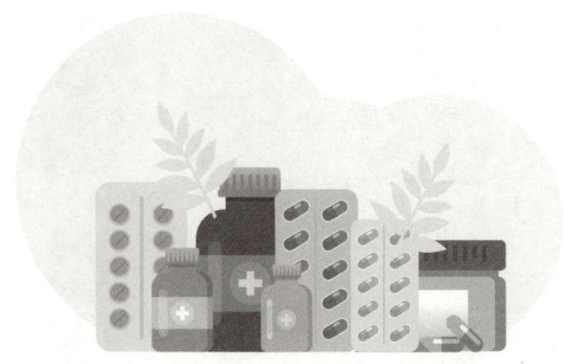

2. 변실금의 진단

01 변실금 관련해서 의사와 상의할 때, 어떤 정보를 제공해야 하나요?

대변의 상태나 변실금이 일어난 대변의 양, 발생 빈도, 수술의 기왕력과 기저 질환 등을 확인하고 의사와 상담하는 것이 좋습니다.

대장항문 세부전문의가 알려 드립니다

변실금의 발생 빈도, 발생 시각, 대변의 형태, 변실금과 동반되는 다른 증상들, 분만 경험, 수술력, 약물 사용력, 가족력, 섭취하는 음식의 종류, 운동 습관, 변실금이 일상 생활에 미치는 영향 등을 구체적으로 준비해 주시면 진단에 도움이 됩니다.

02 변실금 증상의 확인은 어떻게 하나요?

대변이 항문 주위에 묻어 있는지, 항문 주위에 피부염이나 항문과 주변부의 수술 반흔을 포함한 외형을 확인합니다.

🛡 대장항문 세부전문의가 알려 드립니다

변실금의 중증도는 변의 굵기(고체, 액체, 가스)와 이러한 변을 각각 조절하지 못하는 빈도(한 달에 1회 이하, 한 달에 1번 이상이면서 1주에 1회 미만, 1주에 1회 이상이면서 1일에 1회 미만, 1일에 1회 이상), 패드나 기저귀를 사용하는 빈도, 일상생활에 지장을 주는 빈도에 따라 결정할 수 있습니다.

03 변실금을 진단하기 위해서는 기본적으로 어떤 검사를 하나요?

직장수지 검사, 항문기능 검사, 직장경과 항문 초음파 검사를 합니다.

🛡 대장항문 세부전문의가 알려 드립니다

먼저 병력을 듣는 것이 기본입니다. 환자의 증상을 최대한 자세히 파악하면 대략적인 변실금의 상태도 알 수 있고, 원인도 추측이 가능합니다.

그리고 이학적 검사를 합니다. 눈으로 항문 주위 및 안쪽까지 살피고, 손으로 항문괄약근의 세기도 측정하고 동시에 항문 동반 질환도 파악합니다.
그리고 변실금 진단에 직장경과 항문 초음파 검사도 큰 도움이 됩니다.

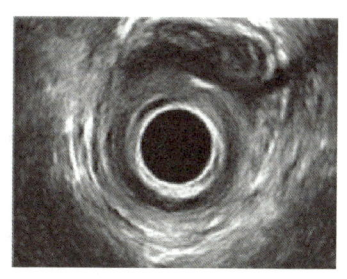

04 변실금 진단을 위해 시행하는 검사를 자세히 알 수 있나요?

보통의 경우 직장수지 검사로 항문주위 피부의 감각이나 휴식기 및 수축기 압력, 모의배변 검사로 대변을 밀어 낼 때 직장류, 직장탈 및 회음부 하강 정도도 확인합니다.

항문경 검사와 항문 초음파 검사로 치핵, 치루 등 항문 질환이 있는지 여부와 항문과 항문괄약근 상태를 관찰합니다.

필요시 대장내시경 검사도 시행합니다.

대장항문 세부전문의가 알려 드립니다

- 복부 진찰 : 복부 통증이나 복부 팽만감을 확인합니다.
- 직장수지 검사 : 동반된 항문 질환이나 항문괄약근의 기능과 회음부 하강의 정도를 판정합니다.
- 항문 초음파 : 항문 및 직장 주위의 구조적 이상이나 항문괄약근의 물리적 손상을 진단합니다.
- 항문직장내압검사 : 압력 센서가 장착되어 있는 관을 삽입하여 항문괄약근의 기능을 객관적으로 평가합니다.
- 배변조영술 : X-ray(엑스선 촬영)로 배변 과정을 시각화함으로써

직장과 항문의 기능을 평가합니다. 직장류나 직장 중첩증, 직장 탈출증의 진단에 용이합니다.
- 대장내시경 : 점막병변이나 종양 등 기질적 병변을 발견하는 데 유용합니다.
- 골반 MRI : 항문괄약근의 병변을 찾는 데 유용하며, 최근에는 역동성 MRI 배변조영술을 통해 항문직장의 전체적인 모양과 골반 장기의 움직임을 관찰할 수 있습니다.
- 신경 전도 검사 : 골반 신경의 손상 여부를 평가할 수 있습니다.

05 변실금은 어떻게 분류할 수 있나요?

변실금은 수동적 변실금, 절박성 변실금, 혼합형 변실금으로 나뉠 수 있습니다.

대장항문 세부전문의가 알려 드립니다

- 수동적 변실금 : 환자가 대변이 배출되는 것을 인지하지 못하는 상태에서 발생하는 변실금이며, 내항문괄약근의 압력이 저하되어 있을 때 일어날 수 있습니다.
- 절박성 변실금 : 화장실에 가야 하는 변의를 강하게 느끼지만 화장실에 도달하기 전에 발생하는 변실금이며, 외항문괄약근의 압력이 저하되어 있을 때 일어날 수 있습니다.
- 혼합형 변실금 : 두 가지 유형의 변실금이 혼합되어 있으며 여러 가지 복합적인 원인에 의해 발생합니다.

06 변실금의 중증도를 평가하기 위한 도구가 있나요?

변실금의 중증도를 평가하기 위해서 웩스너(wexner) 점수와 세인트 막 (saint) 점수를 도입하고 있습니다.

 대장항문 세부전문의가 알려 드립니다

- 웩스너(wexner) 점수 : 변실금의 빈도, 유형(가스, 액체, 고형), 패드 착용 여부, 생활습관 변화 등을 기반으로 한 점수표입니다.

〈표1〉 웩스너 점수 (Wexner score)

	전혀 그렇지 않다 (Never)	가끔 그렇다 (Rarely)	약간 그렇다 (Sometimes)	대체로 그렇다 (Usually)	항상 그렇다 (Always)
고형변(Solid)	0	1	2	3	4
묽은변(Liquid)	0	1	2	3	4
가스(Gas)	0	1	2	3	4
패드착용 (Wears pad)	0	1	2	3	4
생활습관변화 (Lifestyle alteration)	0	1	2	3	4

- 세인트 막 (saint) 점수 : 웩스너(wexner) 점수와 유사하나 사용하는 약물, 생활의 질에 대한 영향까지 평가합니다.
- 대변실금 점수(FISI) : 가스, 점액, 묽은 변, 고형 변으로 나누어 빈도를 기반으로 평가합니다.

Patient checklist	2 or more times a day	Once a day	2 or more times a week	Once a week	1-3 times a month	Never
a. Gas	□	□	□	□	□	□
b. Mucus	□	□	□	□	□	□
c. Liquid stool	□	□	□	□	□	□
d. Solid stool	□	□	□	□	□	□

Weights	2 or more times a day		Once a day		2 or more times a week		Once a week		1-3 times a month		Never
	A	B	A	B	A	B	A	B	A	B	A/B
Gas	12	9	11	8	8	6	4	2	0		
Mucus	12	11	10	9	7	7	5	7	3	5	0
Liquid	19	18	17	16	13	14	10	13	8	10	0
Solid	18	19	16	17	13	16	10	14	8	11	0

A, patient rating of severity; B, surgeon rating of severity.

Part 1 변실금 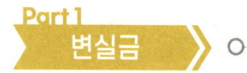 무엇이든 물어보세요 **변비·변실금** 백과사전

3. 변실금 치료

01 변실금을 진단한 후, 통상적으로 어떤 치료 옵션이 제안되나요?

> 다양한 치료법이 있으며, 한 가지 치료 방법으로 해결되지 않는 경우가 많습니다.

대장항문 세부전문의가 알려 드립니다

변실금 치료에 있어 환자가 자신의 증상을 확인하고 치료할 수 있는 것으로 받아들이는 것이 중요합니다.

변실금 치료는 원인에 따라 달라지며, 변실금의 원인이 된 명확한 괄약근 결손이나, 심한 치핵 돌출, 직장탈, 직장질루(질과 직장 사이의 정상적이지 않은 통로가 발생하는 질환)와 같이 기저질환이 확인되는 경우 수술적인 치료도 필요합니다.

그리고 일반적인 치료 방법으로는 생활습관 교정 치료, 약물 치료, 바이오피드백(biofeedback) 치료, 항문 플러그, 신경 자극 치료, 인

공 항문괄약근, 수술적 치료 등의 치료 옵션이 있습니다.

02 변실금 치료를 위해 사용할 수 있는 약물의 종류는 무엇인가요?

변실금의 원인을 고려한 약물 선택은 매우 중요한데, 이는 개인의 상태에 따라 다르게 적용될 수 있습니다. 예를 들어, 변비로 인해 변실금이 발생하는 경우라면 변비를 완화하는 약물이 필요할 수 있습니다.

대장항문 세부전문의가 알려 드립니다

액체형의 변실금이 있는 경우 지사제(로페라마이드)를 사용해 볼 수 있습니다.

변비로 인한 변실금은 부피형성 완하제(차전자씨, 폴리카보필)를 통해 대변을 부피있고 부드럽게 만들어 규칙적인 배변을 촉진하고 관리할 수 있습니다.

직장의 분변 매복에 의한 변실금의 경우에는 딱딱한 분변을 부드럽게 만들기 위한 삼투성 완하제를 사용해 볼 수 있습니다. 둘코락스 좌약을 통해 분변을 제거하는 것도 도움이 될 수 있습니다.

03 변실금 치료 약물의 흔한 부작용은 무엇인가요?

변실금을 관리하기 위해서는 다양한 약물을 사용할 수 있습니다. 그러나 복통이나 메스꺼움, 소화불량 등의 부작용이 나타날 수도 있습니다.

대장항문 세부전문의가 알려 드립니다

지사제의 경우에는 변비가 심해질 수 있고 그에 따른 복통, 메스꺼움 등이 나타날 수 있습니다.
부피형성 완하제의 경우에는 심한 변비가 동반되어 있을 경우 복부 팽만감, 복통, 소화불량 등이 나타날 수 있습니다.
삼투성 완하제의 경우 설사, 탈수, 전해질 불균형 등이 발생할 수 있습니다.

04 변실금 치료 약물은 얼마나 오랫동안 복용해야 하나요?

변실금의 원인, 증상의 빈도와 중증도 등에 따라 달라질 수 있으나, 생활 습관 교정이나 바이오피드백(biofeedback) 치료로 증상의 빈도와 중증도가 조절되면 약물을 줄이거나 중단할 수 있습니다.

대장항문 세부전문의가 알려 드립니다

효과적인 증상 관리를 위해 장기간 약물을 복용해야 할 수도 있는데, 지사제와 부피형성 완하제의 경우에는 장기간 복용해도 큰 문제는 없으므로 장기 복용에 대해 거부감을 갖지 않아도 됩니다. 다만 자극성 완하제의 경우에는 대장에 직접 영향을 미치기 때문에 장기적인 복용은 주의해야 합니다.

05 바이오피드백(biofeedback) 치료가 변실금에 얼마나 도움이 되나요? 그리고 얼마나 해야 하나요?

> 바이오피드백(biofeedback)은 확실히 변실금에 효과가 있습니다. 일반적으로 70%의 효과가 있다고 보고하고 있습니다.

대장항문 세부전문의가 알려 드립니다

대체적으로 변실금 환자를 치료하기 위해서는 9~10회 정도 치료했을 때 만족할 만한 효과를 얻을 수 있습니다.

또한, 케겔 운동을 병행하면 좋습니다. 바이오피드백(biofeed-back)은 1주일에 두 번 정도 보험이 적용되므로 1주일에 두 번을 하는 것이 좋습니다.

06 바이오피드백(biofeedback) 치료의 성공률은 얼마나 되나요?

> 연구마다 다르지만 변실금 환자의 약 70%가 증상의 개선을 경험한 것으로 보고되고 있습니다.

🛡 대장항문 세부전문의가 알려 드립니다

환자의 적극적인 참여와 이해도가 높을수록 치료 효과가 높아집니다. 바이오피드백(biofeedback) 시간에 집중해서 잘 하도록 노력하고, 바이오피드백(biofeedback)에서 배운 기술을 일상 생활시 매일 정기적으로 연습할수록 더 효과가 좋아집니다.

변실금 환자 중에서도 중학생, 고등학생, 여대생들이 효과가 좋으며, 출산의 경험이 많은 50~60대 분들은 효과가 적습니다.

환자분들의 적극적인 참여와 꾸준한 연습으로 치료의 효과를 극대화 할 수 있으면 좋겠습니다.

07 관장이 변실금에 도움이 될 수 있나요?

> 관장은 정해진 시간에 대변을 배출함으로써 무작위로 변실금이 일어나는 것을 예방할 수 있습니다. 다만 잦은 관장은 전해질 불균형이 발생할 수 있고, 장에 과도한 자극 및 손상의 가능성도 있습니다.

> **대장항문 세부전문의가 알려 드립니다**

사람이 변을 보게 되는 기전은 직장에 어느 정도 변이 쌓이면 변의를 느끼고 변을 보게 되는 것인데, 어느 정도 쌓이기 전에 관장을 하거나 변을 보고 난 뒤에도 여러가지 원인에 의해 잔변이 남아있을 때 관장을 하게 되면, 다음 변이 쌓이기 전까지 시간을 벌 수 있어 변실금 증상 완화에 도움이 될 수 있습니다.

다만 관장 약 자체가 직장에 모인 변을 상당히 묽게 만들기 때문에, 오히려 관장이 깨끗하게 되지 않는 경우에는 변실금 증상을 더 느끼실 수도 있기 때문에 항상 도움이 된다고는 할 수 없겠습니다. 또 관장을 너무 자주 하게 되면 장에 자극이 쌓이고, 잦은 설사로 전해질 불균형이 생기고, 내성이 생길 수 있습니다.

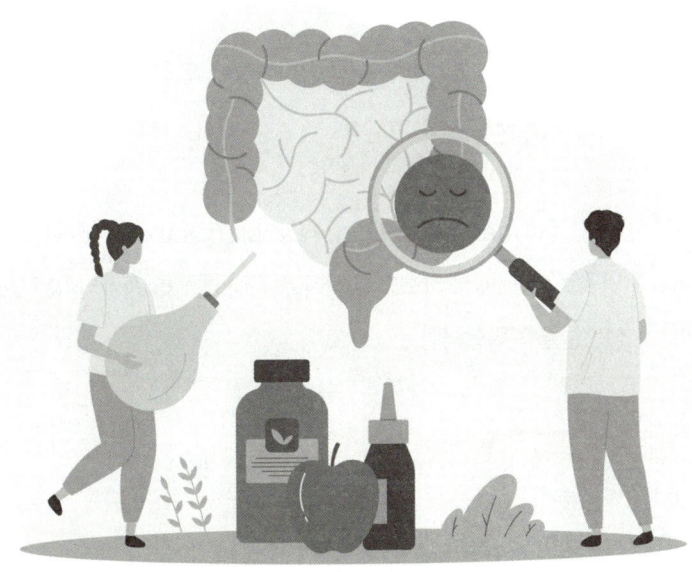

08 항문 플러그는 무엇이며 효과가 있나요?

항문 플러그는 항문 내부에 삽입하여 대변을 물리적으로 막아 유출을 방지하는 효과가 있습니다. 다만 불편감이나 통증이 있는 편이라 널리 사용되고 있지는 않습니다.

대장항문 세부전문의가 알려 드립니다

항문 플러그는 무의식적으로 배변물이 새는 것을 막기 위한 목적으로 제작되며, 디자인과 구성이 다양합니다. 폴리우레탄 소재의 플러그가 폴리비닐 알코올 소재보다 더 나은 성능을 발휘한다고 보고되고 있습니다. 그러나 일반적으로 배변 횟수가 잦은 경우에는 플러그의 효과가 덜하며, 많은 사람들이 사용하기 힘들어합니다.

09 'FODMAP'이란 무엇인가요?

FODMAP이란 Fermentable, Oligo-Di-Monosaccharides, And Polyols의 약자로, 장내에서 가스를 생성하고 장내 액체를 증가시키는 소화가 어려운 성분들을 의미합니다.

대장항문 세부전문의가 알려 드립니다

FODMAP이 높은 식품은 밀, 호밀, 양파, 마늘, 우유, 요구르트, 사과, 배, 꿀, 소르비톨, 버섯, 복숭아 등이 있습니다.

FODMAP이 높은 식품은 복부팽만감, 가스, 불규칙한 배변 등을 유발할 수 있고, 이러한 증상은 변실금을 악화시킬 수 있으므로, FODMAP이 낮은 식단을 하는 것이 도움이 될 수 있습니다.

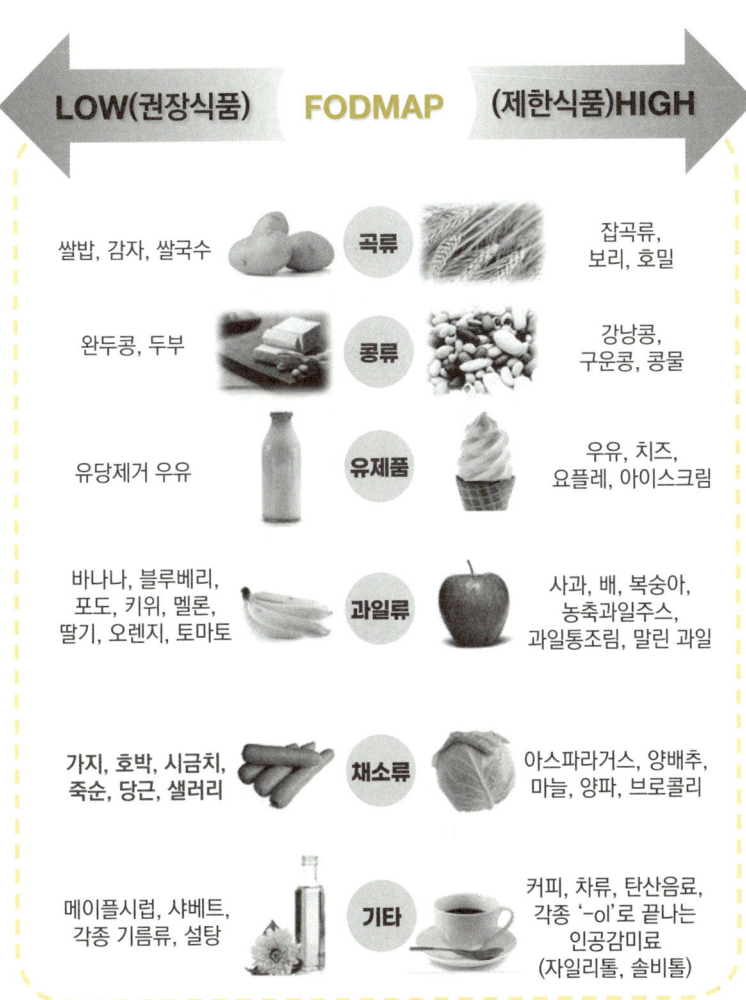

10 변실금에 수술적 치료가 필요한 경우는 어떤 경우인가요?

> 변실금의 수술적 치료는 원인이 항문직장의 구조적 이상인 경우나, 항문괄약근의 심각한 손상이 있을 경우에 적응증이 됩니다. 이외 보존적 치료방법으로 충분히 개선을 보지 못하는 경우에도 고려할 수 있습니다.

대장항문 세부전문의가 알려 드립니다

항문괄약근이 찢어지거나 손상되어 있으면 직접 꿰매 복원하는 수술을 진행할 수 있습니다. 다리의 두덩정강근을 적출하여 항문 주위에 이식하여 근육 링을 형성하는 수술방식도 있으나, 이는 아직 확실한 효과가 입증되지는 않은 수술법입니다.

직장류가 변실금의 원인일 때는 수술을 통해 교정할 수 있습니다. 항문을 통한 방법, 질을 통한 방법, 복강경 혹은 개복 수술로 시행하는 방법 등이 있습니다.

그리고 인공 항문괄약근 삽입술이라는 것도 있습니다. 부풀어 오를 수 있는 실리콘 재질이나, 자석의 원리를 이용하는 인공 항문괄약근을 삽입하여 대변의 유출을 조절할 수 있으나, 인공물이기 때문에 감염의 위험이 있습니다.

또한, 소형 전기 자극기를 수술로 신체에 삽입하여, 천골 신경을 자극하여 괄약근의 기능을 향상시키는 신경 자극술을 시행할 수도 있습니다.

마지막 방법으로 어떤 치료를 해도 변실금이 해결이 되지 않고 일상생활이 불가능할 정도일 때에는 인공 항문 조성술(장루술)을 시행할 수 있습니다. 대장의 일부를 복벽에 연결하여 변을 직접 배의 피부

밖의 대변 주머니로 수집하게 됩니다. 경우에 따라선 장루로 변을 받는 이 방법이 변실금으로 고생하는 것보다 삶의 질이 높은 것으로 확인되고 있습니다.

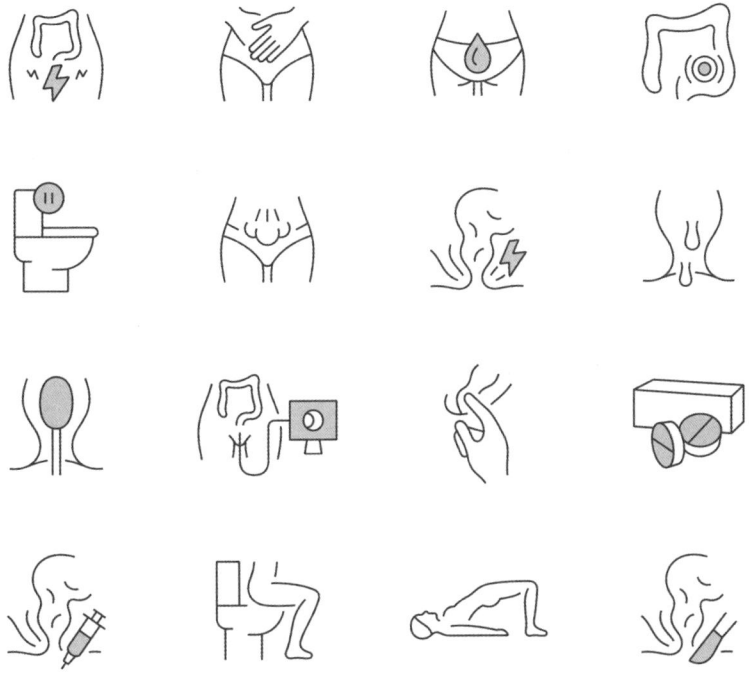

Part 2
변실금

무엇이든 물어보세요 **변비·변실금** 백과사전

4. 변실금의 예방

01 변실금의 생활습관 교정은 어떤 것인가요?

> 변실금은 식단관리, 배변 습관 조절, 규칙적인 운동과 체중 관리가 필요합니다.

🛡 **대장항문 세부전문의가 알려 드립니다**

우선, 식단 관리를 해야 하는데, 변의 성상을 개선하기 위해 고섬유질 식단을 섭취해야 합니다. 섬유질은 대변을 부드럽고 규칙적으로 만드는 데 도움을 줍니다. 그리고 충분한 수분 섭취가 중요하고, 카페인, 알코올, 매운 음식 같은 자극적인 식품은 변실금을 유발하거나 악화시키기 때문에 피해야 합니다.

두 번째로, 배변 습관 조절은 매일 같은 시간에 화장실을 사용하는 습관을 들여 배변 리듬을 만들고, 화장실에서 긴장을 풀고 서두르지 않는 것이 중요하겠습니다.

세 번째로, 규칙적인 운동과 체중 관리가 중요합니다. 그리고 골반 바닥 근육 운동(케겔 운동, 브릿지 운동 등)을 통해 항문괄약근의 조절력을 향상시키는 것이 도움이 됩니다.

마지막으로, 변실금이 있는 동안에는 흡수성 패드 등을 사용하는 것이 사회적인 불편함을 줄이기 위해 좋습니다.

02 변실금을 관리하기 위해 집에서 할 수 있는 운동이 있나요?

케겔 운동이 좋습니다. 여성의 경우에는 소변을 참는 듯한 느낌으로, 남성의 경우에는 방귀를 참는 듯한 느낌으로 항문괄약근의 수축과 이완을 반복하며 운동을 하시면 됩니다.

대장항문 세부전문의가 알려 드립니다

케겔 운동은 항문괄약근을 10초간 수축했다가 이완하고, 이를 10회 반복하는 것을 1세트로 치고, 잠시 휴식하였다가 반복해서 하루에 3~5세트를 하시면 됩니다.

그리고 브릿지 운동도 도움이 됩니다. 등을 대고 누운 상태에서 무릎은 구부리고 발바닥은 바닥에 두고 엉덩이를 들어올리며 몇 초간 유지한 후 천천히 내립니다. 골반 바닥 근육 강화에 도움이 됩니다. 또한, 복식 호흡 운동도 도움이 됩니다. 어깨와 상체는 가만히 고정된 상태에서 깊에 숨을 들이마셔서 배가 나오도록 하는 운동으로, 변을 볼 때 좀 더 복압을 높이고 항문괄약근을 잘 이완시켜 변을 잘 볼 수 있게 도와주는 운동입니다.

> 브릿지 운동

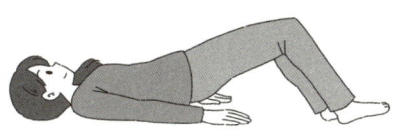 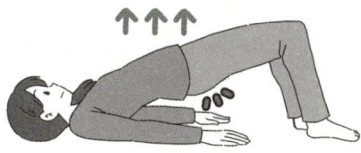

무엇이든 물어보세요
변비·변실금
백과사전

Part. 3
바이오피드백 (biofeedback) 치료

1. 바이오피드백(biofeedback) 치료의 개념
2. 바이오피드백(biofeedback) 치료의 방법
3. 바이오피드백(biofeedback) 치료의 효과
4. 바이오피드백(biofeedback) 치료 후 주의사항

Part 3 바이오피드백(biofeedback) 치료

1. 바이오피드백(biofeedback) 치료의 개념

01 바이오피드백(biofeedback) 치료는 어떤 개념인가요?

> 의료기기에서는 근전도 바이오피드백(biofeedback)(EMG 바이오피드백)이라고 합니다.
> 근전도 바이오피드백(biofeedback)은 항문의 근육을 움직이면 화면에 본인이 움직인 것이 그대로 전달됩니다. 그것을 보며 변실금이면 수축 훈련을 하고, 변비라면 이완 훈련을 하는 프로그램을 따라합니다. 이 같은 치료를 바이오피드백(biofeedback) 치료라고 합니다.

대장항문 세부전문의가 알려 드립니다

일반적으로 대장항문 쪽에서는 근전도 바이오피드백(biofeedback)이 있지만 최근에는 전기 자극을 하는 바이오피드백(biofeedback)도 있습니다.
바이오피드백(biofeedback) 치료는 변실금, 변비에서는 출구 폐쇄형 변비나 직장형 변비에서는 큰 효과가 보고되고 있습니다.

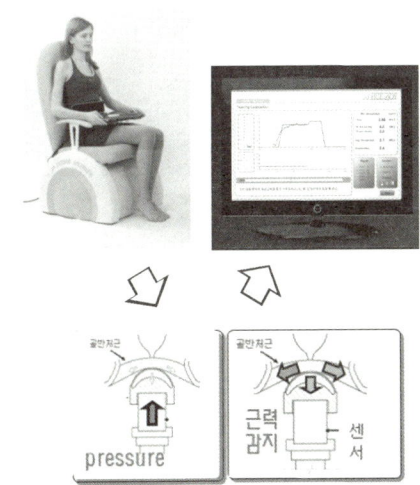

> 바이오피드백 (biofeedback) 치료

02 바이오피드백(biofeedback) 치료가 변비 및 변실금에 어떻게 도움이 되나요?

바이오피드백(biofeedback) 치료는 센서가 환자의 항문 주변부 근육의 긴장과 이완을 감지해서, 이 정보를 모니터로 시각적 형태로 보여주어 환자가 자신의 근육 상태를 실시간으로 볼 수 있게 합니다. 이를 통해 환자가 배변과 관련된 근육을 제대로 조절하는 법을 배우고, 근육 조절 능력을 향상시킵니다.

대장항문 세부전문의가 알려 드립니다

치료 성적이 더딘 일부 환자들은 더 자주 세션을 받아야 할 수 있습니다. 치료의 효과는 점진적이어서 한번에 크게 좋아지지는 않습니다. 치료가 끝난 후에도 바이오피드백(biofeedback)에서 배운 근육 컨트롤 기술을 일상 생활에서도, 예를 들면 케겔 운동의 형태로 지속적으로 적용하는 것이 중요합니다.

03 바이오피드백(biofeedback) 치료를 받기 위해 특별히 준비해야 할 것이 있나요?

편안하고 얇은 복장이 좋고, 그 외에 특별히 준비해야 할 것은 없습니다.

대장항문 세부전문의가 알려 드립니다

항문괄약근을 조이는 감각을 어려워 하는 환자분들이 있는데, 남성의 경우 방귀를 참는 느낌, 여성의 경우 소변을 참는 느낌으로 이해하시면 쉽고, 미리 이 느낌을 통해 케겔 운동처럼 연습을 해 오셔도 됩니다.

04 치료에 관련된 비용은 얼마나 되나요?

2024년 기준 바이오피드백(biofeedback)은 의원급을 기준으로 진찰료를 합산해서 계산하면 일반 건강보험에 가입된 환자분들의 본인부담은 한 번 시행할 때 15,000원 정도 나옵니다.
종합병원이나 대학병원은 치료행위 가산율이나 환자부담분이 높기 때문에 20,000~25,000원 이상 자기부담을 합니다

2. 바이오피드백(biofeedback) 치료의 방법

01 바이오피드백(biofeedback) 치료 세션은 어떻게 진행되나요?

환자분은 편안한 옷을 입고, 센서가 장착되어 있는 바이오피드백(biofeedback) 의자에 앉게 됩니다. 예전에는 항문관 내부에 근전도 센서를 삽입하는 과정이 있었지만 최근에는 삽입하는 것 없이 의자에 장착된 센서로 괄약근 움직임을 감지합니다. 따라서 옷을 입고 시행할 수 있고 위생적이며 부작용이 없습니다.

대장항문 세부전문의가 알려 드립니다

환자는 모니터에 표시된 자신의 근육 활동을 볼 수 있으며, 치료사가 동반하여 근육을 올바르게 사용하는 방법을 지도하며 도와주기도 합니다. 한 세션에 환자는 특정 근육을 이완시키거나 수축시키는 연습을 반복하게 되며, 보통 10~20분 정도 소요됩니다.

바이오피드백(biofeedback) 세션은 주 1~2회 실시되며, 총 치료 기간은 환자의 진행 상황에 따라 다를 수 있습니다. 대부분 6주에서 12주 동안 치료를 받게 됩니다.

세션이 진행될수록 항문괄약근의 조절에 능숙해져, 세션마다 치료의 강도를 높여서 진행할 수 있습니다.

02 바이오피드백(biofeedback) 치료와 다른 치료 방법을 병행할 수 있나요?

> 바이오피드백(biofeedback)은 부작용이 없는 일종의 물리 치료라고 생각하시면 됩니다. 생활습관 교정 등 운동 치료나 약물 치료를 병행해도 무방하며, 경우에 따라선 더 좋은 효과를 기대할 수 있습니다.

대장항문 세부전문의가 알려 드립니다

바이오피드백(biofeedback) 치료와 보조적인 회음부 운동을 통해 변실금을 극복할 수 있습니다. 이 두 가지 접근법은 우리 몸의 자연 치유력을 이용하여 변실금 문제를 개선할 수 있는 효과적인 방법입니다.

회음부 운동은 케겔 운동이라고도 불리며, 항문과 질, 그리고 요도를 조이는 운동입니다. 케겔운동과 같은 홈트레이닝(home training)을 병행합니다. 변이 딱딱하지 않게 충분한 수분섭취와 식이섬유를 섭취하는 것을 병행하는 것도 좋습니다. 그리고 약물 치료를 완전히 끊는 게 아니고 서서히 복용량을 줄여가면서, 경과를 봐서 끊는 병행치료를 하게 됩니다.

바이오피드백(biofeedback) 치료는 신체의 생리학적인 변화를 측정하고, 이를 환자에게 피드백으로 제공하는 기술입니다. 이를 통해 환자는 자신의 몸 상태를 스스로 인식하고, 더 나은 상태로 바꾸기 위한 노력을 할 수 있게 됩니다.

따라서 바이오피드백(biofeedback) 치료와 회음부운동(케겔운동) 치료 방법을 병행하면 변실금 문제를 크게 개선할 수 있습니다.

03. 변실금을 어떻게 바이오피드백(biofeedback)으로 치료하나요?

변실금의 70% 환자에서는 바이오피드백(biofeedback) 치료로 증상이 호전됩니다.

대장항문 세부전문의가 알려 드립니다

바이오피드백(biofeedback)(생체되먹임) 치료란 물리 치료로 생각하시면 이해하기 쉽습니다. 항문 수축과 이완을 반복하면서 항문에 적절한 자극을 주는 방식입니다. 12~20회가량을 한 주기로 하여 시행합니다. 요즘에는 항문에 압력센서를 직접 삽입하지 않는 방식이 도입되어 환자들이 더욱 편하게 이용하실 수 있습니다.

04. 바이오피드백(biofeedback) 치료 장비가 크게 두 부류로 나뉘는데 어떤 것이 있나요?

바이오피드백(biofeedback) 장비는 삽입형과 비삽입형이 있습니다. 최근에는 비삽입형의 새로운 장비가 나왔습니다.

대장항문 세부전문의가 알려 드립니다

삽입형은 프루브(prove)라는 걸 항문안에 넣습니다. 실제로 산부인과나 비뇨기과에서는 질(vaginl)에 넣고 항문외과나 소화기내과 쪽에서는 항문에 넣는 프로그램 장비를 사용합니다.
비삽입형은 항문안에 프루브(prove)를 넣지 않고 항문과 골반근육과 복압을 측정하며 치료합니다.
비삽입형과 삽입형은 거의 동일한 효과를 기대할 수 있습니다.
최근에는 비삽입형이 여러가지 이유로 많이 사용됩니다.

05 바이오피드백(biofeedback)으로 변실금 치료 효과를 보기까지 얼마나 많은 세션이 필요한가요?

일주일에 2번씩, 6주 정도 진행하는 것이 좋습니다.

대장항문 세부전문의가 알려 드립니다

보통 일주일에 2회 하시면 좋으며, 6주 정도 추천하지만 그 이상 하셔고 좋습니다.

> 바이오피드백(biofeedback)

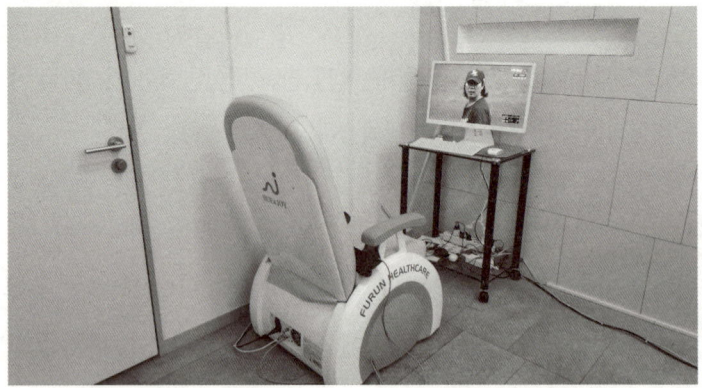

06 바이오피드백(biofeedback)으로 변비 치료 효과를 보기까지 얼마나 많은 세션이 필요한가요?

치료 계획은 일주일에 한두 번씩 10회를 기본 목표로 합니다. 빨리 터득하신 분들 같은 경우는 빠르게 회복됩니다.

대장항문 세부전문의가 알려 드립니다

직장형 변비의 경우는 최소 10회 이상은 해야 합니다. 단시간 내에 치료 효과를 기대하기 어렵기 때문입니다.

07 바이오피드백(biofeedback) 치료의 성공률을 높이기 위한 방법은 어떤 게 있을까요?

환자마다 원인에 맞는, 맞춤형 계획을 세워야 됩니다.

대장항문 세부전문의가 알려 드립니다

직장형 변비 환자의 경우는 꾸준히 훈련하여 강화해야 합니다. 그리고 맞춤형 치료 계획이 가장 중요하다고 생각합니다.

08 바이오피드백(biofeedback) 치료를 받는 동안에 불편함이나 통증을 느낄 수 있나요?

> 비삽입형은 크게 불편하거나 통증은 없으나 바이오피드백(biofeedback) 치료 행위 자체가 조금 힘든 편입니다. 이 치료는 다른 수동적인 치료와 다르게 환자가 계속 노력해야 하기 때문입니다.

대장항문 세부전문의가 알려 드립니다

바이오피드백(biofeedback) 치료는 환자가 능동적이어야 합니다. 보통 치료 시간이 10~15분 정도 되는데 그동안 많은 노력이 요구됩니다. 하지만 그것도 치료를 위한 과정이므로 환자가 극복해야 합니다. 비삽입형은 옷을 입은 채로 앉아서 치료하기 때문에 삽입형과 같은 불편함은 없습니다.

09 환자는 바이오피드백(biofeedback) 프로그램에 의해 어떤 단계별 치료 과정을 거치게 되나요?

> 환자의 데이터를 보고 적절하게 압력을 점차 늘리는 훈련을 합니다.

대장항문 세부전문의가 알려 드립니다

치료 중 새로 업그레이드 되는 과정을 거치면서 높이는 훈련을 합니다. 보통 장비마다 다르지만 저희는 10분 기준으로 20세션까지, 15

분 기준으로 30세션까지 가지고 있으며, 환자가 조금 더 강한 트레이닝을 원한다면 그렇게 할 수 있습니다.

> 바이오피드백(biofeedback) 치료

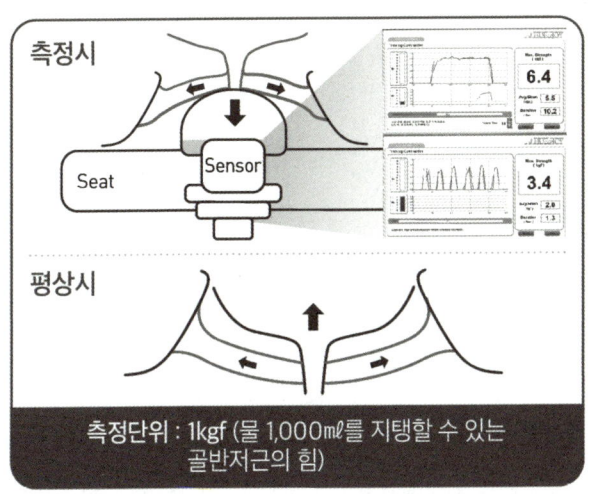

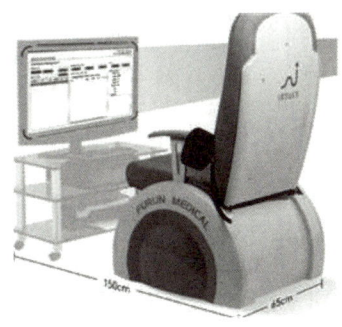

3. 바이오피드백(biofeedback) 치료의 효과

01 바이오피드백(biofeedback) 치료를 받는 동안 어떤 느낌이 드나요?

> 비삽입형은 불편감은 적으나 센서가 항문 근육을 감지하기 위해 의자에 약간 돌출되어 있는 부분 때문에, 마치 말 안장에 앉은 듯한 느낌을 받을 수 있습니다.

대장항문/세부전문의가 알려 드립니다

배출장애형 변비가 있다면 바이오피드백(biofeedback) 치료를 받는 게 가장 효과적입니다. 바이오피드백(biofeedback) 치료는 항문에 압력을 측정하는 전기 센서를 달고 모니터를 보면서, 어떻게 힘을 써야 복압이 상승하고 항문이 열리는지 스스로 찾도록 훈련하는 방식으로 이뤄지기 때문에 1주일에 한두 번씩 총 10회 정도 받으면 대부분 변비 증상이 개선됩니다. 바이오피드백(biofeedback) 치료를 받는 동안은 특별한 통증이나 부작용 없이 편안한 느낌으로 받을 수 있습니다.

02 치료의 효과를 보기까지 얼마나 많은 세션이 필요한가요?

치료는 6회에서 12회 정도 실시하며, 일부 환자들은 몇 차례의 세션 후에도 증상의 개선을 경험하기 시작할 수 있습니다.

대장항문 세부전문의가 알려 드립니다

치료 성적이 더딘 일부 환자들은 더 자주 세션을 받아야 할 수 있습니다. 치료의 효과는 점진적이어서 한번에 크게 좋아지지는 않습니다. 치료가 끝난 후에도 바이오피드백(biofeedback)에서 배운 근육 컨트롤 기술을 일상 생활에서 (예를들면, 케겔 운동의 형태) 지속적으로 적용하는 것이 중요합니다.

03 변비에 바이오피드백(biofeedback) 치료가 도움이 되나요?

상당히 큰 도움이 됩니다. 보고에 따르면 70% 정도의 환자에서 도움이 된다고 알려져 있습니다.

🛡️ **대장항문 세부전문의가 알려 드립니다**

바이오피드백(biofeedback) 치료는 항문에 시행하는 물리치료 정도로 생각하시면 이해하기 쉽습니다. 이는 항문 수축과 이완을 반복하여 실시간으로 적절한 괄약근 운동에 대한 자극 및 학습을 할 수 있는 치료법입니다. 12~20회 가량을 한 주기로 하여 시행합니다. 요즘에는 항문에 압력센서를 직접 삽입하지 않는 방식이 도입되어 환자들이 더욱 편하게 이용하실 수도 있습니다. 바이오피드백(biofeedback) 치료는 변비뿐만 아니라 변실금, 항문거근증 같은 항문 기능관련 장애에도 널리 쓰입니다.

04 바이오피드백(biofeedback) 치료가 변실금에 얼마나 도움이 되나요? 그리고 얼마나 해야 하나요?

바이오피드백(biofeedback)은 확실히 변실금에 효과가 있습니다. 일반적으로 70%의 효과가 있다고 보고하고 있습니다.

 대장항문 세부전문의가 알려 드립니다

대체적으로 변실금 환자를 치료하기 위해서는 9~10회 정도 치료했을 때 만족할 만한 효과를 얻을 수 있습니다.

또한, 케겔 운동을 병행하면 좋습니다. 바이오피드백(biofeed-back)은 1주일에 두 번 정도 보험이 적용되므로 1주일에 두 번을 하는 것이 좋습니다.

05 바이오피드백(biofeedback) 치료의 성공률은 얼마나 되나요?

연구마다 다르지만 변실금 환자의 약 70%가 증상의 개선을 경험한 것으로 보고되고 있습니다.

대장항문 세부전문의가 알려 드립니다

환자의 적극적인 참여와 이해도가 높을수록 치료 효과가 높아집니다. 바이오피드백(biofeedback) 시간에 집중해서 잘 하도록 노력하고, 바이오피드백(biofeedback)에서 배운 기술을 일상 생활시 매일 정기적으로 연습할수록 더 효과가 좋아집니다.

변실금 환자 중에서도 중학생, 고등학생, 여대생들이 효과가 좋으며, 출산의 경험이 많은 50~60대 분들은 효과가 적습니다.

환자분들의 적극적인 참여와 꾸준한 연습으로 치료의 효과를 극대화 할 수 있으면 좋겠습니다.

06 바이오피드백(biofeedback) 치료의 장기적인 효과는 얼마나 지속되나요?

연구에 따르면 많은 환자들이 치료 후 몇 년 정도 긍정적인 경험을 하나, 시간이 지남에 따라 일부 효과를 잃어 버릴 수도 있다고 합니다.

대장항문 세부전문의가 알려 드립니다

바이오피드백(biofeedback) 치료는 다른 치료법들과 비교하여 매우 낮은 합병증을 갖는다는 점에서 큰 장점을 지닙니다. 이 치료는 비침습적이고 복구 시간이 거의 필요하지 않다는 점에서 환자들에게 심리적 부담을 덜어줍니다.

약물 요법이나 수술에 비해 안전성이 높으며, 특히 고령의 환자나 만성 질환을 가진 환자들에게 적합합니다.

또한, 환자가 적극적으로 자가 운동 및 관리를 통해 효과를 더 오래 지속시킬 수 있습니다.

요령을 익혀서 그 요령대로 꾸준히 집에서 훈련하시는 게 중요합니다. 안 쓰는 근육은 결국 퇴화하므로 바이오피드백(biofeedback)을 통해 좋아지고 난 다음에도 집에서 꾸준히 훈련하는 것이 중요합니다.

> 바이오피드백(biofeedback) 치료효과

- 변실금 / 변비 / 수술 후 배변능력 회복 등 골반저 기능 장애로 인한 문제에 적용
- 복압성요실금 / 절박성요실금 / 불안정방광 / 과민성방광 / 배뇨근과반사
  배뇨장애의 1차적 치료 혹은 수술 전이나 수술 후 보조치료

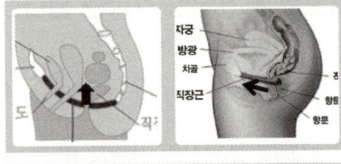

변실금 : 항문괄약근의 수축력을 강화

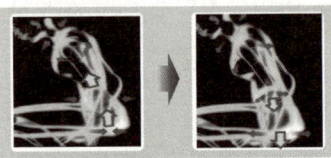

변비 : 하복부에 힘을 주어 변을 밀어내면서 항문괄약근을 이완하는 연습

회음하강증후군의 바이오피드백 치료에 대한 중기 추적검사 및 성공 예보지표 분석

서울위생병원 외과

허 레 나 · 황 용 희 · 정 용 환

Outcome and Predictors of Success of Biofeedback for Descending Perineum Syndrome

Le Na Hur, M.D., Yong Hee Hwang, M.D., Yong Hwan Jung, M.D.

Department of General Surgery, Seoul Adventist Hospital, Seoul, Korea

Purpose: To determine the outcome and identify predictors of success of biofeedback for descending perineum syndrome (DPS). **Methods:** 103 patients diagnosed with DPS by defecography were evaluated by standardized questionnaire, before, immediately after treatment, and at follow-up. Clinical bowel symptoms and anorectal physiological studies were also analyzed. **Results:** At post-biofeedback, 81 patients felt improvement in symptoms, including 29 with complete symptom relief. At follow-up (median: 13 months, n=82), 58 patients felt improvement in symptoms, including 12 with complete symptom relief. There was a significant reduction in difficult defecation (from 78 to 34, 37%, from pre-biofeedback to post-biofeedback, and at follow-up respectively; $P<0.001$), incomplete defecation (from 88 to 44, 41%; $P<0.001$), hard stool (from 63 to 25, 0%; $P<0.01$), small caliber stool (from 63 to 0, 0%; $P<0.001$, $P<0.005$), fecal incontinence (from 10 to 1, 1%; $P<0,01$), anal pain (from 21 to 2, 6%; $P<0.001$, $P<0.05$), laxative use (from 30 to 11, 6%; $P<0.001$), enema use (from 16 to 0, 1%; $P<0.001$) and digitation (from 11 to 1%, from pre-biofeedback to at follow-up; $P<0.05$). Normal spontaneous bowel movement was increased from 47% pre-biofeedback to 79% post-biofeedback ($P<0.001$), 86% at follow-up ($P<0.001$). Difficult defecation predict poor outcome (96 vs. 66%; failure vs. success, $P<0.01$). Positive mean pressure change predict good outcome (69 vs. 35%; success vs. failure, $P<0.05$). **Conclusions:** Biofeedback is an effective option for DPS. J Korean Soc Coloproctol 2007;23:145-151

Key Words: Descending perineum syndrome, Biofeedback, Predictors
회음하강증후군, 바이오피드백 치료, 예보지표

서 론

회음하강증후군은 특발성 만성 변비의 원인 중 하나로서 수년간 지속된 배변을 위한 과도한 힘주기의 마지막 단계로 간주된다. 이러한 비정상적으로 증가한 회음부 하강은 1962년 Porter[1]에 의해 처음 관찰된 후 1966년 Parks 등[2]에 의해 명확한 실체로 인정되었는데 만성 변비 환자에서 관찰되는 골반저의 이완 현상이라 하였다. 또한 다른 저자들은 이러한 비정상적으로 증가된 회음부 하강은 변비 환자뿐만 아니라 변실금, 직장통, 고립성 궤양 증후군 환자에서도 관찰된다고 하였다.[3-6] 이는 주로 여성의 자연질식 분만 때나 배변 시 과도하게 힘을 주는 배변습관에 의해 전방 직장 벽이 항문강 쪽으로 돌출되면서 불완전 배변감과 골반저 근육의 약화가 초래된다. 이러한 불완전 배변감과 골반저의 약화는 더 강하고 과도한 배변 시 힘주기와 골반저의 약화를 불러오게 되어 악순환을 일으키게 된다. 한편 골반저의 비정상적인 하강은 결과적으로 음부 신경의 신전에 의한 음부 신경 장애를 일으키게

접수: 2006년 11월 13일, 승인: 2007년 5월 8일
책임저자: 황용희, 130-711, 서울특별시 동대문구 휘경 2동 29-1
서울위생병원 외과
Tel: 02-2210-3563, Fax: 02-2249-0403
E-mail: lena0224@yahoo.co.kr
본 논문은 대한대장항문학회 2006년 춘계학술대회에서 구연발표되었음.

Received November 13, 2006, Accepted May 8, 2007
Correspondence to: Yong Hee Hwang, Department of General Surgery, Seoul Adventist Hospital, 29-1, Hwigyeong 2-dong, Dongdaemun-gu, Seoul 130-711, Korea.
Tel: +82-2-2210-3563, Fax: +82-2-2249-0403
E-mail: lena0224@yahoo.co.kr

> 바이오피드백(biofeedback) 논문자료 2

대한대장항문학회지 제21권 제3호
J Korean Soc Coloproctol Vol. 21, No. 3, 2005

□ 원 저 □

변실금 환자에서 바이오피드백 치료의 효과

울산대학교 의과대학 외과학교실 및 서울아산병원 대장항문클리닉

박인자・유창식・김희철・정영학・한경록・박상규・김정랑・송진숙・이향란・김진천

Effect of Biofeedback Treatment in Patients with Fecal Incontinence

In Ja Park, M.D., Chang Sik Yu, M.D., Hee Cheol Kim, M.D., Young Hak Jung, M.D., Kyong Rok Han, M.D., Sang Kyu Park, Jung Rang Kim, Jin Sook Song, Hyang Ran Lee, Jin Cheon Kim, M.D.

Colorectal Clinic, Department of Surgery, University of Ulsan College of Medicine, Asan Medical Center, Seoul, Korea

Purpose: We aimed to assess the efficacy of biofeedback therapy for patients with fecal incontinence (FI) according to the etiology. **Methods:** Twenty-nine patients with fecal incontinence were treated with biofeedback therapy using a EMG-based system. The efficacy was assessed by using changes in the FI score (Cleveland Clinic, Florida: 0~20) and satisfaction based on a subjective evaluation score from 0 to 100. The median follow up duration was 12 (3~25) months. **Results:** Ten patients had idiopathic fecal incontinence. Fourteen patients had fecal incontinence due to a sphincter saving operation for rectal cancer. Four cases had spinal cord injury and one patient had a major external sphincter tearing due to trauma. The mean age was 52 (16~78) years. The median number of biofeedback sessions was 10 (3~15) overall. The mean efficacy was 42.8%, and the mean satisfaction score was 56.6. Improvements in the FI score and in the patients' satisfaction varied according to the etiology, 69.5% and 71.5 in the idiopathic group, 28.5% and 49.3 in the postoperative group, and 35% and 24 in the spinal cord injury group. In the idiopathic group, 50% of the patients showed an improvement in the FI score of more than 75%, and 90% of the patients showed an improvement of more than 50%. The number of liquid incontinence episodes was improved 78.3% later in the biofeedback group, and this result was much better than in the postoperative incontinence group (31.8%, p=0.03). **Conclusions:** The success rate of the biofeedback therapy for fecal incontinence is acceptable. Subjective satisfaction is relatively higher than the improvement in the fecal incontinence score. Idiopathic fecal incontinence may be the best indication for biofeedback therapy. **J Korean Soc Coloproctol 2005;21:138-144**

Key Words: Biofeedback, Fecal incontinence, Idiopathic
바이오피드백, 변실금, 특발성

─────────────

Received February 4, 2005, Accepted June 2, 2005
Correspondence to: Chang Sik Yu, Department of Surgery, University of Ulsan College of Medicine and Asan Medical Center, 388-1 Pungnap-dong, Songpa-gu, Seoul 138-736, Korea.
Tel: 82-2-3010-3494, Fax: 82-2-474-9027
E-mail: csyu@amc.seoul.kr

서 론

Engel이[1] 변실금을 치료하기 위해 직장팔약근 반응을 조절하고자 했던 혁신적인 방법을 발표한 지 거의 30년이 되었다. 이후로 바이오피드백 치료는 변실금 환자에서 효과적인 보존적 치료로 인식되어 왔고, 성공률이 50~92%까지 다양하게 보고되고 있다.[2-7]

변실금의 원인이 다양하고, 치료방법의 종류가 서로 다르며, 성공에 대한 기준이 표준화되어 있지 않으므로 치료결과는 다양한 차이를 보이는 것으로 생각한다. 변실금 환자에서 항문직장생리검사를 이용하여 변실금을 평가하려는 노력은 많이 있으나 보고자마다 결과에 차이가 있어 적절한 이용가치에 대해서는 아직 논란이 있다.[8,9] 더욱이 작용기전이 명확하지 않고 임상증상과 항문직장생리검사 결과의 상호 관계는 불명확해서 결과를 예측할 수 있는 인자가 무엇인지에 대해서는 이견이 있다. 따라서 바이오피드백 치료의 타당한 적용 대상을 선정하기도 쉽지 않다.

본 연구는 변실금 환자에서 바이오피드백 치료의 효과를 분석하고, 변실금의 원인에 따른 효과를 분석하여 가장 효과적인 적용 대상을 찾고자 하였으며, 바이오피드백 치료의 결과를 예측할 수 있는 인자가 있

접수: 2005년 2월 4일, 승인: 2005년 6월 2일
책임저자: 유창식, 138-736, 서울시 송파구 풍납 2동 388-1
서울아산병원 외과
Tel: 02-3010-3494, Fax: 02-474-9027
E-mail: csyu@amc.seoul.kr
본 논문의 요지는 2004년 추계대장항문학회에서 구연발표됨.

> 바이오피드백(biofeedback) 논문자료 3

대한대장항문학회지 제22권 제3호
J Korean Soc Coloproctol Vol. 22, No. 3, 2006

□ 원 저 □

변비의 바이오피드백 치료 호응도에 영향을 미치는 인자들에 대한 임상적 고찰 -항문직장 생리검사를 중심으로-

강동서울외과

신동호 · 김승철 · 김인경 · 홍현기 · 주재식

Are There Anorectal Physiologic Factors Prior to Biofeedback Treatment for Constipation that Affect Compliance Rate?

Dong Ho Shin, M.D., **Seung Cheol Kim**, M.D., **In Kyoung Kim**, M.D., **Hyun Ki Hong**, M.D., **Jae Sik Joo**, M.D., Ph.D.

Kangdong Seoul Colorectal Surgery, Seoul, Korea

Purpose: The most important factor for the success of biofeedback treatment of constipation is patients' enthusiastic participation and willingness to comply with the treatment protocol. The purpose of this study was to analyze differences among groups of patients classified according to the number of biofeedback sessions and to identify any anorectal physiological and clinical factors related with better compliance with biofeedback treatment. **Methods:** From Aug. 2001 to July 2003, 80 patients who had undergone biofeedback treatment for constipation by a single therapist were classified into three groups according to the number of sessions: only one session (Group I, n=26), two or three sessions (Group II, n=27), and more than four sessions (Group III, n=27). We reviewed the clinical and the anorectal physiological characteristics retrospectively. **Results:** The mean age was 39.1 (range, 8~77) years, and the mean duration of constipation was 7.7 (range, 0.5~30) years and mean frequency of defecation was 2.2 times/week. Patients' pretreatment use of laxatives was significantly lower in Group I (38.5 percent) than in Group II (70.4 percent) or Group III (51.9 percent) (P<0.05). There were no significant differences in anal manometric parameters (mean and maximal resting pressure, maximal squeezing pressure, sensitivity, and rectal capacity). In the cinedefecographic findings, the megarectum was significantly higher in Group III (58.3 percent) than in Group I (38.9 percent) or Group II (27.8 percent) (P=0.02), but other findings of anismus, rectocele, intussusception, and delayed emptying showed no significant differences. The cinedefecographic parameters (anorectal angle, perineal descent, anal canal length, and puborectalis length), were not significantly different among the groups. **Conclusions:** We strongly recommend biofeedback treatment for constipation patients who abuse laxatives and/or for whom cinedefecography reveals megarectum. **J Korean Soc Coloproctol 2006;22:162-168**

Key Words: Biofeedback treatment, Compliance, Laxatives, Megarectum
바이오피드백 치료, 호응도, 변비약, 거대직장

서 론

변비환자의 빈도는 국내의 경우 정확하게 알려져 있지 않지만 미국의 경우 약 400만명 이상 또는 전체 미국인의 약 4%가 변비환자라는 보고가 있다.[1,2] 우리나라도 변비약이나 식품으로 개인이 남용하는 것을 보면 그 숫자가 상당히 많으리라 생각되며 대부분의 환자들이 적절한 치료를 받기보다는 민간요법에 의존하여 해결하고 있는 것을 흔히 볼 수 있다. 변비의 치료방법으로는 식이조절, 운동요법, 완하제 및 관장 등의 내과적인 치료와 보툴리눔 독소를 이용한 방법,[3] 기계적인 항문확장법,[4] 그리고 원인이 되는 질환에 대한 수술적 치료 등 다양한 방법들이 시도되어 왔다. 그러나 결과가 만족스럽지 못하고, 약물의 경우 장기 복용으로 인한 대장 무력증, 대장 흑색증 등의 부작용이나,

접수: 2005년 8월 5일, 승인: 2006년 6월 2일
책임저자: 주재식, 134-010, 서울시 강동구 길동 454번지
강동서울외과
Tel: 02-477-8488, Fax: 02-477-8489
E-mail: joorect@unitel.co.kr
본 논문의 요지는 2004년도 대한대장항문학회 추계학술대회에서 포스터 발표되었음.

Received August 5, 2005, Accepted June 2, 2006
Correspondence to: Jae Sik Joo, Kangdong Seoul Colorectal Surgery, 454 Gil-dong, Gangdong-gu, Seoul 134-010, Korea.
Tel: +82-2-477-8488, Fax: +82-2-477-8489
E-mail: joorect@unitel.co.kr

> 바이오피드백(biofeedback) 논문자료 4

항문직장질환에서의 바이오피드백 치료

황 재 관

머리글

바이오피드백은 대장항문 분야에서 변실금, 변비, 항문직장통증 등을 치료하기 위해 20년 이상 사용되어 왔으며 시술에 따르는 합병증이나 불편함이 미미하고 향후의 다른 치료방법에 영향을 미치지 않는 것이 기본적인 장점이라 할 수 있겠다. 그러나 어느 정도의 괄약근 수축력과 직장항문 감각이 유지되어야 적용이 가능하고 또한 비교적 많은 시간이 소요되고 환자의 동기(motivation)가 필수적이라는 것이 단점으로 지적을 받고 있다.

여러 연구들의 평균적 성공률을 보면 변실금의 경우 72%, pelvic dyssynergia 68%, idiopathic rectal pain 41% 정도이다. 하지만 치료의 성공을 판단하는 기준이나 시행방법이 연구자에 따라 많은 차이가 있고, 수술을 포함한 다른 치료방법이 실패하거나 적용하기 어려운 경우에 바이오피드백을 시행하는 경우가 많은 점, 대조군을 설정하기 어려운 점 등이 제대로 된 연구(prospective randomized controlled trial & long-term follow-up study)를 시행하는데 방해 요인으로 작용하여 왔다.

바이오피드백치료는 비교적 간단하고 비용-효율적이고 합병증이 없는 치료방법으로 직장, 항문 및 골반저의 기능적 질환의 치료에 효과적인 치료방법중의 하나라고 할 수 있다

Patient Selection

바이오피드백의 대상이 되는 환자는 치료의 원칙을 이해하고 지시에 따를 수 있어야 하고 치료에 대한 확고한 동기(motivation)가 필수적이다. 또한 바이오피드백의 목적기관이 어느 정도의 기능을 유지하고 있어야 하는데 변실금이나 변비환자의 경우 어느 정도의 괄약근 수축력과 직장감각이 유지되어 있어야 한다는 것을 의미한다.

치료방법(Technique)

연구자에 따라 상당한 차이가 있지만 가장 흔하게 사용하는 방법은 anorectal manometry 나 EMG(electromyography)를 이용하는 것인데, manometry는 압력의 변화를, EMG는 전기적인 근육 활성도(electrical muscular activity)를 표시한다. EMG는 항문주위에 붙이는 표면 전극(surface electrode)이나 항문내에 삽입하는 plug(intra-anal plug)를 이용한다.

바이오피드백을 실제로 시행하는 프로그램은 다양한데, 일부에서는 환자를 입원시킨 뒤 매일 시행하는 방법을 사용하기도 하지만 대부분의 경우 1주일 간격으로 외래에서 시행하는 방법을 선호하고 있으며 이동 가능한 바이오피드백기를 이용한 재택훈련을 권장하는 연구자들도 많다. 여러 가지 프로그램의 결과를 비교하여 어느 것이 우월하다고 결정하는 것은 어려운데 그 이유는 여러 프로그램들의 시행방법에 큰 차이가 있기 때문이다. Heyman & Wexner 등은 4가지 그룹으로 나누어 EMG 바이오피드백만을 전향적으로 시행하여 그 결과를 분석하였는데 EMG 바이오피드백만을 시행한 그룹이 풍선훈련(balloon training)을 추가한 그룹, 재택훈련(Home training)을 추가한 그룹 혹은 이 두 가지를 동시에 추가한 그룹 등과 비교하였을 때 그 효과에 있어 차이가 없다고 보고하였다.

> 바이오피드백(biofeedback) 논문자료 5

특 집(Special Review) - 일차의료기관에서 흔하게 접하는 하부 기능성 위장관 질환 증상의 진단 및 치료

대변실금의 진단과 치료

울산대학교 의과대학 서울아산병원 소화기내과

박수경 · 명승재

Diagnosis and Treatment of Fecal Incontinence

Soo-Kyung Park and Seung-Jae Myung

Department of Gastroenterology, Asan Medical Center, University of Ulsan College of Medicine, Seoul, Korea

Fecal incontinence is a common condition, which leads to impaired quality of life and huge financial cost at an individual and societal level. Recent studies have identified novel and potentially modifiable risk factors. Newer diagnostic modalities are giving more detailed information about underlying disorders, helping to implement targeted treatment. Many therapeutic options exist, and newer treatments are changing outcomes. This article will review recent developments in mechanisms, diagnosis, and treatment of fecal incontinence. (Korean J Med 2012;83:580-584)

Keywords: Fecal incontinence

서 론

대변실금은 대변 배출의 조절이 잘 안되서 대변이 갑자기 항문 밖으로 새어 나오는 상태를 말하며 일반적으로 노인들과 요양원이나 보호소에 수용되어 있는 사람들에서 유병률이 특히 높은 것으로 알려져 있다[1]. 대변 실금이 일상생활에 미치는 영향은 심각하여 환자에게 정신적, 사회적으로 고통을 주고 삶의 질을 감소시킨다.

대변실금의 정의는 다양하나 고형변이나 액상 변, 혹은 가스가 적어도 한 달 이상 조절할 수 없는 상태에서 반복적으로 배출되는 경우로 정의할 수 있다[2]. 대변실금의 유병률은 1-24% 정도로 다양하게 보고되고 있는데[1,3,4] 대변실금의 다양한 정의와 연구 간에 인구집단의 차이로 인한 것으로 생각된다. 임상적으로 대변실금의 원인은 다양한데 여러 가지 동반된 기질적인 질환에 동반된 부증상으로 나타나기도 하고 기타 약물치료의 부작용으로 관찰되는 경우도 있어 그 병태생리를 정확히 파악하고 그에 맞는 적절한 치료를 하는 것이 환자의 삶의 질을 향상시키는 데 매우 중요하다고 하겠다. 이에 본 고에서는 대변실금에 대한 기전과 진단, 치료방법에 대해 정리해보고자 한다.

Part 3 바이오피드백(biofeedback) 치료

4. 바이오피드백(biofeedback) 치료 후 주의사항

01 바이오피드백(biofeedback) 치료 후에 특별히 주의해야 할 사항이 있나요?

> 바이오피드백(biofeedback)은 부작용이 없는 치료라서 특별히 주의해야 할 사항은 없으나, 무리한 운동은 지양하는 것이 좋습니다.

🛡️ **대장항문 세부전문의가 알려 드립니다**

바이오피드백(biofeedback) 치료 후 근육이 피로해질 수 있기 때문에 당일은 다른 무리한 운동은 지양하고 충분한 휴식을 취해주시는 것이 좋습니다. 바이오피드백(biofeedback)을 하지 않는 날에는 케겔 운동을 해주시면 좋습니다.

02. 바이오피드백(biofeedback) 치료를 위한 동기부여 방법이 있을까요?

의사의 격려와 응원이 필요합니다.

 대장항문 세부전문의가 알려 드립니다

변비나 변실금에 대한 기본 지식을 환자에게 알려주며 효과를 극대화하는 것이 실패 확률을 낮출 수 있습니다. 의사가 열심히 해야 한다고 격려하는 것이 필요합니다.

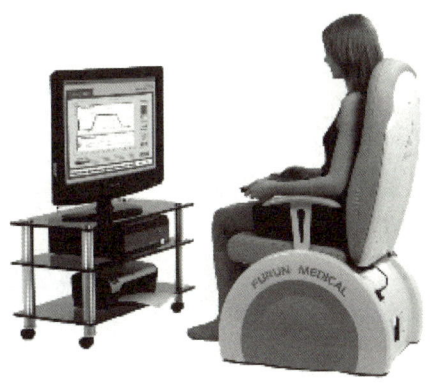

YOUTUBE
『엉덩이대장』

QR코드 사용방법

1. 기본 카메라 앱을
열어주세요.
(애플/안드로이드 동일)

2. 화면에 맞춰 사진을
찍는 것처럼 QR코드를
화면 중앙에 배치합니다.

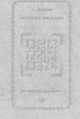 웹페이지
브라우저에서 Youtube에
접속하려면 여기를 누르세요.

3. 위와 같이 나타나는 창을
누르면 영상이 유튜브에
서 재생됩니다.
(애플도 팝업창 열기를 해 주세요.)

Part. 4

유튜브로 설명드리는
변비와 변실금

1. 장편한외과의 변비·변실금 유튜브 Ⅰ
  01. 변비 환자를 위한 무엇이든 물어보살
  02. 변비 집중탐구
  03. 변실금 집중탐구

2. 장편한외과의 변비·변실금 유튜브 Ⅱ

Part 4 유튜브로 설명 드리는 변비와 변실금

무엇이든 물어보세요 **변비·변실금** 백과사전

1. 장편한외과의 변비·변실금 유튜브 I

🛡 변비

변비에 대해 일치된 정의는 없으나 대변을 볼 때 힘들어 하거나 배변횟수가 상당히 줄어든 경우, 정상 이상으로 변이 굳어 나오는 경우를 말합니다.

임상적으로는 통상 대변을 일주일에 2회 이하로 보는 경우를 변비라고 말할 수 있습니다.

의학적으로 자가진단 항목(체크리스트 참고) 중 2개 이상의 증상이 6개월 이상 지속이 되는 경우 변비라고 합니다.

변비 자가진단 체크리스트
① 1주일에 변을 2회 이하 본다. ☐
② 대변 무게가 하루 35g 미만이다 ☐
③ 4번 중에 한번 이상은 변볼 때 힘이 든다. ☐
④ 4번 중에 한번 이상은 딱딱한 변을 본다. ☐
⑤ 4번 중에 한번 이상은 잔변감이 있다. ☐

🛡 변비의 원인

1. 각종 내분비, 대사, 전신 질환 등에 의한 변비
2. 장관 협착, 장관 폐색, 대장암 등에 의한 기질성 변비
3. 신경안정제, 우울증약, 항콜린제 등에 의한 약제성 변비
4. 생활습관의 문제, 환경의 변화, 무리한 다이어트, 정신적 스트레스 등에 의한 기능성 변비

이 중 기능성 변비의 경우 전체적으로 장운동이 떨어져 있는 서행성 변비, 장운동이 항진되어 있지만 변을 밀어내지 못하는 과민성 변비, 장운동은 정상적이지만 직장 항문에 걸려서 배변을 하지 못하는 출구폐쇄성 변비로 나누게 됩니다.

- 서행성 변비 : 복근의 힘이 약해진 노인이나 다이어트 중인 사람들에게서 발생하고, 자극성하제를 장기간 복용한 사람에게서도 나타납니다.
- 과민성 변비 : 스트레스 등으로 복부의 복직근 등이 긴장하여 장의 움직임이 굳어져 발생하며, 배에 가스가 차고 쉽게 변이 나오지 않고 통증이 있을 수 있습니다.
- 출구폐쇄형 변비 : 배변반사가 저하되거나 골반저근육과 항문괄약근의 협력운동의 저하로 발생합니다. 변의를 습관적으로 억제해 감각기능을 상실하거나 좋지않은 배변습관으로 생기는 경우가 많습니다.

변비의 검사와 진단

대변이 시원치 않다는 자가진단만으로 시중에서 구할 수 있는 약을 다 사용 후 효과가 없어 병원을 찾았을 때에는 이미 만성변비로 진행된 경우가 많습니다. 이 경우 장의 근육과 신경을 손상시켜 무력증까지 유발할 수 있기에 변비에 대한 정확한 검사와 진단이 필요합니다.

1. 전신질환을 배제하기 위한 검사로 일반 혈액검사, 갑상선 기능검사, 칼슘 등을 검사합니다.
2. 항문질환을 확인하기 위해 직장 수지검사, 항문경 검사, 항문 초음파 검사를 시행합니다.
3. 기질적 병변을 검사하기 위해 X-ray(단순복부 촬영검사), 대장내시경 검사가

필요합니다.
4. 대장 통과시간 검사(장운동 검사)등 대장 기능검사는 전신질환과 기질적, 약제성 변비가 배제된 심한 변비나 초기 변비 치료에 실패한 경우에 시행합니다.

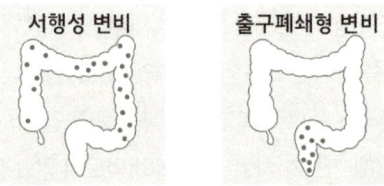

〈대장통과시간 검사를 통한 변비의 분류〉

변비의 치료

변비의 치료는 원인에 대한 고려와 검사가 선행되어야 합니다.

■ 식사 치료
1. 식이섬유를 많이 섭취합니다.(귀리, 보리, 과일, 야채 등)
2. 물을 많이(하루 8잔 이상) 섭취합니다.

변비는 충분한 식사를 못하거나 식이섬유소, 수분이 불충분하면 누구나 생기게 됩니다. 변비의 원인은 먹는 음식, 식사 습관과 관련이 큽니다. 따라서 변비가 있다면 적어도 하루에 30g의 식이섬유소와 8컵 이상의 물을 드셔야 합니다. 식사습관만 개선해도 약 90% 변비환자의 상태가 호전될 수 있습니다.

■ 행동 치료
1. 식후 유발되는 위, 대장반사에 따라 배변합니다.
2. 적당한 복부 마사지와 유산소 운동을 합니다.

변이 마려운 것을 억지로 참게 되면 배변반사가 억제되어 나중에는 변이 직장에 꽉 차 있어도 변이 마렵지 않게 될 수 있습니다. 아침식사 후에 여유를 가지고 안정된 분위기에서 대변을 보는 습관을 기르는 것이 좋으며, 적당한 운동도 위장반사를 촉진시켜 대장의 운동을 활발하게 하여 배변을 원활하게 할 수 있습니다.

■ 약물 치료

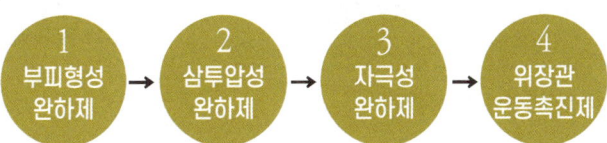

변비약은 약물 작용기전에 따라 단계별로 사용합니다. 또한 변비약을 지나치게 자주 드시면 습관이 되어버려 나중에는 변비약에 반응하지 않게 될 수 있으므로 반드시 의사와 상의 하시는 것이 필요합니다.

■ 바이오피드백(biofeedback) 치료(생체되먹임 치료)

1. 골반저 기능이상의 경우 효과적입니다.
2. 모니터를 보며 복압이 올라가는지, 괄약근이완이 제대로 일어나는지 직접 보면서 배변훈련을 하는 방법입니다.

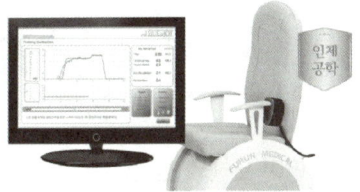

특히, 출구 폐쇄형 변비의 경우 치료 반응률이 70%에 이릅니다.

■ 수술 치료

항문직장의 국소적, 기질적 이상인 경우에 수술합니다.

Part 4 유튜브로 설명 드리는 변비와 변실금

01 변비 환자를 위한 무엇이든 물어보살

무엇이든 물어보신다면 대답해 드리는 것이 인지상정! 엉덩이대장 이성근 원장이 변비에 대한 질문에 속이 뻥 뚫리도록 시원하게 대답해 드립니다.

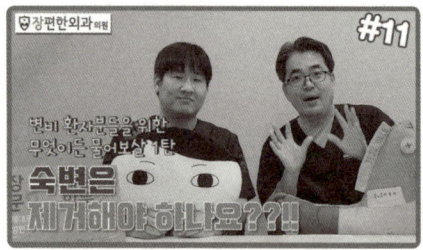

1. 숙변은 제거해야 하나요??!!

숙변은 제거해야 할까요? 변비와 변실금으로 고생하시는 분들이 가장 많이 하는 질문 중 하나입니다. 하지만 흔히 생각하는 숙변의 개념은 크나큰 오해입니다. 이 외에도 변비에 대한 오해에 대해 살펴보도록 하겠습니다.

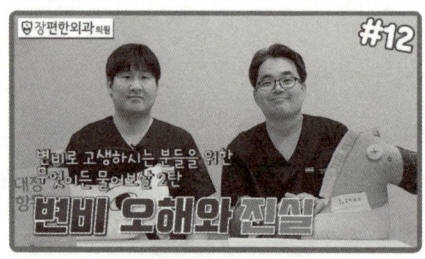

2. 변비 오해와 진실!!

변비에 대한 오해와 진실에 대해 알려드립니다. 인체 구조상, 여성들이 변비를 앓는 경우가 많은데 변비가 심할 경우 비만이 되기도 합니다. 이 외에도 변비에 대한 다양한 오해에 대해 살펴보도록 하겠습니다.

01 변비 환자를 위한 무엇이든 물어보살

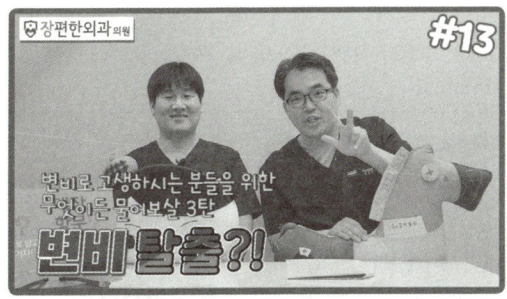 

3. 변비예방을 위한 방법들

변비 예방을 위한 운동이 따로 있을까요? 변비 예방을 위한 운동은 없으나 땀을 과하게 내는 고강도 운동보다는 가벼운 유산소 운동을 추천드립니다. 이 외에도 변비 예방에 도움이 되는 방법을 알려드립니다.

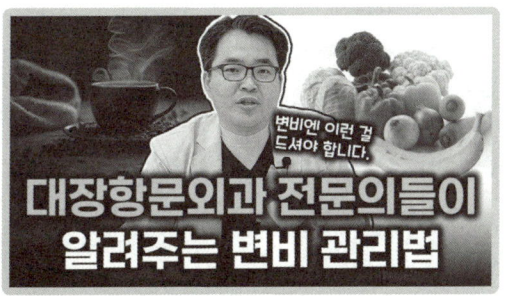 

4. 변비에 좋은 음식 나쁜 음식

변비와 관련하여 음식과 관련된 질문이 많습니다. 변비 환자들에게는 주로 식이섬유가 많이 들어간 채소, 해조류, 바나나 등을 권유해 드립니다. 변비 예방을 위한 음식에 대해 자세히 설명해 드립니다.

Part 4 유튜브로 설명 드리는 변비와 변실금

02 변비 집중탐구

변비가 정확히 어떤 병인가요? 변비 때문에 대장암이 생길 수도 있나요? 변비에 걸리면 어떻게 해야 하나요? 장편한외과 이성근 원장이 변비에 대한 궁금증을 속 시원히 풀어드립니다.

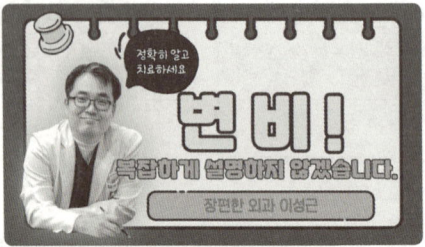

1. 변비의 개념과 원인 그리고 진단방법

변비 때문에 대장암이 생길 수도 있을까요? 변비라는 건 정확히 어떤 질환인 건가요? 변비에 대한 정보는 많지만 변비를 정의하기가 굉장히 복잡합니다. 변비에 대한 개념과 원인을 알기 쉽게 설명해 드립니다.

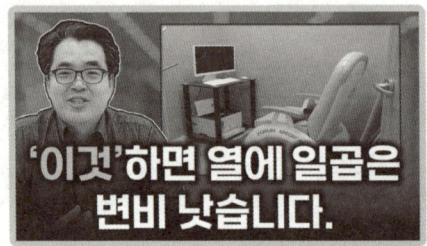

2. 변비 치료의 새로운 패러다임 – 바이오피드백(biofeedback)

변비 치료 방법은 다양합니다. 변비가 약물 치료만으로는 한계가 있을 때는 바이오피드백 치료를 추천드립니다.
장편한외과에서 바이오피드백 치료를 하고 도움이 되었다고 말씀하시는 분들이 많습니다.

02 변비 집중탐구

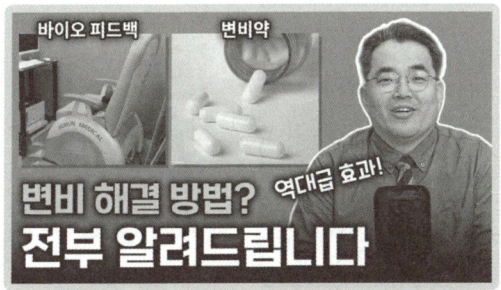 

3. 혹시..변비로 고생하고 계시나요?

혹시 변비로 고생하고 계시나요? 변비의 증상과 해결 방법에 대해 제대로 알려드립니다.

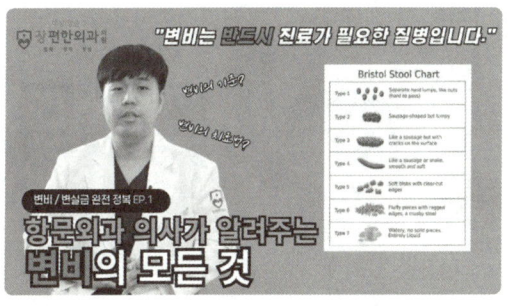 

4. 변비 치료는 이렇게 받으셔야 합니다.

변비 치료를 위해서는 변비에 걸린 원인을 해결하는 것이 첫 번째입니다. 많은 문진과 다양한 검사를 통해 변비의 원인을 알아내야 합니다. 그리고 물, 과일, 채소, 식이섬유, 유산균 등을 많이 섭취하고, 가벼운 운동을 하는 식으로 생활습관을 교정해야 합니다. 또한, 바이오피드백 치료를 하기도 합니다. 변비 치료에 대한 이모저모를 알려드립니다.

02 변비 집중탐구

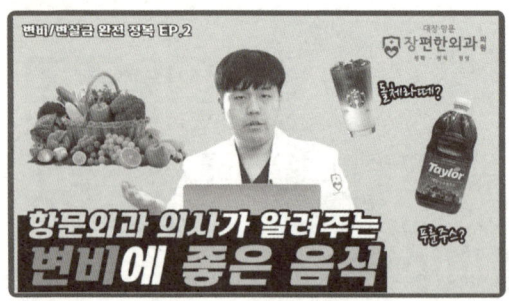

5. 변비로 고민하시는 분들 주목! 변비에 좋은 음식 전부 알려드립니다.

변비에 좋은 음식을 소개하자면 물, 과일, 채소, 식이섬유, 유산균을 들 수 있습니다. 이 5가지 음식은 배변 활동에 매우 큰 도움이 되는 음식입니다. 하지만 이 5가지 음식을 먹기만 하는 것으로 변비가 좋아지지는 않습니다. 좋은 것을 먹는 것도 중요하지만, 나쁜 것을 피하는 것도 중요합니다. 변비에 좋은 음식, 나쁜 음식을 알려드립니다.

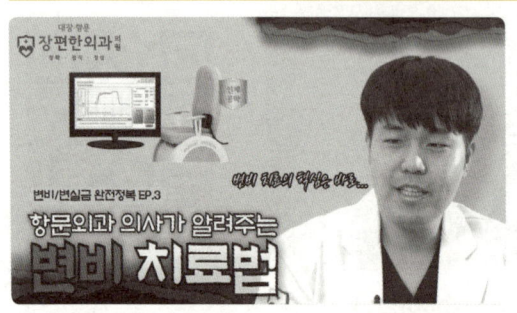

6. 변비 치료, 무작정 변비약만 사서 드시면 안되는 이유는...

변비 치료는 크게 두가지로 분류가 되는데 첫번째는 바이오피드백이고, 두번째는 약물 치료입니다. 바이오피드백 치료는 근육을 통제하는 방법을 배우는 치료법으로 쉽게 말해 물리치료라고 할 수 있습니다. 1주일에 1~2회 실시하는 게 좋습니다. 약물치료는 병원에서 정확한 진단을 받으시고 전문적인 변비약을 처방받는 것이 가장 현명한 방법입니다.

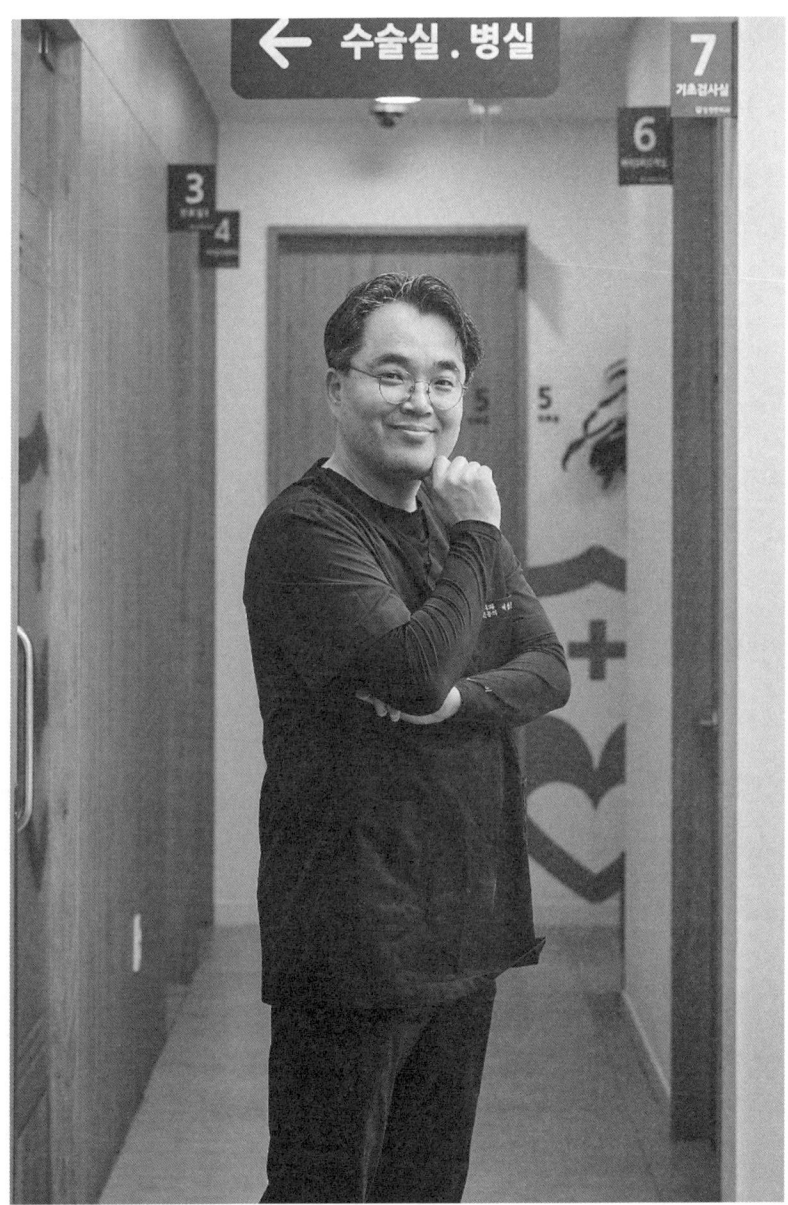

Part 4
유튜브로 설명 드리는 변비와 변실금

무엇이든 물어보세요 **변비·변실금** 백과사전

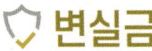 변실금

변실금은 가스, 변 등을 참기가 매우 힘든 상태 혹은 항문 배출의 조절이 안 되어서 자신도 모르게 변이나 가스가 갑자기 항문 밖으로 새어나오는 상태가 3개월 이상 지속되는 경우를 말합니다.

건강보험 심사평가원에 따르면 2010년 변실금으로 병원을 찾은 환자는 4,984명이었지만, 2017년에는 1만138명으로 7년새 103.4% 늘었습니다. 변실금 환자 설문조사에 따르면 증상이 나타나고 1년 이상 지난 후에 병원을 찾았다는 사람이 42.6%에 달하며, 병원을 늦게 온 이유는 '병이 아닌 줄 알아서'가 49.4%로 나타났습니다.

> 변실금 환자 증가 추이

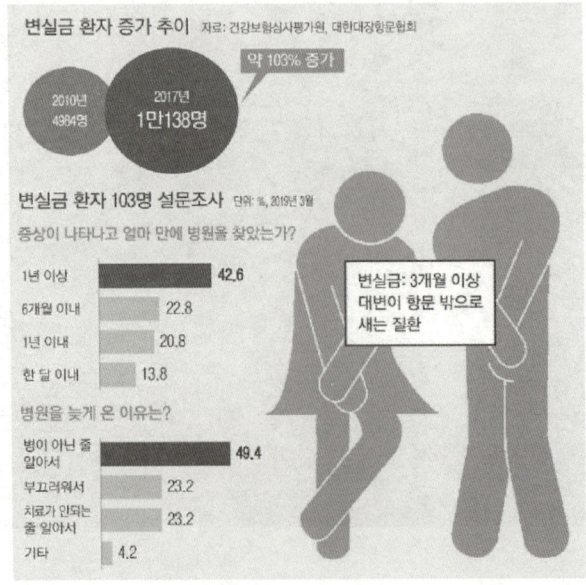

변실금은 만성질환으로 생각하고 꾸준히 관리·치료해야 호전되며, 건강한 생활습관을 되찾으면 충분히 나아질 수 있습니다.

이미 오랜 시간 증상을 앓아왔다면 부끄러워 말고 전문의와 서둘러 상담을 받는 것이 건강을 지키는 지름길입니다!

변실금의 원인

기본적으로 배변을 조절하는 항문괄약근과 같은 주요 부위가 제대로 작동하지 못해 발생합니다. 그리고 배변에 대한 자극을 인식하고 적절히 반응할 수 있는 정신적인 능력 여하에 따라서 생기기도 합니다.

변비, 설사, 분만, 신경 손상, 직장 저장능력의 소실 또는 암이나 다른 질환으로 인한 수술 등도 원인이 되며, 규칙적인 배변을 위해 설사제를 장기간 남용하는 것도 변실금을 초래할 수 있습니다. 특히 노화와 관련하여 항문괄약근이 약해지는 것에 기인할 수 있습니다. 대체로 환자의 연령이 높을수록 증상의 발현이 높은 경향을 보입니다.

■ 변실금의 위험인자

1. 고령
2. 여성
3. 전신질환 : 당뇨, 다발성 경화증 등
4. 항문수술 경험
5. 자연분만 경험
6. 변비
7. 설사

변실금의 진단

원인별로 치료 방법이 달라지기 때문에 반드시 정확한 진단을 할 필요가 있습니다.

1. 직장수지 검사 : 항문에 손가락을 넣어 항문괄약근의 기능과 회음부 하강의 정도를 판정합니다.
2. 항문 초음파 검사 : 항문괄약근의 구조적인 결함과 근육의 상태를 파악합니다.
3. 대장내시경 검사 : 점막병변이나 종양 등 기질적 병변을 발견하는 데에 유용합니다.
4. 대장항문기능검사 : 대장의 기능적 문제확인과 항문괄약근의 기능과 상태를 측정합니다.

변실금의 치료

다양한 치료법이 있으며 한 가지 치료 방법으로 해결되지 않는 경우가 많습니다. 따라서 가장 적절한 치료법을 선택하는 것이 중요하며 경우에 따라서는 오랜 치료기간이 필요합니다.

1. 생활습관 교정 치료
배변습관을 교정하고, 케겔운동을 하면 좋습니다.

2. 약물 치료
대변 횟수를 줄이고 대변경도를 호전시킵니다.

3. 바이오피드백(biofeedback) 치료(생체되먹임 치료)

컴퓨터 화면과 소리를 통해서 항문 내 근육 압력을 측정할 수 있는 감지용 센서로 잘못된 근육수축을 눈으로 직접 확인하고 스스로 운동을 통해 올바른 항문괄약근 수축법과 이완법을 익히는 치료입니다.

바이오피드백(biofeedback) 치료는 약물치료에 비해 부작용이 없다는 장점이 있습니다. 잘못된 배변습관을 교정하는 데에 꾸준한 치료 참여와 환자의 노력이 중요합니다.

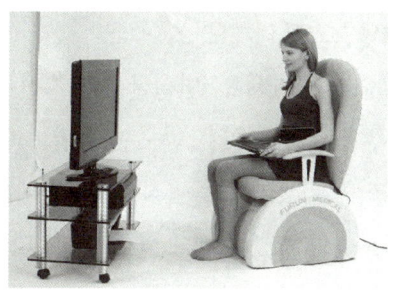

4. 수술적 치료

항문괄약근의 구조적인 결함이나 손상을 교정합니다.

🛡 변실금의 예방과 관리

1. 배변습관 교정하기
2. 섬유질과 수분 섭취
3. 케겔운동 자주 하기
4. 항문 주위를 깨끗이 하기

Part 4 유튜브로 설명 드리는 변비와 변실금

03 변실금 집중탐구

변실금에 걸린 게 창피해서 남들에게 말도 못하고 치료도 못받겠다면? 변실금에 걸리는 원인은? 변실금의 치료법은? 장편한외과 이성근 원장이 변실금에 대한 궁금증을 속 시원히 풀어드립니다.

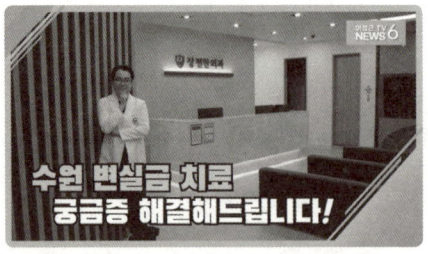

1. 변실금 치료!! 이제 숨기지 마세요.

변실금을 더 이상 숨기지 마세요! 변실금은 인지하지 못하거나 숨겨서 악화되는 경우가 많은데 치료 받으면 금방 좋아질 수 있습니다. 변실금이 악화되면 치료가 힘들어질 수 있기 때문에 조기 치료가 중요합니다. 변실금의 치료에 대해 알려드립니다.

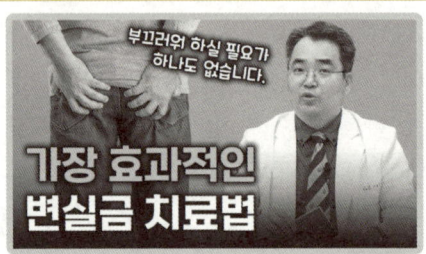

2. '변실금의 모든 것' 치료받으세요. 부끄러운게 아닙니다!!

변실금은 바이오피드백(biofeedback) 치료로 70~80% 호전됩니다. 괄약근의 기능이 약화되면서 변실금이 생긴 경우 괄약근 기능을 강화하기 위해 바이오피드백(biofeedback) 치료를 권유드립니다. 변실금과 바이오피드백(biofeedback) 치료에 대해 알려드립니다.

03 변실금 집중탐구

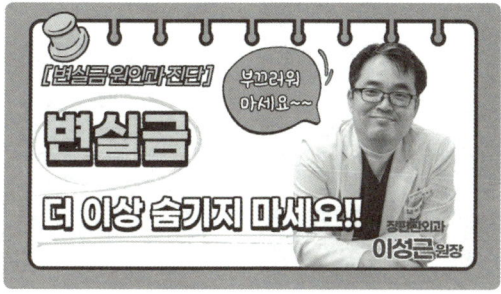 

3. 변실금 더 이상 숨기지 마세요!!

변실금은 여성들에게 주로 발생하는데 부끄럽다는 이유로 숨기는 경우가 많습니다. 그러나 부끄러워하실 필요가 전혀 없으며 치료하면 금방 좋아질 수 있습니다. 이에 대해 자세히 설명해 드립니다.

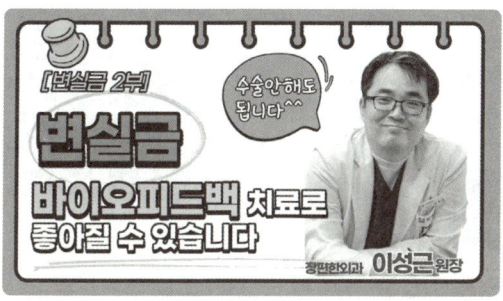 

4. '변실금' 바이오피드백(biofeedback) 치료로 좋아질 수 있습니다.

'변실금'을 아시나요? 변실금이란 변이 의도치 않게 새는 것을 말합니다. 의외로 변실금 환자가 많습니다. 그리고 그 이상으로 숨기는 경우가 많습니다. 변실금이 악화되면 우울증에 걸릴 수도 있기 때문에 치료받으시는 것이 좋습니다. 변실금은 약물 치료로도 충분히 나을 수 있습니다. 변실금의 모든 것을 알려드립니다.

03 변실금 집중탐구

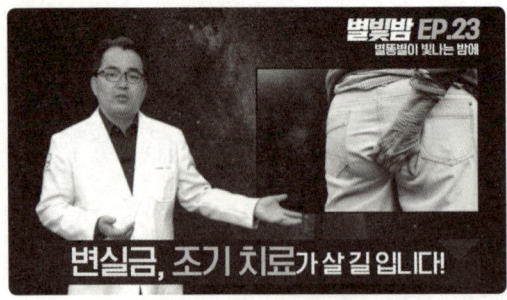 

5. 변실금, 조기 치료로 충분히 좋아질 수 있는 질병입니다!

변실금, 조기 치료로 충분히 좋아질 수 있습니다! 변실금은 빨리 치료를 받는 것이 좋습니다. 변실금에 대해 알려드립니다.

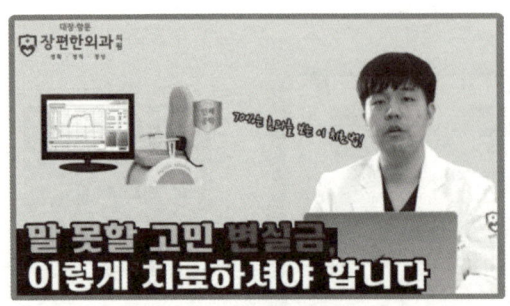 

6. 변이 새는 변실금, 이렇게 치료를 하는 게 중요합니다

변실금의 모든 것을 알려드립니다. 변실금이 생기는 원인은 다양합니다. 근육의 손상, 출산이나 외상 혹은 항문 수술에 의한 괄약근 손상에서 발생 할 수 있습니다.

변실금의 치료방법은 보존적 치료와 수술적 치료방법이 있습니다. 보존적 치료에는 식습관 개선이 중요한데, 기름진 음식, 밀가루 음식, 날 음식, 찬 음식, 카페인 섭취, 음주 등을 자제하는 것이 좋습니다.

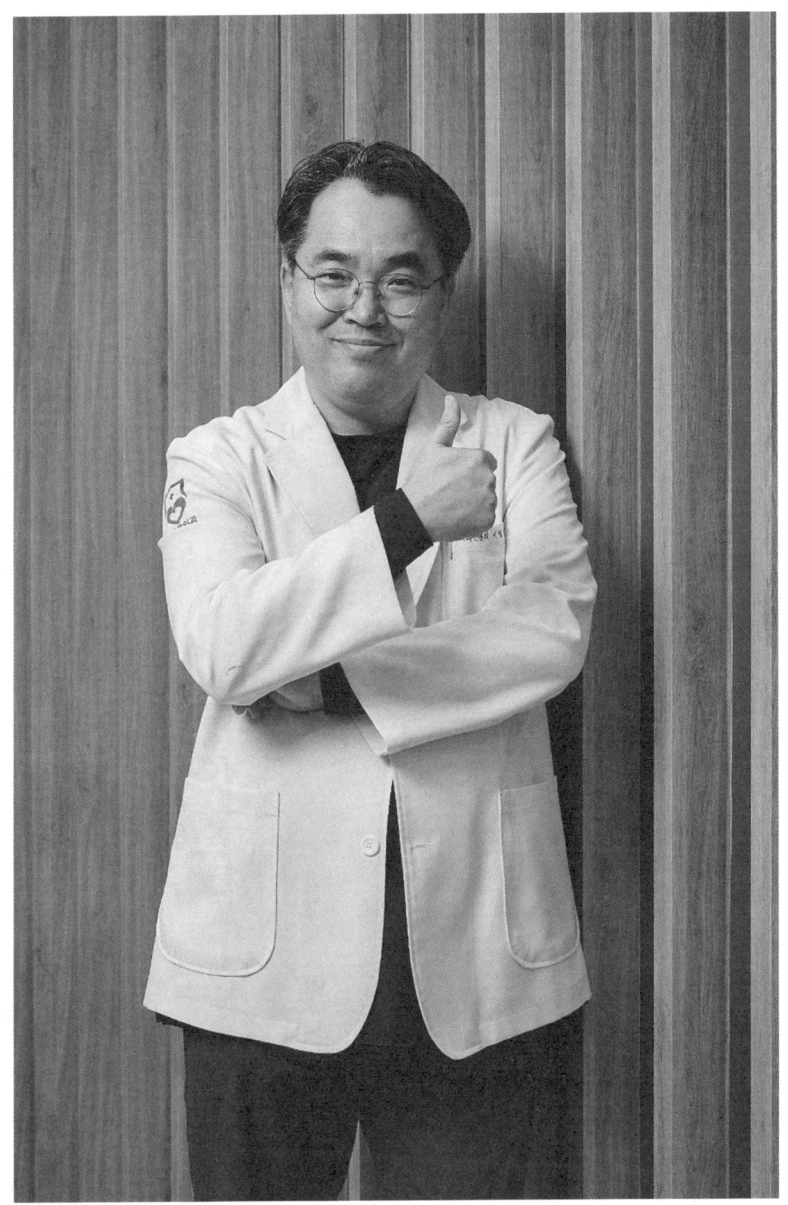

Part 4 유튜브로 설명 드리는 변비와 변실금

2. 장편한외과의 변비·변실금 유튜브 II

변비 유튜브 영상_01

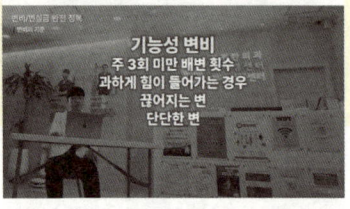

엉덩이대장_ 안녕하세요. 장편한외과 엉덩이대장 이성근 원장입니다.

오늘은 엉덩이대장 채널에 저희 장편한외과의 정경원 원장님을 특별히 초대했습니다. 원장님, 인사 부탁드립니다.

정경원 원장_ 안녕하세요. 정경원 원장입니다. 항상 유튜브로만 보다가 직접 출연하게 되니 긴장이 되기도 하고 설레기도 하네요. 최선을 다해서 재밌고 유익한 영상이 될 수 있도록 노력해보겠습니다.

엉덩이대장_ 오늘은 정경원 선생님과 함께 많은 분들이 고민하시는 변비에 대해 말씀드리고자 합니다.

Q. 변비에 대한 이야기로 시작해보려고 합니다. 우선 장편한 외과에 변비로 내원하시는 분들이 많이 계신가요?

많이 계세요. 변비로 정말 고생하시는 분들도 많습니다. 많다는 기준이 참 모호하지만, 저는 아직 더 많은 분들이 오셔야 한다고 생각합니다. 보통 변비라고 하면 많은 분들께서 '때 되면 변을 보겠지.' 혹은 '변비약 먹으면 낫겠지.' 하고 별 거 아닌 일로 치부해버리시는 것 같습니다.
변비로 정말 고생하시는 환자분들을 많이 뵀지만 고생하시면서도 병원에 오는 게 맞는가에 대한 확신을 못 가집니다. 변비야 말로 진료가 필요한 질병임에도 불구하고 말입니다. 오늘 주제 정말 할 말도, 보여드릴 것도 많을 것 같아서 기대가 됩니다.

Q. 가장 기본적인 질문부터 드려보려고 합니다. 많은 분들께서 변비의 기준이 도대체 무엇인가에 대한 질문을 하십니다. 변비란 어떤 질병인지, 그리고 어떤 기준으로 변비를 진단하는지 말씀해주실 수 있나요?

변비에 대한 일치된 정의는 없으나, 가장 많이 사용하는 로마 IV 진단기준에 따르면, 기능성 변비의 경우 주 3회 미만의 적은 배변 횟수, 배변할 때 과도하게 힘이 들어가는 경우, 그리고 토끼똥처럼 끊어지는 변이나 단단한 변, 불완전한 배변감, 항문 폐쇄감, 배변하기 위해 손가락을 쓰는 경우가 전체 배변 활동중 1/4보다 많을 때, 지금까지 나열한 것 중 2가지 이상이 있으면서 최소 6개월 전부터 시작되고 최근 3개월 이상 지속되고 있을 때 변비라고 진단할 수 있겠습니다.

Q. 변비로 장편한외과를 찾게 되면, 어떤 과정으로 검사와 치료가 이루어지는지 개괄적으로 설명해주실 수 있을까요?

변비로 오시면 병력 청취를 해서 당뇨나 내분비 이상 등 각종 전신 질환에 의한 변비인지, 약제에 의한 변비는 아닌지 판단하게 됩니다. 특히 신경안정제나 우울증약, 마약성 진통제 들이 여기에 포함될 수 있습니다. 환경의 변화나 무리한 다이어트, 스트레스에 의해서도 변비가 올 수도 있습니다. 브리스톨 스툴 스케일(bristol stool scale)이라고 변의 성상과 모양을 그림으로 나타낸 것이 있는데, 1

번부터 7번중에 어떤 형태에 속하시는지 물어 봅니다.

내원하셨을 때 변이 항문에 걸려서 안나온다고 호소하시는 분들이 계시는데, 그런 분들은 직장수지 검사를 해서 딱딱한 변이 직장을 막고 있는 분변 매복이 있다면 그것을 우선 제거해 주고, 관장약을 넣어서 좀 시원하게 볼 수 있게 도와드립니다. 추가적으로 직장경 검사와 항문 초음파 검사를 통해 직장에 혹시 종괴가 있진 않는지, 직장탈출증이 있는지, 치핵이 있는지 아니면 항문괄약근에 문제는 없는지 검사를 진행하게 됩니다.

배변 습관이 비교적 최근 몇 달 동안 변화한 경우라든지, 피가 섞여 나온다든지, 체중 감소가 있다든지, 다른 대장 관련 증상이 있는 경우에는 대장 안에 문제가 생겨서 생기는 기질성 변비를 감별하기 위해 대장내시경이 꼭 필요합니다. 변 자체가 얼마나 정체되어 있는지 확인하는 X-ray(엑스선 촬영) 검사와 변이 대장을 통과하는 시간을 X-ray(엑스선 촬영)로 검사하는 방법도 있습니다.

이런 여러가지 검사로 변비의 어떤 명확한 원인이 있는 경우엔 원인을 해결하는 것이 첫번째가 되겠습니다. 원인이 없는 경우에는 기능성 변비로 진단할 수 있는데, 두 경우 모두 물, 과일, 채소, 식이섬유, 유산균, 가벼운 운동 같은 생활습관 교정을 설명드립니다. 그리고 필요하면 변비약을 처방해 드립니다. 그리고 배변 근육의 조화가 깨져서 생기는 배변장애형 변비의 경우에는 바이오피드백(biofeedback) 치료가 도움이 되기도 합니다.

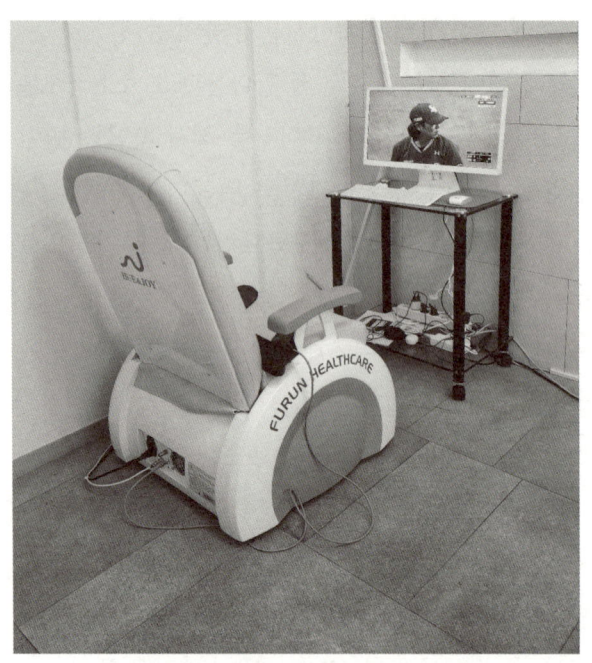

Q. 변비에 대해 가장 기본적인 질문을 드렸는데, 변비로 고민하시는 분들을 위해 조언 부탁드립니다.

변비는 진료가 필요하고 치료가 필요합니다. 아무리 강조해도 과하지 않습니다. 혹시라도 변비 때문에 고민하고, 고생하고 계신 분들이 계신다면 빠르게 내원하시는 게 가장 빠르게 변비로부터 자유로워질 수 있는 방법이라는 설명을 덧붙이고 싶습니다.

변비 유튜브 영상_ 02

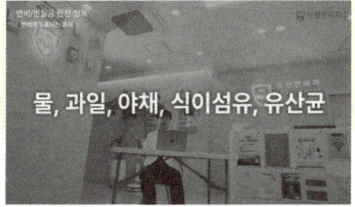

Q. 인터넷 상에서 프룬주스와 돌체라떼가 변비에 효과적이라고 소문이 자자한데요. 이런 음료들이 실제로 변을 보는 데에 효과가 있나요?

프룬의 경우 소르비톨이라는 성분이 장관 안에서 물을 끌여들여서 변을 부드럽게 만들고 심한 경우 설사처럼 나오게 할 수 있습니다. 돌체라떼의 경우도 안에 유당 및 카페인 성분이 장관을 자극해서 변이 설사처럼 나오게 될 수 있습니다.
변을 보는 데 둘다 실제로 효과는 있겠는데, 프룬의 경우 장내 가스를 많이 발생시켜서 속이 더부룩하고 불편할 수 있고, 돌체라떼의 경우도 너무 오랜기간 드시면 장내 자극으로 내성이 생기고 좋지 않을 수 있겠습니다.

Q. 그렇다면 변비에 정말 도움이 되는 음식들이 따로 있을까요?

변비에 도움이 되는 음식하면 늘 말씀드리는 것들이 있습니다. 물, 과일, 채소, 식이섬유, 유산균. 이렇게 다섯가지는 배변활동에 정말 도움이 많이 되는 것들입니다.

과일과 채소에는 우리가 식이섬유라고 부르는 것들이 풍부합니다. 식이섬유라는 것은 매우 광범위한 개념인데, 간략하게 말하면 인간의 소화 효소가 분해하지 못하는 다당류로 정의할 수 있습니다. 여기에는 키틴, 리그닌, 셀룰로스, 폴리덱스트로스 등 화학적으로 여러가지 성분들이 있겠는데, 어쨌든 이런 식이섬유들이 우리 몸에 들어가면 소화되지 않기 때문에 물리적으로 변의 부피를 늘리는 역할을 하고, 변이 단단하게 뭉쳐버리지 않게 하는 역할을 합니다. 여러가지 곡물류와 김, 미역, 다시마 같은 해조류에도 식이섬유가 풍부하게 있습니다.

Q. 그렇다면 변비에 악영향을 줄 수 있는, 변비 환자들이 자제해야 하는 음식들도 알려주실 수 있을까요?

변비를 위해 좋은 것을 먹는 것도 중요하지만 나쁜 것을 먹지 않는 것이 더 중요하다고 생각합니다. 먼저 많은 분들이 알고 계시는 단감이 있고, 많이들 예상 못하시는 커피나 떡도 변비에 악영향을 줄 수 있습니다.

단감의 경우에 탄닌이라는 성분이 떫은 맛을 내게 합니다. 이 성분이 몸에서 수분을 빨아들이는 성질이 있어서 대변이 딱딱하게 되고 그럼 장을 빨리 통과하지 못해서 점점 더 딱딱해지는 악순환이 일어나 변비가 악화될 수 있습니다. 그렇다고 무조건 피하라는 것은 아닙니다. 단감에도 식이섬유가 풍부하게 있고, 변비와의 관계를 1차원적으로 설명하긴 어렵지만 변비가 심한 분들은 피하시는게 좋겠다라는 생각입니다.

커피의 경우 카페인이 이뇨작용을 하게 되는데, 이뇨작용이 지속되면 몸에서 수분이 빠져나가서 대장에서 부족한 수분을 보충하기 위해 변에서 수분을 재흡수 하게 되어서 변이 딱딱해 질 수 있습니다. 그런데 반대로 카페인은 장을 자극해서 변이 설사처럼 나오게 할 수도 있습니다. 그래서 1차원적으로 설명하긴 어렵지만 변비가 심한 분들은 역시 좀 피하시는게 좋겠다라는 생각입니다.

떡 같은 경우는 음식을 물리적으로 뭉치게 할 수 있고, 너무 정제된 탄수화물이라 식이섬유가 부족하기도 합니다. 그런 이유로 변비를 악화 시킬 수 있습니다.

Q. 변비에 좋은 음식, 변비에 나쁜 음식에 대해 알아보았습니다. 마무리하면서 한 말씀 부탁드립니다.

변비는 좋은 음식을 드시고 나쁜 음식을 줄이는 등의 생활 습관 개선만으로도 증상을 충분히 호전시킬 수 있습니다.
하지만 특정 단계를 넘어서면 변비도 분명히 치료가 필요한 질환입니다. 변비를 가볍게만 생각하시고 가끔 약만 드시거나 방치하시는 분들이 계시는데 변비도 분명 치료가 필요한 질환입니다. 기술이 발전하는 만큼 변비 치료에 대한 테크닉과 장비가 다양해지고 좋아지고 있습니다. 다음에는 치료법에 대해 더 자세히 말씀드리겠습니다.

> 변비에 좋은 음식 나쁜 음식

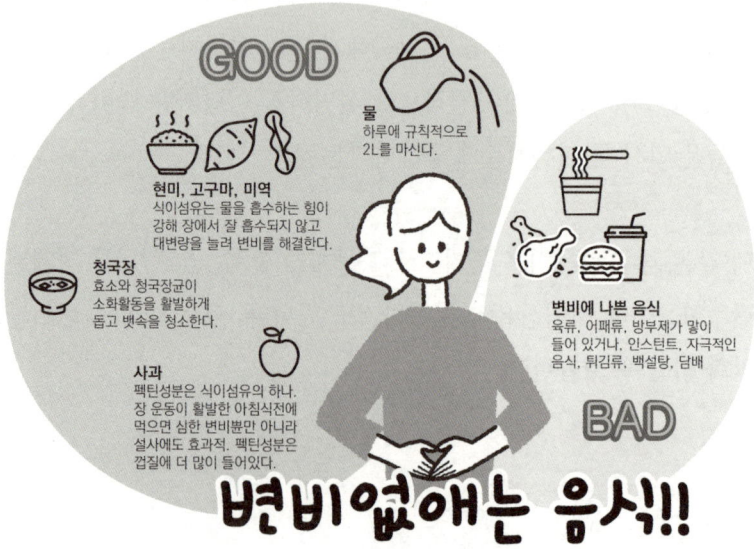

변비 유튜브 영상_ 03

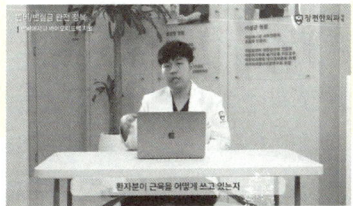

Q. 변비는 정말 치료가 필요한가요?

변비는 정말 치료가 필요합니다. 단순히 변비약을 먹고 화장실에 간다고 해결이 되는 문제가 아닙니다.

변비를 분류해 본다면 먼저 기저질환 혹은 약물에 의한 변비와 원발성 변비로 구분할 수 있습니다.

기저질환 혹은 약물에 의한 변비는 대장암, 대장용종, 대장협착에 따른 장폐쇄, 중추신경계 질환, 갑상선 기능장애, 당뇨병, 우울증, 식이장애, 아편유사제와 같은 대장 운동을 느리게 하는 약물 복용 등이 있습니다.

원발성 변비는 원인 특정이 어려운 변비로 흔히 기능성 변비라고도 합니다. 기능성 변비는 다시 세가지로 나뉩니다. 대장 통과시간이 정상인 정상통과형 변비, 대장 통과시간이 늦어지는 서행성 변비,

배변 장애형인 직장 출구 폐쇄형 변비로 나누어 볼 수 있습니다. 보고에 따르면 정상통과형 변비가 60%정도, 배변장애형이 25%, 서행성 변비가 15% 정도의 빈도로 나타난다고 합니다.

변비는 제대로 진단하고 치료하는 것이 중요한데, '때가 되면 나오겠지.'하며 방치하거나, 시중에 파는 자극적인 완하제로 변비를 해결하려고 하면 여러가지 문제가 생길 수 있습니다. 복통, 복부 팽만감, 오심 및 구토 등이 나타날 수 있고, 항문의 치핵, 치열이 생기고 악화될 수 있습니다. 치핵 같은 경우는 결국 수술해야 될 정도로 문제가 되는 경우도 있습니다. 그리고 자극적인 완하제를 오랫동안 복용하시면 장과 신경이 일종의 내성이 생기고 장의 운동성이 더더욱 저하되서 악화될 가능성도 있습니다. 그리고 변이 대장에 계속 쌓이게 되면 대장 벽이 약해져 게실이 늘어날 수도 있습니다. 그리고 흔한 일은 아니지만 정말로 딱딱해진 변 때문에 장이 막혀서 장이 크게 늘어나며, 심한 경우 늘어난 장의 압력으로 피가 공급되지 않아 괴사되고 천공되어 응급수술을 하게 되는 경우도 있습니다. 그리고 만약 변비가 대장암에 의한 것이라면 수 개월간 변비가 서서히 악화되며, 장이 막히고 심한 경우 천공이 되어 응급수술을 하게 되는 경우도 있습니다. 이렇게 대장암으로 응급 수술을 하게 되면, 미리 잘 준비해서 하는 수술보다 수술 범위가 커지고, 수술 후에 감염이라든지 합병증이 생길 가능성도 높으며, 특히 천공되었을 경우엔 복막염으로 수술이 잘 되더라도 중환자실에서 회복이 안되어 생명이 위험한 상황이 생길 수도 있으며, 대장암의 재발 위험도 더 커집니다.

변비로 혼자 고생하시는 것보다 빠르게 병·의원에 내원하셔서 정확한 진단 및 치료를 받으시는 것이 중요하겠습니다.

Q. 변비 치료에 바이오피드백(biofeedback)이라는 방법이 있던데, 효과가 있나요?

기능성 변비 중에서 배변장애형, 다른 말로는 출구 폐쇄형 변비가 있습니다. 변을 보실 때 복압은 높이면서 항문괄약근은 이완이 되어야 대변이 부드럽게 잘 나오는데, 배변장애형 변비 환자의 경우 역설적으로 항문괄약근이 수축하는 등 조화가 깨져서 변을 보기 힘들어 하십니다. 이런 경우에 바이오피드백(biofeedback)이 좋은 치료가 될 수 있습니다.

바이오피드백(biofeedback)이란 출력된 결과를 입력측에 되돌려준다는 뜻입니다. 간단히 말해서 환자분이 근육을 어떻게 쓰고 있는지 그 결과를 모니터 화면에 띄워서, 그것으로 근육을 컨트롤하는 방법을 새롭게 배우는 치료라고 생각하시면 됩니다. 일종의 물리치료라고 생각하시면 됩니다. 요즘엔 침습적이지 않은 방법으로 기계가 잘 나와서 복대를 차시고 가운데가 튀어나와있는 특수 의자에 앉으셔서 진행하시면 됩니다. 복대랑 의자에 압력을 재는 센서가 내장되어 있어서, 항문괄약근이 잘 이완 되는지 확인할 수 있습니다. 근골격계 물리치료처럼 한두 번에 되는 것은 아니고 1주일에 한두 번씩 최소 8번정도 진행 하시는 것이 좋습니다.

그리고 병·의원에서 처방하는 변비약에 대해서 궁금하신 분들이 많아 설명드리겠습니다. 변비약은 우선 아기오, 실콘, 웰콘 등의 부피형성 완하제와 마그오, 듀파락, 폴락스 등의 삼투성 완하제를 사용합니다. 장관 안에서 변의 물리적 부피를 늘리고 부드럽게 만들어주며 수분을 잘 머금을 수 있게 도와주는 역할을 합니다. 이 두 제제는 우리 몸에 흡수가 되는 것이 아니기 때문에 내성이 생길 염려가 없어 오래 드셔도 상관 없습니다.

그다음에 둘코락스 등으로 대표되는 자극성 완하제가 있는데, 먹는 약도 있고 좌약 형태도 있습니다. 이는 만성적으로 사용하면 장의 신경계에 손상을 줘서 내성이 생길 수도 있다고 알려져 있긴 합니다.

그리고 위장관 운동 조절제가 있습니다. 대장이 잘 움직이도록 세로토닌 5-HT4 수용체만 선택적으로 자극해서 변비 증상을 호전시키는 약물입니다. 이 또한 연구된 바로는 내성이 특별히 생기지는 않는다고 알려져 있어서 변비로 고생하시는 분들께는 드리고 있습니다.

변비가 있으면 혼자 고생하시면서 병을 더 키우시거나, 전문적이지 않는 자극적인 하제들을 써서 내성을 키우기 보다는 병·의원에서 정확한 진단을 받으시고 좀 더 전문적인 변비약 처방과 바이오피드백(biofeedback) 치료를 받아서 도움을 받으시는 것이 좋겠습니다.

Q. 변비의 치료 방법에 대해서 자세하게 말씀해주셨는데, 마무리하면서 한 말씀 부탁드립니다.

병을 가장 쉽고 빠르게 치료하는 방법은 바로 병·의원에 가는 것입니다. 본인에게 꼭 맞는 치료와 처방을 받는 게 정말 중요합니다. 무분별하게 약국에서 변비약을 사고, 자극성 하제를 장기간 복용하는 것은 건강에 악영향을 끼칠 수 있습니다. 증상이 있다면 꼭 병·의원에 가셔서 진료를 받으시고 본인에게 맞는 치료 방법으로 변비를 극복해 나가시길 당부 드리겠습니다.

> 변비를 유발하거나 악화시키는 약물

구분	해당 약물
항콜린성 약물	항경련제, 항히스타민제, 항정신 신경안정제, 파킨슨병 치료제
마약성 진통제	오피오이드
항암 화학요법제	빈카알로이드
흡착제	콜레스티라민, 케이엑살레이트
심혈관 약물	칼슘경로길항제, 신경절차단제, 크로니딘, 베타차단제, 이뇨제
금속이온 혹은 무기물	칼슘, 철, 바륨, 알루미늄 제산제, 중금속(납·비소), 수크랄페이트

변실금 유튜브 영상_01

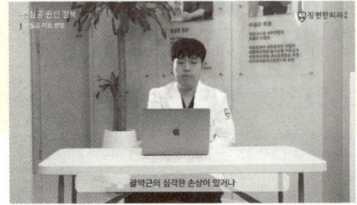

Q. 변실금은 어떤 질환인지 설명해주실 수 있을까요?

변실금으로 병·의원을 찾아주시는 분들도 많이 계십니다.
변실금은 말 못 할 고민이라고 생각하시는 분이 많으십니다. 하지만 환자분들께 꼭 드리는 이야기가 있습니다. "의사에게 말 못 할 질환과 증상은 하나도 없다."

변실금이란 대한대장항문학회에서는 '사회적으로 인정될 수 없는 장소나 시간에 대변 혹은 방귀가 불수의적으로 조절되지 않는 상태, 또는 4세 이상에서 한달에 한번 이상의 불수의적인 배출'로 정의하고 있습니다. 국제실금학회에서는 변실금과 가스실금을 구분하고 이것을 합쳐서 항문실금이라고 정의하기도 합니다. 로마 IV 기준에서는 4세 이상에서 고형이나 액상 변이 불수의적으로 흘러나오는 증상이 최근 3달 동안 있는 경우에 변실금으로 정의합니다.

변실금은 크게 수동적 변실금과 절박성 변실금으로 나눌 수 있습니다. 수동적 변실금은 자신도 모르게 변이 흐르거나 묻게 되는 경우고, 절박성 변실금은 변이 나오는 것을 인지할 수 있지만 그것을 오래 참지 못하여 화장실로 가는 도중에 흐르는 것을 말합니다. 그리고 닦아도 변이 계속 항문에 묻게 되는 '변묻음'도 있는데, 속옷에 흘러내리는 정도는 아니고 경한 형태의 수동적 변실금이라고도 볼 수 있겠습니다.

Q. 변실금이 생기는 원인에 대해서 설명해주실 수 있을까요?

변실금은 아주 다양한 원인이 있습니다. 먼저 근육의 손상으로 발생할 수 있는데, 출산, 외상, 항문 수술에 의한 괄약근 손상으로 변실금이 발생할 수 있습니다. 그리고 괄약근은 정상이어도 괄약근을 지배하는 음부신경 손상 혹은 약화로 변실금이 발생할 수 있는데, 분만 시 신경이 크게 늘려진다든지, 노화에 의한 퇴행성 변화로 골반 구조가 변하여 신경이 잡아당겨진다든지, 당뇨가 오래되었거나 다발성 경화증 같은 신경질환 환자에서 신경이 약해져서 발생할 수 있습니다. 뇌졸중, 뇌종양, 척수종양 등 신경계 이상으로도 생길 수 있습니다.

그리고 감염, 방사선치료, 염증성 장질환 등으로 인한 잦은 설사 때문에 변실금이 나타날 수 있고, 변비가 심해 분변 매복이 있는 경우 쌓인 변이 넘치면서 변실금이 생기는 범람형 변실금이 나타날 수도 있습니다. 그리고 치핵이 심하다든지, 직장이 탈출하는 직장 탈출증이 있거나, 직장 안쪽에 주머니가 생기는 직장류가 있는 경우에도 변실금이 발생할 수 있습니다.

Q. 변실금을 치료하는 방법에 대해서 알려주실 수 있을까요?

변실금 치료 방법은 보존적 치료와 수술적 치료 방법이 있습니다. 수술적 치료 방법의 경우는 괄약근의 심각한 손상이 있거나, 보존적 치료 방법으로도 충분히 개선을 보지 못하는 경우에 고려하게 됩니다. 하지만 보존적 치료로도 많은 분들께서 증상의 개선을 보기 때문에 보존적 치료를 먼저 시행하게 됩니다. 먼저 식습관을 개선하는 방법이 있습니다. 배변 활동을 유발하는 음식, 특히 기름진 음식, 밀가루 음식, 해산물 같은 날 음식, 아이스크림 같은 찬 음식, 카페인 섭취나 음주 등을 자제하는 것이 좋습니다. 약물 치료로는 주로 아기오로 대표되는 부피형성 완하제나 로페라마이드로 대표되는 지사제를 쓰게 됩니다. 아기오의 경우 변의 성상을 개선시켜서, 무른 변을 자주 보시는 분들은 좀 더 단단하고 한 덩이로 볼 수 있게 만들어서 변실금의 증상을 개선시키는 것으로 알려져 있습니다.

그리고 항문 근육을 강화시키는 바이오피드백(biofeedback) 치료를 병행하게 됩니다. 집에서는 케겔 운동을 하시라고 말씀 드리고 있습니다.

바이오피드백(biofeedback)은 복대를 착용하고 센서가 달린 특수 의자에 앉아서 하는 일종의 물리치료라고 보시면 됩니다. 항문괄약근에 힘을 주면 그것이 모니터 그래프로 보여지게 되어서, 힘을 잘 주고 있는지 확인할 수 있고, 그 자체로 괄약근 운동이 됩니다. 한번 하시는 데 20분 정도 소요됩니다. 보통 1주일에 1~2번 정도 하시는데, 8세션 정도 하시면 70% 정도 효과를 보는 것으로 알려져 있습니다. 경우에 따라선 20번 이상 많이 하시기도 합니다.

Q. 변실금에 대해서 자세하게 말씀해 주셨는데요, 마무리하면서 한 말씀 부탁드립니다.

변실금은 일상 생활에 지장이 생길 수 있는 질환입니다. 사회생활에도 지장이 생기고 마음고생도 정말 많이 하십니다. 하지만 이런 변실금도 치료가 가능하고, 치료 기술도 점점 발전하고 있으니 혼자 고민 마시고 꼭 병·의원에 내원하시는 것을 추천드립니다.

일상의 불편함을 개선하고 삶의 질을 높여드리는 것도 의사의 역할입니다. 환자분들의 건강한 삶을 위해 끊임없이 연구하고 노력하는 장편한외과가 되겠습니다. 고맙습니다!

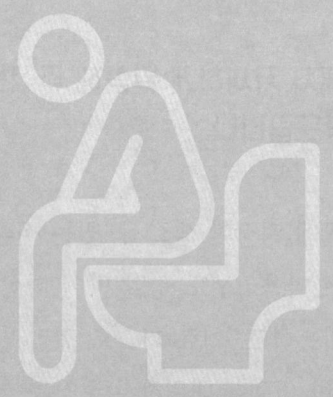

무엇이든 물어보세요
변비·변실금
백과사전

Part. 5
변비와 변실금, 무엇이든 물어보세요

1. 변비
2. 변실금

1. 변비

01

20대 여성입니다. 변비일 때 변비약을 먹으면 변비가 더 심해진다는 것이 정말인가요? 평소에도 변이 잘 나오지 않아서 고통스럽습니다. 변비약을 먹으면 해결될까요?

변비약을 오래 복용하면 내성이 생겨 결국 변비가 더 심해진다고 믿고 계시는 분들이 많은데요. 이는 결론부터 말하면 사실 명확히 밝혀진 바가 없습니다. 변비약 중에서 자극성 완하제(둘코락스, 비사쿨, 메이킨큐 등)는 일부 연구에 의하면 장기간 복용 시 장내 신경을 망가뜨려 내성이 증가할 수도 있다고 하지만, 그것을 입증할 후속 연구들이 없는 상태입니다. 변비라는 질환의 상태 자체가 시간이 지남에 따라 좋아지는 경우보다는 악화되는 경우가 더 많기 때문에, 약 내성에 의한 것이라기보단 변비가 진행함에 따라 필요한 약 용량이 늘어난다고 보는 것이 합당하겠습니다. 그리고 자극성 완하제보다 더 많이 처방되는 팽창성 완하제, 삼투성 완하제, 운동성 제제 등은 내성이 전혀 생기지 않기 때문에 장기간 복용해도 안전합니다. 변비가 있으면 우선 병·의원에서 진찰을 받으시고 필요하면 변비약의 도움을 받으시길 바랍니다.

> **02**
> 제가 작년 12월 말부터 지금까지 계속 변비인데 변비에 좋은 음식은 뭐가 있을까요? 그리고 곧 기구 필라테스를 배우는데, 그러면 변비가 해결될까요? 변비약 먹을 때만 한두 번 정도 설사해서 배출되고, 시간이 지나면 원래대로 돌아와서 시원하게 안 나와요. 평소에 물은 자주 마십니다. 어떻게 해야 할까요?

식이섬유가 많이 포함된 음식이 좋습니다. 식이섬유의 종류는 여러 가지가 있지만 결론적으로 우리 몸에서는 그것을 소화시킬 미생물이나 효소가 없어, 장관 안에서 변의 부피를 늘리고 물리적으로 밀어내는 역할을 합니다. 곡류와 채소, 과일 등에 풍부하게 함유되어 있으며, 곡류 중에서는 흰쌀보다는 현미, 율무, 보리, 귀리, 고구마, 옥수수에 많이 포함되어 있습니다. 채소 중에서는 쑥갓, 미나리, 상추, 고사리, 연근, 도라지, 숙주 등에 많이 포함되어 있으며, 과일은 생과일 상태일 때 많이 포함되어 있고, 이 외에도 김, 미역, 다시마 같은 해조류에도 식이섬유가 풍부하게 있습니다.

변비에는 이처럼 먹는 것도 중요하고, 가벼운 운동(산책 등)을 하시는 것도 위장관의 활동성을 증가시켜 변비 해소에 도움이 됩니다. 필라테스도 변비에 좋습니다. 단독으로 하지 마시고 하루 30분 이상의 가벼운 산책 및 식이섬유가 풍부한 식사, 하루 2L 이상의 물 섭취를 병행하시기 바랍니다. 그래도 잘 해결이 안되면 병·의원에 방문하시여 진찰을 받아 보세요.

> **03**
> 약 2~3주 전 변비일 때 무리하게 힘을 줬더니 그 뒤로 변 볼 때마다 두렵습니다. 평소처럼 힘을 주어도 안 나오고, 통증이 하루 종일 지속됩니다. 피는 나오지 않았습니다. 좌욕도 하고, 약국에서 치열 통증 연고 등을 사서 바르고 했는데도 극심한 고통에 잠도 못 잘뿐더러 일상생활에 문제가 되고 있습니다. 변을 보는 것이 두려워 일부러 밥을 안 먹기도 했는데 이러면 안 되는 건가요? 통증을 줄이고 변비를 해결할 방법이 있을까요?

통증이 하루 종일 지속된다니 병·의원에 방문하여 진찰을 받아 보시는 것이 좋겠습니다. 변이 딱딱하면 치열이나 치핵 등의 항문 질환이 발생할 수 있습니다. 혹은 항문괄약근이나 항문거근이 긴장상태를 유지하여 통증을 느끼는 것일 수 있습니다. 그리고 변이 딱딱하게 굳어 직장속에 자리하고 있는 분변 매복의 가능성도 있습니다. 일부러 밥을 안 먹는 등의 습관은 변을 보는 빈도를 더 줄이고 변을 더 딱딱하게 만들 수 있어 좋지 않습니다. 식이섬유가 풍부하게 들어있는 식사를 하시고, 물을 하루 2L까지 많이 드셔서 변을 부드럽게 만들면 도움이 되실 것입니다. 우선 병·의원에 방문하여 진찰을 받아보시고, 항문 질환에 대한 진단 및 치료를 추천드립니다. 그리고 변비약을 처방 받으시는 것이 좋겠습니다.

04
20대 대학생입니다. 제가 방학 때 진짜 활동을 안 해서 그런지 방학만 되면 변비에 걸립니다. 이번에는 진짜 변이 안 마려워서 처음으로 변비약을 먹어보려고 하는데, 변비약을 먹으면 변비가 해결될까요?

활동이 부족하면 소장과 대장도 잘 움직이지 않습니다. 외과 수술을 할 때, 소장이나 대장을 손가락으로 건드리면 장이 아주 잘 움직이는 것이 보입니다. 이는 평소에 가벼운 산책과 같은 활동만으로도, 소장과 대장을 자극해서 변이 입에서 항문쪽으로 잘 움직일 수 있게 됩니다. 현재 많이 불편하시면 변비약을 드셔서 해결을 보셔도 좋지만, 좀 더 근본적으로는 하루에 30분 이상 가벼운 산책을 하시고, 식이섬유가 풍부한 음식을 드시고, 물을 하루 2L까지 많이 드셔서 해결을 하시는 것이 좋겠습니다.

> **05**
> 제가 변비이긴 한데요. 변비일 때 설사약을 먹으면 도움이 될까요? 아니면 오히려 안 좋을까요? 자주 먹어도 내성이 생기겠죠? 변비에 좋은 음식이랑 체조 같은 것을 알려주세요.

변비가 심하면 변비약의 도움을 받으면 됩니다. 대부분의 변비약(팽창성 완하제, 삼투성 완하제, 운동성 제제)은 내성이 생기지 않아 장기 복용해도 상관 없으며, 자극성 완하제의 경우도 장기 복용시 내성이 생기는지 정확히 밝혀지지는 않은 상태입니다. 변비가 심하고 당장 불편하다면 변비약의 도움을 받고, 식이섬유가 풍부한 음식(곡류, 채소류, 과일, 해조류 등)을 많이 드셔야 합니다. 그리고 하루 30분 이상의 가벼운 산책을 하시는 것만으로도 도움을 많이 받으실 수 있습니다. 체조는 바람빼기 자세(등을 바닥에 대고 무릎을 구부려 가슴까지 끌어올리는 자세), 브릿지 자세(반듯하게 누운 후 무릎과 골반을 들어 올리는 자세) 등이 도움이 됩니다.

〉 변비에 좋은 습관

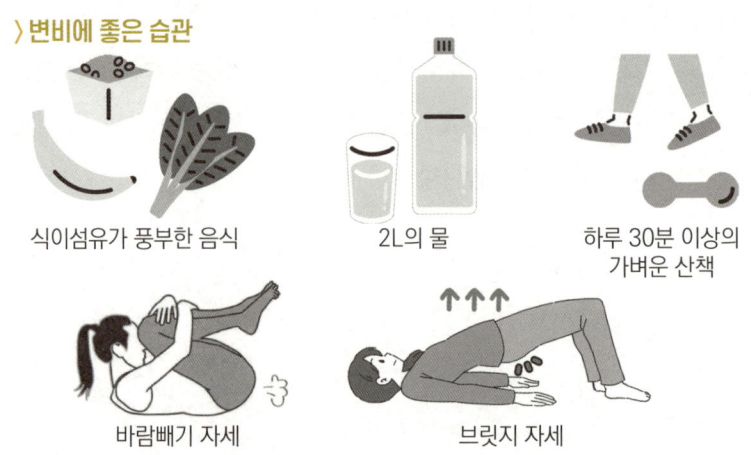

식이섬유가 풍부한 음식 · 2L의 물 · 하루 30분 이상의 가벼운 산책

바람빼기 자세 · 브릿지 자세

> **06**
> 저는 변비가 자주 오진 않고, 1주일에 한 번 정도 매일 변을 보지 못할 정도로 옵니다. 그런데 변비 때는 소량의 혈액이 나옵니다. 변비일 때마다 그런 것은 아니고 아주 가끔 한 번씩 그러는데 어디가 아프거나 하지는 않습니다. 병에 걸린 걸까요?

변비의 정의는 1주일에 3번 미만으로 변을 보거나, 4번 중 1번 이상 힘이 많이 들어가거나, 4번 중 1번 이상 딱딱한 변을 보는 등의 진단 기준이 있습니다. 그래서 간혹 2일에 한번 변을 보는 증상만 있다면 사실 변비라고 진단하기 어렵습니다.

다만 변을 보실 때 혈액이 섞여 나온다면, 동반되어 있는 항문 질환(치핵, 치열, 치루 등) 혹은 대장 질환(염증, 게실, 용종, 암 등)에 의한 것일 수 있으니 꼭 병·의원에 방문하시어 진찰을 받으시길 바랍니다. 특히 연세가 있거나 체중 감소가 동반되어 있을 경우 대장암의 가능성을 배제할 수 없으므로 대장내시경 검사가 꼭 필요합니다.

> **07**
> 생리 중 변비일 때는 어떻게 해야 하나요? 지난달 10일쯤에 했다가 다시 하는데, 아침에 배가 아프더니 설사하고 그 뒤로 소화가 안 됩니다. 아침부터 아파서 계속 고생 중인데 몸을 따뜻하게 하고 따뜻한 물을 마셔봐도 괜찮아지지 않습니다. 너무 아픕니다. 어떻게 해야 하나요? 해결책을 알려주세요.

우선 생리통인지 배변과 관련된 통증인지 구분할 필요가 있습니다. 생리하지 않을 때에도 상기 증상이 나타난다면, 우선 대장내시경 검사를 시행하여 기질적인 원인이 있는지 확인이 필요합니다. 대장내시경 검사상 정상이라면 과민성 대장 증후군 진단 하에 치료를 할 수 있겠습니다.

생리 중에는 프로스타글란딘(prostaglandin)이라는 물질이 분비되는데, 원래는 자궁 근육을 수축시키는 물질이지만 장에도 작용하여 설사도 흔히 유발될 수 있습니다. 다만 말씀하신 증상이 설사 후 복통만 있는 건지, 변비가 생기는 것인지 확실하지 않지만, 생리 전·후로 상기 증상들이 심하게 발생한다면 복강 안에 피가 고이는 생리혈 역류, 자궁내막증 등의 산부인과적인 원인이 있진 않은지 감별하기 위해 산부인과적인 진찰이 필요할 수 있겠습니다.

우선 복통에 대해선 비스테로이드성 소염진통제(NSAID)를 복용하시고, 정확한 진단을 위해 병·의원에 방문하시어 진찰 받아보시는 것이 좋겠습니다.

> **08**
> 회사 업무가 너무 과중해서 1주일 정도 잠을 못자서 밤을 새며 일을 했습니다. 그 때문인지 변비 때문에 배가 너무 아파서 잠을 잘 수 없습니다. 푹 자는 방법을 알려주세요.

장도 흔히 뇌와 연결되어 있는 기관이라고 하며, 분리해서 생각할 수 없습니다. 스트레스 상황에 오래 노출되어 코티솔(cortisol) 분비가 늘어나면 변비가 심해질 수 있습니다. 그리고 위염이나 위궤양 등 변비와는 다른 원인 때문에 발생했을 수도 있습니다. 우선 스트레스 상황에 대해 조절을 하셔야 하고, 가벼운 산책 및 식이섬유가 많이 든 음식을 드시고, 물을 하루 2L까지 많이 드셔 보세요. 변비가 심하다면 일시적으로 변비약을 복용하셔서 증상 완화를 하시고, 자주 반복되면 병·의원에 내원하시어 진찰을 받으시길 바랍니다.

09

보통 변비일 때 소화가 잘 안 된다고 하는데요. 그러면 설사하거나 밀가루 음식이나 우유 등을 먹으면 속이 안 좋고, 배가 아프고, 과민성 대장 증후군 같은 증상이면 소화가 과도하게 되는 건가요?
그래서 유산균을 챙겨먹는데 오히려 더 설사하고 그럴 수도 있나요?
유전적으로 장이 안 좋은 건 어떻게 해야 하나요?

밀가루 음식이나 우유 등을 먹었을 때 속이 안좋고 설사처럼 나오는 것은, 소화가 과도하게 된다기보다는 과민성을 유발하여 음식물의 장내 통과가 빨라지는 상태입니다.
유산균은 장내 미생물 균형을 회복하는 데 도움을 줄 수 있지만, 일부 사람들에서는 잘 맞지 않고 설사를 유발할 수도 있습니다. 과민성 대장 증후군이 의심된다면 우선 병·의원에 내원하시어 진찰을 받으시고, 기질적 원인이 있진 않은지 배제하기 위해 대장내시경 검사가 필요할 수도 있습니다. 과민성 대장 증후군이라면 증상을 유발하는 음식을 피하고, 저FODMAP(Fermentable Oligosaccharides, Disaccharides, Monosaccharides, And Polyols) 식사를 하고, 약물로는 통증 및 장의 활동을 조절하는 진경제, 유산균제제, 변의 성상을 개선하는 약제, 항생제 등을 처방받으실 수 있습니다.

> **10**
> 제가 원래 변비가 좀 심했는데요. 생리할 때 되면 좀 더 심해지는데 요즘은 너무 심합니다. 약 먹고 변을 보면 배도 엄청 들어가고, 가스도 많이 나와요. 약을 자주 먹으면 안 좋을 것 같아서 병원을 가고 싶은데 어느 병원을 가야 할지 모르겠어요. 아침에 요구르트를 먹으면 좋다고 해서 계속 먹었는데 별 효과를 보지 못했습니다. 어떻게 해야 할까요?

생리 주기에 따라 설사, 변비 등이 발생할 수 있습니다. 우선 불편하시면 변비약은 너무 걱정하지 않으시고 드셔도 됩니다. 변비가 심할 때에는 식이섬유가 많이 든 음식을 더 많이 드시고, 가벼운 산책 같은 운동을 하루 30분 이상 하시고, 물을 하루 2L까지 많이 복용하시는 방법으로 변비가 개선될 수 있습니다.

다만 가스도 많이 나온다는 부분이 과민성 대장 증후군이 동반된 형태일 가능성이 있겠습니다. 병·의원에 내원하셔서 진찰을 받으시고, 변비가 심하면 앞서 말씀드린 생활습관 교정과 함께 변비약의 도움을 받으시고, 가스가 많이 나온다면 저FODMAP(Fermentable Oligosaccharides, Disaccharides, Monosaccharides, And Polyols) 식사 및 장관운동조절제 등의 약물을 처방받으실 수 있겠습니다.

> **11**
>
> 5일 동안 변을 못봐서 6일째 되는 날 아침에 약국에서 쾌변 장청소약을 사서 먹었는데요. 설사로 나와도 괜찮은 건가요? 설사로 나오니까 뭔가 시원한 느낌이 없습니다. 이대로 괜찮은 걸까요? 병원에 가봐야 할까요?

시중에 있는 장청소약은 크게 삼투성 완하제 혹은 자극성 완하제인데, 둘다 설사로 나올 수 있습니다. 우선 변을 보셨으니, 복부가 팽만해 오거나 심한 복통이 동반되는 것이 아니면 너무 걱정하지 않으셔도 됩니다.

변비가 일시적이라면 너무 걱정하지 마시되, 수개월 이상 자주 반복되는 상황이라면 병·의원에 내원하셔서 적절한 진단 및 치료를 받으시는 것이 좋겠습니다.

> **12**
>
> 한 달째 변비로 고생 중입니다. 대변이 아예 안 나오는 것은 아니고, 토끼똥처럼 나온 지 한 달째입니다. 물도 평소보다 많이 마시고, 채소와 과일도 먹는데 나아지지 않습니다. 너무 힘들고 답답해서 원인을 찾고 치료하려 하는데 어느 병원을 가야 하나요?

대장내시경과 X-ray(엑스선 촬영) 검사, 항문 검사가 가능한 병·의원을 가시는 것이 좋습니다. 배변습관이 갑자기 변화한 경우 대장 안의 기질적인 문제가 있진 않은지 대장내시경 검사가 필요합니다. 대장내시경상 기질적인 문제(염증, 용종, 암 등)가 있다면 그에 맞게 치료가 필요합니다. 기질적인 문제가 없다면 기능성 변비로 준해서 치료를 하게 되는데, 변이 정말로 천천히 지나가는 서행성 변비인지, 직장과 항문의 부조화로 변이 나오지 않는 출구폐쇄형 변비인지 구분하기 위해 X-ray(엑스선 촬영) 검사와 항문 검사가 추가적으로 필요할 수 있습니다.

> **13**
>
> 10대 여고생인데 몇 달 전부터 변비 증상이 나타나는 거 같아요. 기본 10일 정도에 한번씩만 변을 보고 찝찝한 기분이 많이 들고요. 왼쪽 아랫배도 딱딱해요. 그리고 변을 볼 때도 토끼똥같이 조금씩밖에 안 나오는데 변비약을 먹는 것만으로 해결될까요?

왼쪽 아랫배에는 하행결장과 구불결장이 위치하고 있고 보통 이 부분의 굴곡이 심한 분들은 변이 정체되기 쉽습니다. 우선 변비약 드시는 것과 병행해서 생활습관 교정도 같이 해주시는 것이 좋습니다. 물을 많이 드시고, 식이섬유가 많이 포함된 음식을 드시고, 하루 30분 이상 가벼운 산책 등 운동을 병행해주시는 것이 좋습니다. 그래도 변비가 너무 심하다면 대장내시경 등 추가 검사가 필요할 수 있습니다.

14

변비일 때 물을 자주 마시는 건 안 좋나요? 한 달 전부터 아이스크림을 하루에 4개씩 먹었더니 어느 날부터 설사를 계속하고 속도 안 좋아서 하루 정도 안 먹고 있었더니 괜찮아졌습니다. 그래서 그 뒤로 계속 아이스크림을 먹었거든요. 그런데 요즘 배 아픈 것도 심하고 화장실 가면 변이 안 나오거나 설사를 자주 합니다. 어떻게 해야 할까요?

변비일 때 물을 자주 마시는 것은 괜찮습니다. 말씀하신 설사 증상은 아이스크림 때문일 가능성이 높고, 과민성 대장 증후군이 의심됩니다. 여기에 평소에 변비가 동반되고 변이 딱딱한 편이라면 변비형 과민성 대장 증후군을 의심해 볼 수 있겠습니다.

설사를 유발할 수 있는 대표적인 음식으로는 찬 음식, 자극적인 음식, 커피, 술 등이 있습니다. 우선 증상을 유발하는 음식을 피하는 것부터 해보시기 바랍니다.

> **15**
>
> 직장 때문에 자취를 하고 있습니다. 원래 잘 챙겨먹는 편이 아니라 하루에 한 끼 먹을 때가 많았습니다. 이전부터 변비가 있었지만, 이렇게 괴롭지는 않았는데 지금은 많이 괴롭습니다. 목에 뭔가 걸린 듯한 느낌이 1주일 전부터 들었는데요. 검색해보니 위염 같은 증상도 나오고, 거기다 지금은 배에 압박이 옵니다. 왼쪽 배가 아프면 변비 때문에 그런 거라고 하던데 어쩔 때는 콕콕 쑤시기도 하고, 누르면 아프고, 변비 문제만이 아니라 가스가 가득 차 있는 느낌이 듭니다. 참아보려 했는데 신경이 쓰이고 배도 많이 팽창된 것 같습니다.
> 항문외과에 가보는 것이 좋을까요? 아니면 약국에 가서 변비약이나 관장약을 사서 해보는 것이 좋을까요? 병원에 가면 좀 부끄러울 것 같습니다. 병원에 가면 어떤 식으로 처방을 해주나요?

우선 식습관이 변화하셨고, 식사량도 적으신데, 아마 식사의 종류도 건강한 식단과는 거리가 있을 것으로 생각됩니다. 식사는 하루 세끼 꼬박꼬박 챙겨 드시면서, 식이섬유가 풍부한 채식 위주의 건강한 식단을 하며 물을 많이 드시는 것이 좋습니다.

목 이물감이 있다면 여러 가지 감별해야 될 질환이 있는데, 역류성식도염, 후두염, 드물게는 종양이 후두나 식도에 발생해서 그럴 수 있습니다. 그리고 과민성 대장 증후군도 동반되어 있는 것 같습니다.

정확한 진단을 위해 위내시경과 대장내시경을 해보는 것이 좋을 것 같습니다. 간혹 항문질환이 동반되어 있는 경우도 있어 내시경이 가능한 항문외과에 방문하시는 것을 추천드립니다. 병·의원에 내원하시면 우선 말씀드린 검사로 진단을 하고, 역류성 식도염이 있다면 위산분비억제제를, 과민성 대장 증후군이 있다면 진경제 및 유산균 제제, 변의 성상을 개선하는 약제, 항생제 등을 처방받으실 수 있습니다.

16

> 매일 변을 보는 게 아니라 짧게는 3일, 길게는 8~9일마다 화장실에 갑니다. 심지어 시간도 오락가락입니다. 건강검진 중에 채변검사가 있는데 전날~당일 것을 받아오라는데 배변패턴상 절대 불가능한데요. 혹시 변비약을 먹고 받은 변을 채취해도 되는 건가요? 아니면 4~5일 이상 전의 변을 채취해도 되는 건가요?

우선 병·의원에서 안내드린 대로 24시간 이내의 것을 제출하는 것이 제일 좋습니다. 시간이 오래 지나면 검사 결과가 제대로 나오지 않을 가능성이 증가합니다. 우선 병·의원에 채변 검체만 원하는 날짜에 제출해도 되는지 여쭤보시는 것이 첫 번째일 것 같습니다. 만약 가능하다면 자연스럽게 나온 변을 제출하시면 됩니다.

채변검사는 분변잠혈검사이고 이는 변에서 혈액이 있는지 검사하는 방법으로, 헤모글로빈에 존재하는 효소의 활성을 검사하거나, 헤모글로빈에 반응하는 항체를 사용하여 검사하게 됩니다. 변비약이 검사 결과에 영향을 미치는지는 조사된 바는 없지만, 변의 성상이 너무 묽고 설사처럼 나오는 것만 아니라면 변비약을 드시고 채변한 것도 괜찮을 것으로 생각됩니다. 다만 좌약은 항문에 상처를 줄 수 있어 검사 결과에 영향을 크게 줄 수 있으니 안 됩니다.

17
식이섬유도 많이 먹는 편이고, 물도 하루에 2L씩 마십니다. 그런데 변비 증상이 심합니다. 물을 더 마셔야 할까요? 더 마셔야 한다면 얼마나 마셔야 하나요?

물은 하루에 2L씩 드신다면 충분합니다. 식이섬유를 많이 드신다고 해도 생각보다 양이 많지 않은 경우가 있습니다. 지금보다 더 채식 위주의 식습관을 해보시고, 간식도 채소를 직접 갈아낸 주스를 만들어 드시고, 해산물 중 김, 미역 등을 더 많이 드셔보시는 방법이 있습니다. 하루 30분 이상의 가벼운 운동도 중요합니다. 이런 노력에도 변비 증상이 심하다면 병·의원에 방문하시어 적절한 진단과 치료를 받으시는 것이 필요하겠습니다.

18
변비상태에서 업무 때문에 스트레스를 받으면 변이 더 안 나와요. 변을 못보고 머리를 막 쓰면서 영양소를 막 쓰는 상태라면 변이 평상시보다 더욱 수분이 빠져나가서 굳나요? 변비가 더 심해질까요? 이럴 때는 어떻게 해야 하는지 알려주세요.

장과 뇌는 연결되어 있습니다. 스트레스 호르몬이 올라가면 장관의 운동성이 저하되어 변비가 더 심해질 수 있습니다. 업무 때문에 식사가 불규칙해지고, 건강하지 못한 식사를 하게 되고, 활동량이 줄면 변비가 더 심해질 수 있습니다. 스트레스를 안 받는 상황이 제일 좋겠지만, 가능하다면 식이섬유가 풍부한 음식을 드시고, 물을 하루 2L까지 드시면서 가벼운 운동을 하루 30분 이상 꼭 해 보시길 바랍니다.

19

지금 제가 심각하게 변비를 앓고 있는데, 변비약을 먹어도 그때만 잠시 괜찮고 아니면 설사하고 그래서 복용을 멈추고 변비에 대해 여러 가지 조사를 하고 있습니다. 아무 것도 안 먹고 장에 있는 게 다 배출될 때까지 물만 먹고 전부 배출하면 장이 깨끗해진다고 친구에게 들었거든요. 그 방법을 한 번 써먹고 싶은데 변비일 때는 안 되나요? 변비 탈출하는 법 보면 꼬박꼬박 끼니 다 챙겨 먹으라고 하던데, 전 다 챙겨 먹어도 나오지 않고 쌓이는 것 같아요. 요점은 변비일 때 음식 같은 거 안 먹고 다 배출할 때까지 우유나 두유처럼 영양보충할 수 있는 걸 마셔도 되나요?

변비일 때 고형식을 안 먹고 물이나 우유, 두유 등만 드시는 것은 좋은 생각이 아닙니다. 장관은 안에 내용물이 있어야 그 자극으로 움직이게 되고, 계속 물리적으로 밀어내줘야 항문에 가까운 쪽에 있는 대변이 잘 빠지게 됩니다. 고형식 중에 소화가 안 되는 음식들, 대표적으로 식이섬유가 풍부한 음식이, 위장관을 지나며 여러가지 소화액과 세균과 뭉쳐서 소화될 부분은 빠져나가고 남은 부위가 대변으로 형성되는데, 식이섬유를 드시지 않는다면 변비가 더 심해질 수 있습니다.

변비를 탈출하시려면 꼬박꼬박 끼니를 건강한 식사로 챙겨 드시는 것이 중요하겠습니다. 식이섬유가 풍부한 식사를 하시고, 물은 하루 2L까지 많이 드시고, 하루 30분 이상 가벼운 운동을 하시면 좋습니다.

20

줄넘기를 하면 1분도 안 돼서 왼쪽 아랫배가 엄청 아파요. 변이 차 있으면 이런가요? 가스도 엄청 차 있어요. 이걸 참아내고 매일 줄넘기하면 변비 탈출 가능할까요? 어떻게 해야 하나요?

운동시 느껴지는 통증은 우선 운동 자세가 잘못되진 않았는지, 복근이 과도하게 긴장되진 않았는지 체크해 봅니다. 그게 아니라면, 운동시에는 근육에 피가 많이 공급돼야 하므로 상대적으로 내부 장기에 피가 잘 돌지 않게 되는데, 이 때문에 생기는 허혈성 통증일 가능성이 있겠습니다.

왼쪽 아랫배는 변이 주로 모이는 하행결장과 구불결장이 있는 장소이기도 하지만 통증의 형태가 둔하고 넓기 때문에 위가 문제일 수도 있습니다. 식사하고 바로 운동하는 건 아닌지 체크해 보시고, 말씀하신 대로 변이 많이 차있다면 그거 때문에도 하행결장과 구불결장에 통증이 발생할 수 있습니다. 내부 장기는 근육처럼 단련해서 좋아지는 기관은 아니므로, 통증이 있다면 무리해서 운동을 하지 마시고, 병·의원에 내원하시어 진찰을 받아보시기 바랍니다. 변비가 원인이라면 건강한 생활습관과 변비약으로 호전을 기대해 볼 수 있겠습니다.

21

제가 변비인데 변비 해결과 다이어트를 같이 하고 있어요. 5일 정도는 밥과 밀가루를 아예 안 먹고 샐러드, 요거트, 고구마, 바나나만 먹다가 밥도 조금은 먹어줘야 한다고 해서 어제부터 아침에만 밥을 좀 먹고 있거든요. 밥을 어느 정도 먹어줘야 변비가 풀리나요? 아니면 아예 밥도 먹지 말아야 하나요?

다이어트를 하신다면 식사량이 자연스럽게 줄어들 수밖에 없는데, 그만큼 더 채식 위주의 식이섬유가 풍부한 식사를 하시고, 물을 하루 2L까지 많이 드세요. 샐러드, 고구마, 바나나 위주의 식습관은 괜찮은 것 같고, 쌀밥이 꼭 필수는 아니라고 생각됩니다.

어느 정도 하루에 필요한 열량만 충족된다면 그 열량을 식이섬유가 풍부한 음식으로 채우시면 되겠습니다. 밥을 드신다면 흰쌀밥 대신 현미밥이나 잡곡을 섞은 밥이 변비 예방에 더 도움이 되므로 그렇게 드시는 것이 좋겠습니다. 다이어트 중에 변비가 너무 불편하시다면 변비약의 도움을 받으셔도 되겠습니다.

다이어트 중이어도 가벼운 산책 등 운동 하시는 것을 잊지 마시고, 근육이 잘 빠지기 때문에 단백질의 섭취도 간과해서는 안됩니다.

> **22**
>
> 치질수술 한 지 1개월이 채 안 되었고, 대변은 1주일에 1~2번 정도 봅니다. 밥은 잘 안 먹고 간식처럼 먹는 것만 먹고 있어요. 가끔 평소보다 많이 먹으면 나오긴 하는데, 지금은 나올 생각도 없는 거 같고 장이 무겁다 못해 위까지 답답해서 죽겠습니다. 소화도 잘 안 되는 거 같아서 괴롭습니다. 변비약을 복용할까 했는데, 치질에 영향을 준 것 중 하나가 변비약 장기복용이라고 하고, 저번주에 변비약 하나 먹었는데 다음날 명치 쪽이 찌르는 듯이 아파서 움직일 때마다 괴로웠습니다. 어떻게 해야 할까요?

변비약 장기복용이 치질에 영향을 주진 않습니다. 치질(치핵)에 영향을 주는 것은 좌식 생활, 변기에 오래 앉아있는 습관 등이 있습니다. 변비가 오래 되어서 변기에 오랫동안 앉아있어서 치핵이 악화되었을 가능성이 높습니다.

우선 식이섬유가 풍부한 건강한 식습관을 가지도록 하시고, 물을 하루 2L까지 좀 더 많이 마시고, 하루 30분 이상의 가벼운 운동도 꼭 해주시기 바랍니다. 변이 잘 나오지 않으면 변비약을 복용하셔도 좋겠습니다. 치핵 수술하신 분들은 배변 통증이 심해서, 잘 안 드시고 배변을 두려워하는 경향이 있습니다. 그래서 흔히 변비약으로 쓰이는 변 완하제를 자주 처방해 드립니다. 자주 증상이 반복된다면 병·의원에 내원하시어 진찰을 받으시길 바랍니다.

23

제가 변비 증상이 심한데 양배추를 통째로 갈아서 먹는 게 낫나요, 아니면 즙만 짜서 먹는 게 낫나요? 그리고 저는 변을 자주 못 보는 게 문제가 아니라, 변이 너무 단단해서 보기가 괴로운 게 문제인데요. 변을 부드럽게 할 방법이 없을까요? 가끔 출혈이 있는데 심하진 않고, 치질은 아니라 치열 같거든요. 이것 때문에 볼일 볼 때 더 아픈데 어떻게 치료해야 하나요?

양배추를 통째로 갈아서 드시는게 낫습니다. 즙만 짜서 드시면 변비 예방에 도움이 되는 식이섬유를 다 드시지 않는 것과 같습니다.
변이 너무 단단한 것은 수분을 많이 빼앗겨서 그렇습니다. 물을 하루 2L까지 더 많이 드셔 보시고, 하루 30분 이상 가벼운 운동도 병행해 주세요. 변이 딱딱한 분들은 치열이 생기기 쉽습니다. 치열이 있다면 병·의원에 방문하여 적절히 진단 및 치료를 받아보시는 것이 좋겠습니다. 변이 생활습관 교정에도 불구하고 계속 단단하다면 변을 부드럽게 만들어주는 변비약을 처방받아서 복용하시면 도움이 될 것입니다.

> **24**
> 저는 심한 변비 증상이 있는데 사무직이라 평소 직장에서 앉아 있을 때가 많습니다. 변비일 때 앉아있는 거랑 서 있는 것 중에서 어떤 게 더 도움되나요? 앉아있을 땐 어떤 자세로 앉아있는 게 좋을까요?

앉아있는 자세든, 서 있는 자세든, 움직이지 않으신다면 둘 다 변비 예방에 큰 도움은 안 될 것 같습니다. 중요한 것은 가벼운 산책 같이 움직여 주는 것입니다. 움직이는 물리적인 자극으로 장 운동이 활성화됩니다.

앉아있을 때에도 어떤 특정한 자세가 변비에 더 좋을 것 같지는 않습니다. 다만 변을 보실 때 도움이 되는 자세는 있습니다. 발판을 하나 설치해서 발을 올리는 자세를 취하거나, 옛날 재래식 화장실에 있는 변기에 변을 볼 때처럼 최대한 쪼그린 자세로 보시는건 항문직장의 각도를 완화시켜 변을 더 잘 볼 수 있게 합니다.

> 변비에 좋은 자세

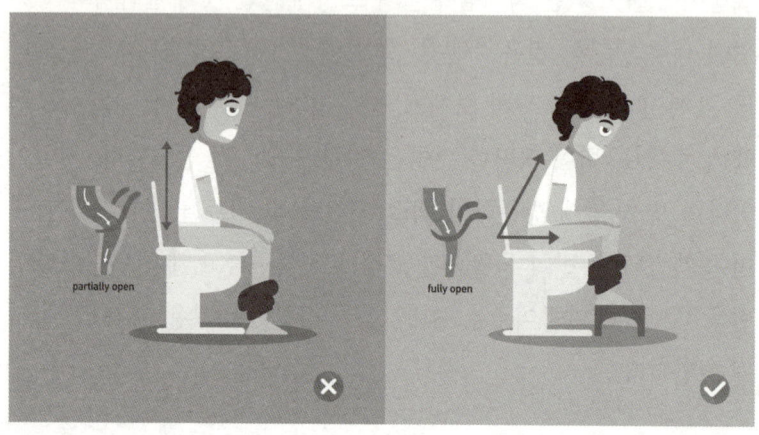

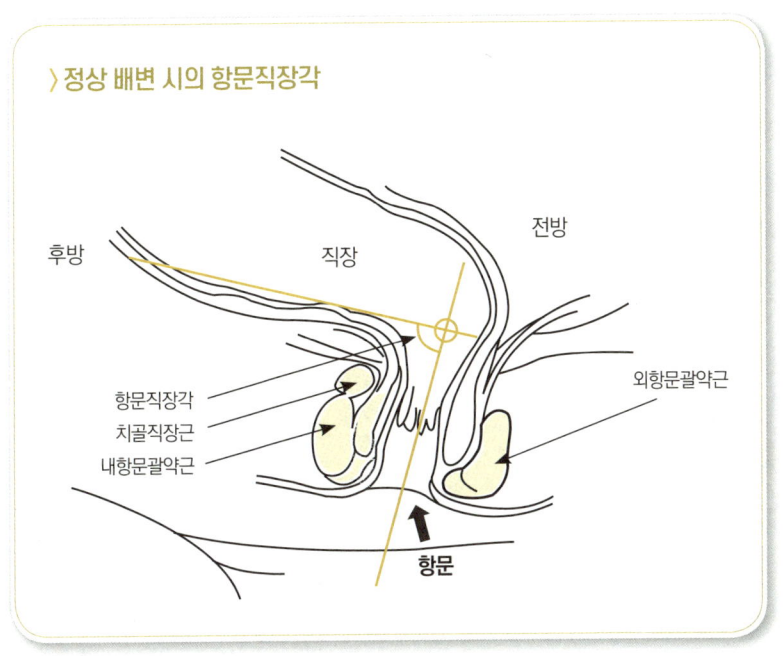

> 정상 배변 시의 항문직장각

25

변비일 때 먹으면 배가 더 나오나요? 힘을 줘도 아주 살짝 나오는데 평소 마라탕이랑 와플을 배부르게 먹는 걸 좋아해요. 힘을 빼면 엄청 튀어나오는데 변비에 좋다는 주스라도 먹어야 하나요? 진짜 엄청 튀어나왔어요. 근데 변비인지도 잘 모르겠어요. 아랫배랑 아랫배 살짝 아래쪽이 심각하게 튀어나왔는데 변비일까요?

말씀만 들어서는 진단이 어렵습니다. 변비가 심한 분들은 그렇지 않은 분보다 뱃속에 변이 더 많은 것은 사실이지만, 힘을 아주 살짝 줘도 나온다든지, 엄청 심각하게 튀어나온다든지 하는 증상은 복벽이 약해져 생기는 탈장은 아닌지, 아니면 단순 비만인지, 필요하다면 초음파나 CT 검사 등이 필요할 것으로 생각됩니다. 간혹 위가 엄청 잘 늘어나서, 말씀하신 것처럼 배부르게 먹고 위가 빵빵하게 늘어나서 튀어나오는 경우도 있긴 합니다. 병·의원에 내원하시어 진찰을 받으시길 바랍니다.

26

저는 16살 학생인데요. 2주 전쯤에 변비를 겪었어요. 평소처럼 변을 누려고 변기에 앉아서 배에 힘을 주는데, 똥덩어리가 너무 굵어서 항문을 통과하지 못하는 거예요. 이때 계속 나올 때까지 힘을 줘서 그런지 항문이 많이 아팠어요. 결국 실패하고 못 싼 채로 몇 시간 있었는데, 힘을 주다 말아서 그런지 똥이 항문 입구에 애매하게 끼어 있더라고요. 이때도 항문이 벌어진 상태로 계속 있으니까 통증이 심해서 앉거나 눕지도 못했고요. 결국 몇 시간 뒤에 관장약 넣어서 해결했어요. 그런데 2주 후인 지금 다시 변비에 걸렸습니다. 이번에는 힘을 과도하게 주진 않았는데, 그런데도 항문과 아랫배가 너무너무 아픕니다. 식은땀이 나고 머리가 핑핑 돌아요. 평소에 다이어트를 하느라 이렇게 된 것 같아요.
다른 분들도 보통 변비일 때 저랑 비슷한 통증이 있나요?

변이 너무 딱딱하고 굵어지면 항문을 통과하기 어렵게 되고, 간혹 직장 속에 잔류하는 분변 매복이라는 형태로 남게 되는 경우도 있고, 배변 근육 간의 조화가 깨져서 변을 보기 어려운 경우도 있습니다. 이런 경우들은 아닌지 병·의원에 방문하시어 진찰을 받아 보시고, 향후에 이런 증상을 예방하려면 식사를 식이섬유가 많이 든 음식으로 건강하게 하고, 물을 하루 2L까지 많이 드시고, 하루 30분 이상 가벼운 운동을 하시는 것이 중요합니다.

27

제가 변비인 것 같은데요. 화장실에 갔을 때 변이 나오긴 합니다. 아예 안 나오는 건 아니고, 신호도 오고 볼일 볼 때 조금 힘들긴 하지만 나오긴 하거든요. 그런데 굉장히 딱딱합니다. 이것 때문에 치질 걸릴까 봐 다른 데에서 물어봤거든요? 그런데 치질 증세니까 항문외과에 가보라는 거예요. 꼭 가야 할까요? 무서워서요. 나중에 유산균이나 다른 것 먹고 나으면 안 가도 되지 않나요? 그 전에 치질에 걸릴 수도 있을까요? 변비일 때는 어떤 것을 먹는 게 좋을까요? 유산균은 또 얼마나 먹어야 하나요? 마지막으로 정말 꼭 항문외과에 가봐야 하나요? 만약 꼭 가야 한다면 어떤 식으로 진료하나요?

우선 다른 병·의원에서 치질로 항문외과 진료를 권유받으셨다면 항문외과를 방문하시는 것이 좋겠습니다. 치질 증세에는 여러가지가 있으나, 배변시 통증, 돌출감, 출혈, 간지러움 등이 있을 수 있습니다. 특히 변비가 심한 분들이 화장실에서 보내는 시간이 길어질수록 치질 중에서 치핵이 발생할 확률이 높습니다. 상기 증상들이 있다면 항문외과에 방문하시여 진찰을 받아보시는 것이 좋겠습니다.

항문외과의 진료는 우선 손가락으로 항문 주변부와 직장을 살피는 직장수지 검사, 항문과 직장을 시각적으로 검사하는 직장경 검사, 항문과 직장 점막과 근육을 관찰하는 직장 초음파 검사 등이 있으며, 검사시 불편감은 있을 수 있으나 조금 굵은 변을 볼 때와 같은 느낌이고 검사가 빨리 끝나기 때문에 너무 걱정하진 않으셔도 됩니다. 변비일 때는 식이섬유가 많이 포함된 음식이 좋습니다.

28

제가 어릴 때부터 변비로 고생을 했는데, 요즘 라면처럼 자극적인 음식을 많이 먹어서 그런지 똥이 처음에는 완전 딱딱해서 아프고 힘들게 나오다가 점점 농도가 묽어져서 설사로 바뀌고 그래요. 이게 벌써 2~3번 정도 지속됐는데 아무래도 변비인 것 같아요. 물을 잘 먹으라고 해서 오늘부터 계속 물을 마시고 있습니다. 변비에 좋은 음식과 변비일 때 피해야 하는 음식을 알려주세요.

식이섬유가 많이 포함된 음식이 좋습니다. 식이섬유는 곡류와 채소, 과일 등에 풍부하게 함유되어 있습니다. 곡류 중에서는 흰쌀보다는 현미, 율무, 보리, 귀리, 고구마, 옥수수에 많이 포함되어 있으며, 채소 중에서는 쑥갓, 미나리, 상추, 고사리, 연근, 도라지, 숙주 등에, 과일은 생과일로 섭취할 때 많이 포함되어 있고, 이 외에도 김, 미역, 다시마 같은 해조류에도 식이섬유가 풍부하게 있습니다.
변비일 때 피해야 될 음식은 우리 몸에서 흡수가 잘 되는 흰쌀밥, 육류 위주의 식습관이 있겠습니다. 말씀하신 라면도 밀가루를 기름에 튀긴 음식이고 식이섬유 함유량이 적어서 변비에 좋지 않습니다.

> **29**
>
> 제가 변비가 심해서 어릴 때만 해도 정말 못싸면 거의 3~4주 정도 못 갔었거든요. 지금도 가끔 그러는 편인데 혹시 변비를 낫게 하는 꿀팁이 있을까요? 그리고 변비일 때 배가 아프면 안 아프게 하는 방법이 있을까요? 복통이 너무 심해서 일상생활에도 지장이 있거든요.

변비가 오랫동안 지속된다면 우선 병·의원에서 진찰을 받아보시기 바랍니다. 특히 복통이 동반된다면 과민성 대장 증후군인지 아니면 다른 기질적 원인이 있지는 않은지 대장내시경 등 검사가 필요할 것으로 생각됩니다.

다른 기질적 원인이 없고 변비형 과민성 대장 증후군일 경우 변비를 예방하면 복통도 좋아질 것입니다. 식이섬유를 더 많이 드시고, 물을 하루 2L까지 드시며, 매일 가벼운 운동을 병행하시면 좋겠습니다. 필요하다면 변비약, 진경제 등을 처방받으실 수 있습니다.

> **30**
>
> 제가 변비인데요. 변이 차서 구토 증상을 느낍니다. 그래서 병원에 가서 관장을 하고 나니까 시원하더라고요. 그래서 그때서야 변비인 것을 알게 되었습니다. 병원에 가서 관장을 해달라면 해주나요? 변비일 때 알약 말고 대체할 수 있는 약이 있나요? 변비에 좋은 모든 것을 알려주세요.

관장을 해도 직장과 구불결장의 일부분에 모인 변 만큼만 비워지는 효과를 보게 됩니다. 환자분이 관장을 원하시면 해 드리는 편이지만, 변이 차서 구토 증상을 느끼실 정도라면 장관 안에 기질적인 원인은 없는지 위내시경, 대장내시경 등 좀 더 자세한 검사가 필요할 것으로 생각됩니다.

위장관에 기질적인 원인(물리적으로 장관을 막고 있는 암 등)이 없다면, 다시 말해 장관이 어딘가 막혀있는 부분이 없다면, 먹는 변비약으로 어느 정도 개선을 보실 수 있습니다. 주로 알약을 많이 쓰게 되지만, 락툴로오스 기반의 듀파락이라는 짜먹는 제제도 있고, 대장정결제로 쓰이는 PEG제제를 물약으로 소량씩 복용하는 제품도 있습니다. 이외에, 변비에는 식이섬유가 풍부한 음식을 드시고, 물을 많이 드시고, 매일 가벼운 운동을 해 주시는 것이 좋습니다.

31

저희 어머니가 요즘 변비가 생기셨는데, 한 달 전에 배가 많이 나오셔서 병원에서 복부 초음파 검사를 했더니 다른 곳은 이상이 없는데 복부에 살이 많다고 복부 비만이라고 하시더라고요. 그리고 조금만 신경 쓰면 위가 빵빵해지는 느낌이 드신다고 하셨는데 의사분이 복부에 지방이 많을 때 신경 쓰면 그렇기도 하다고 하셨습니다. 그런데 이번에 변비 걸리고서 먹은 음식이 소화가 안 된다고 하시더라고요. 변은 보시는데 조금씩 보시고요. 어떤 사람은 변비에 걸리면 속이 더부룩하다고도 하던데 변비에 걸리면 소화불량이 오기도 하나요?

변비가 있어도 소화불량이 동반되긴 하지만, 위장관 내에 기질적인 병변은 없는지 위내시경과 대장내시경이 필요할 것으로 생각됩니다. 간혹 위염이나 위궤양, 드물게 위암 같은 질환에서 그런 증상들이 나타날 수 있기 때문에 감별이 필요합니다. 위내시경과 대장내시경 시 특별한 기질적인 병변이 없다면 좀 더 안심하고 변비에 대한 치료를 진행할 수 있겠습니다.

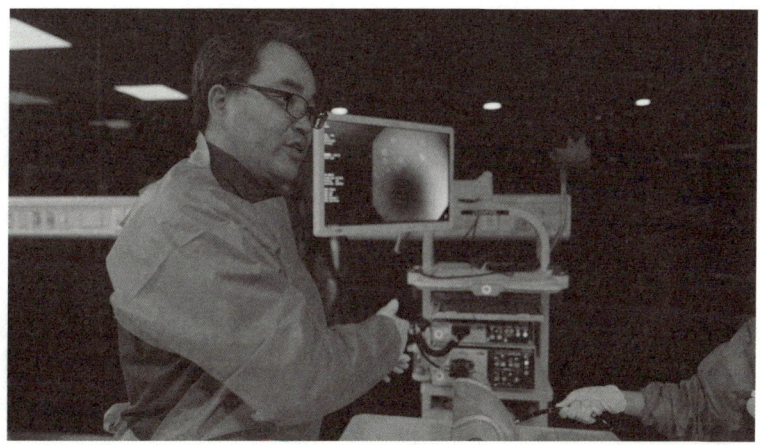

> **32**
>
> 증상은 변비일 때처럼 변을 누기 어려운데, 항문 쪽이 아프면서 변이 안 나옵니다. 이렇게 안 나오면서 아픈 적은 처음이라서 이게 변비가 심해서 그런 건지, 치질인지도 헷갈립니다. 앉아있을 때 엉덩이가 특별히 아프거나 하진 않아서 치질은 아닌 것 같기도 합니다. 그래서 변비약을 먹어보려고 하는데 이런 증상에도 효과가 있나요?

변비와 항문 통증이 동반된다면 항문외과 진료를 보시는 것이 필요하겠습니다. 치핵, 치열, 치루 등의 치질 증상 때문에 그러실 수도 있고, 항문괄약근과 항문거근 같은 근육의 문제일 수도 있습니다. 배변 근육 간의 조화가 깨지는 출구폐쇄형 변비일 가능성도 있습니다. 변비약은 드셔 보셔도 무방하나, 항문 통증에 효과가 있을 수도 있고 없을 수도 있습니다. 진단에 따라 치료가 달라질 수 있으니 병·의원에 내원하여 진찰을 받아 보시는 것이 좋겠습니다.

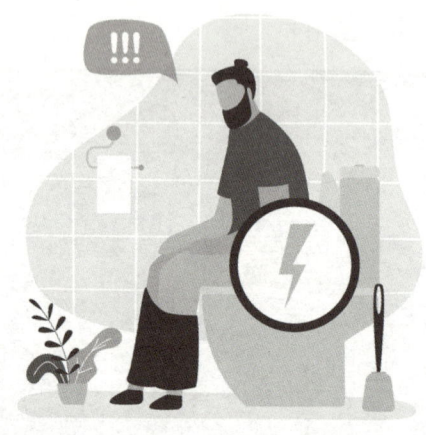

〉변비의 종류의 원인

분류			변비의 원인이 되는 질환
급성 변비	일과성 변비		• 다이어트, 임신, 월경, 여행, 입원, 전학, 부모의 이혼 등 정신적 스트레스로 인한 변비 • 변비의 80% 정도
만성 변비	기질성	이차성 변비	• 대장암, 직장암, 항문질환, 척추질환, 전신질환 등으로 인해 생기는 변비
	기능성	서행성 변비 (이완성, 대장무력증)	• 노인, 여자, 자극성 완하제를 많이 사용
		경련성 변비 (과민성 대장증후군)	• 장벽이 경련 상태로 수축해 변이 통화하기 어려워지는 상태
		직장형 변비 (출구폐쇄형 변비, 직장항문형 변비)	• 비이완성 치골직장근증후군 • 직장류 • 회음부하강증 • 직장속장겹침증 • 에스자결장하강증 및 소장하강증

〉기질성(이차성) 변비의 원인

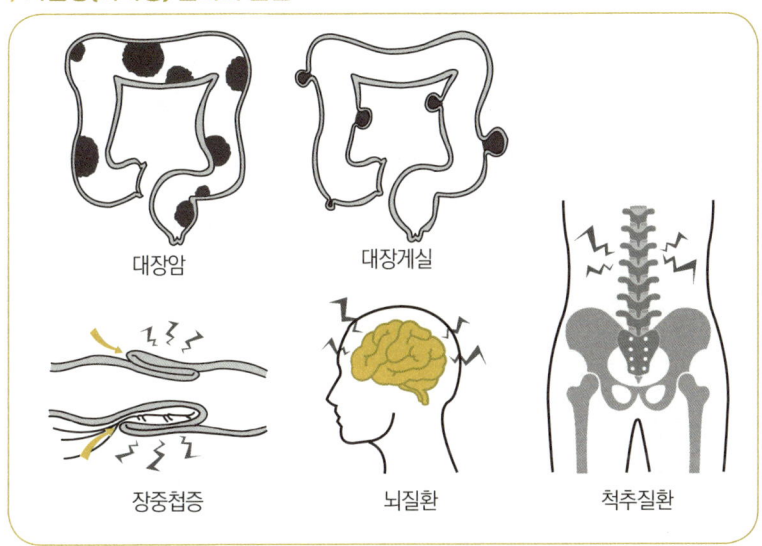

대장암 대장게실

장중첩증 뇌질환 척추질환

2. 변실금

01

3~4개월 동안 변비, 설사, 잔변감에 시달리고 있었습니다. 배변 시 통증은 없었지만, 병원에 갔더니 치질이라기에 수술을 받으래서 받았습니다. 그런데 수술 받은 지 한 달이 넘어가고 있는데 아직도 변비, 설사, 혈변과 잔변감이 있습니다. 변실금도 수술 후 생겨났습니다. 한 번에 변을 시원하게 보지도 못하고 잔변감만 계속 남은 채로 소량의 설사만 찔끔찔끔 나오고. 이러다 좀 정상적인 변을 보면 혈변이 섞여 나오고 짜증나서 진짜 배가 아플 때 한 번에 털어버리고 싶어서 변을 조금 더 참으면 변실금이 생긴 것 같습니다. 식이섬유도 많이 챙겨 먹고 때로는 변비약도 2~3주 복용해봤지만 소용이 없습니다. 어떻게 해야 할까요?

일단 배변습관과 성상이 바뀐 지 수개월이 되어가기 때문에 대장내시경검사가 필요합니다. 치핵은 정도에 따라 혈변 및 잔변감을 유발할 수 있지만 변비와 설사와는 관련성이 떨어집니다. 직장 및 결장에 상기 증상을 유발하는 다른 원인들(염증성 장질환, 게실염, 용종, 암 등)이 있지는 않은지 대장내시경 검사를 통해 원인을 감별하고, 그에 맞는 치료 전략을 세우는 것이 필요합니다.

변실금의 경우 치핵 수술 시 괄약근 절제의 유무에 따라 달라질 수 있는데, 괄약근 절제 때문에 변실금이 생겼을 수도 있지만, 그 인과관계를 100% 증명하기는 어렵습니다. 치핵 수술 후 드시는 약이라든지, 변의 성상이 묽어져서 일시적으로 변실금이 생겼을 수도 있습니다.

수술 후 한 달 정도 되면 치핵은 어느 정도 아물지만 간혹 덜 아문 경우도 있어서, 대장내시경을 수 주 정도 후에 시행하는게 좋을 수도 있습니다. 자세한 것은 병·의원에 내원하셔서 진찰을 받으시고 결정하시는 것이 좋겠습니다. 저희 장편한외과에서는 치핵 수술 시 괄약근 절제를 하지 않기 때문에 치핵 수술 후 변실금에 대한 걱정은 하지 않으셔도 됩니다.

02

변을 보고 싶을 때 신호(변의)는 느낍니다. 못 참는 것도 아니구요. 그런데 설사같은 경우엔 가끔 괄약근을 넘어서 항문 입구에 닿아있는 느낌이 듭니다. 입구 쪽이 뜨거워져요. 이건 변실금 증상인가요?

속옷에 묻는 것뿐 아니라 휴지로 닦았을 때 항문에 변이 묻어 있는 증상도 엄밀히 말해서 변실금에 해당합니다. 다만 일과성이 아닌 3개월 이상, 한달에 2~4번 이상 그런 증상이 지속되었을 때 변실금으로 진단할 수 있겠습니다. 설사가 자주 반복된다면 설사에 대한 원인 치료를 해서 변의 성상을 개선시켜 준다면 변실금 증상이 많이 좋아질 가능성이 있습니다.

03

처음엔 아침에 물똥 한 번 누고 배도 전혀 안 아프고 괜찮았습니다. 병원에 가니 위에서 제대로 소화가 안 되어서 물똥을 눈 것 같다고 하셨어요. 그날 오후쯤 길 가다가 '삐지직' 그러면서 두 번의 변실금이 생겨서 속옷을 갈아 입었어요(길거리라 바로는 못 갈아입고 30분 지나서 처리했습니다). 둘째날에는 정상 변을 누었습니다. 그러다 저녁쯤 앉아있는데 방귀를 몇 번 뀌니 느낌이 이상해서 화장실에 가니까 변이 항문과 엉덩이에 많이 묻어있었어요. 변실금 증상이 있고 셋째날부터 항문이 많이 부었어요. 피가 나거나 하진 않고 살짝 따가울 정도예요. 넷째날은 정상변을 누고 괜찮았어요. 그런데 항문은 좀 더 부었네요. 병원에 가봐야 할까요?

네. 변실금 증상이 있다면 조기에 병·의원에 방문하여 진찰을 받으시길 바랍니다. 변실금은 전 인구의 15%까지도 갖고 있다고도 하지만 사회적인 시선 때문에 병·의원 진료 받기를 꺼려 하시는 분이 많습니다. 그래서 병을 더 키워서 난치성이 되시는 분들도 계십니다.

조기에 진료를 받고 필요한 경우 치료를 시작하시면 변실금을 방치해 두었을 때 발생할 수 있는 일상생활의 불편함과 사회적 비용 등을 많이 줄일 수 있겠습니다.

그리고 환자분께선 말씀하시는 항문이 부은 증상은 항문 질환(치핵, 치루, 항문농양 등)을 시사하는 증상이기 때문에 즉각적인 치료가 필요한 경우도 있어서 병·의원에 방문하여 자세히 진찰을 받으시는 것이 필요합니다.

04

괄약근 손상으로 변실금이 생길 수 있는 것으로 아는데 괄약근 손상이 조루에도 영향을 줄 수 있나요? 16세쯤 치루 수술 했었는데 과하지는 않은 변실금 증상이 있습니다.
비데는 좀 세게 사용했던 편이고, 조루도 있는데 둘이 상관관계가 있는지 궁금합니다.

조루(premature ejaculation)의 기전은 심리적인 원인과 신경생리학적인 원인이 있을 수 있습니다. 그리고 요도괄약근과도 관련이 있을 수 있는데, 항문괄약근의 수술로 요도괄약근의 기능저하가 동반되지는 않습니다. 따라서 치루 수술과 조루는 관련성이 거의 없다고 생각됩니다. 따라서 비뇨의학과의 진료를 받아 보시기를 바랍니다.

> **05**
> 지난달부터 외출하다가 갑자기 느낌이 이상했습니다. 득달같이 화장실에 달려가서 보니까 변이 살짝 묻어 있었어요. 아마 변실금인 거 같은데 도대체 변실금 원인이 뭔지, 예방 방법은 뭔지 궁금해요. 자주 겪는 일은 아니지만 이날 이후부터 가끔씩 증상이 반복되거든요.
> 변실금 원인 없애는 비결 좀 알려주세요.

변실금의 원인은 항문괄약근의 기능 약화, 괄약근으로 가는 신경섬유가 약화되어서 그럴 수도 있으며, 배변에 대한 자극을 인식하고 적절히 반응하는 능력이 떨어져서 그럴 수도 있고, 항문괄약근이 물리적으로 결손이 있어서 생길 수도 있는 등 원인은 다양합니다. 위험 인자로는 고령, 여성, 당뇨 같은 전신질환, 항문 수술력, 자연분만력 등이 있을 수 있고, 변의 성상이 무르고 설사 형태로 나오는 경우에도 더 심해질 수 있습니다.

변실금은 여러 가지 원인이 있을 수 있고 그에 따른 치료 방법도 다각적이기 때문에, 우선 병·의원 진료를 받아보시는 것이 좋겠습니다.

06

속옷에 변을 지리는 횟수가 많아 하루에 속옷을 3~4번 갈아입을 정도입니다. 소변을 누면서도 설사 같은 변도 자주 나와요. 아니면 휴지로 닦으면 대변이 묻어 나와요. 그래서 방귀 때문인지, 대변이 나와 지리는 건지 헷갈릴 정도입니다. 제 나이는 43살인데 이게 변실금 증상인가요? 항문외과에 가봐야 할까요?

네. 변실금 증상이 맞습니다. 고령이 변실금의 위험 인자이지만 젊어서도 발생할 수 있습니다. 변실금은 조기에 발견하고 치료를 시작하는 것이 예후가 좋습니다. 항문외과에 방문하여 진찰 받아 보시길 바랍니다.

07

변을 보고 나서 샤워기를 이용해 항문을 깨끗이 씻었는데도 화장실을 나와 물티슈로 깊게 닦아보면 변이 조금씩 묻어 나옵니다. 20대인데 이런 증상이 있어서 당황스럽습니다. 냄새는 맡아봤는데 전형적인 변냄새도 나고 약간 비릿하기도 하더라고요. 그렇다고 해서 주변에서 냄새 난다고 했던 적은 없습니다. 일상생활에서 문제 있었던 적이나 팬티가 젖었던 적도 없습니다. 이거 병원에 가봐야 하나요?

엄밀한 의미에서 변실금의 정의에 합당하긴 하지만 변이 항문에 묻기만 하는 증상은 변지림(fecal soiling)이라고 하며, 변의 성상을 개선시켜 주면 호전될 때가 많습니다. 변이 평소에 설사처럼 나오는 것이 아닌지 확인이 필요하고, 그것을 유발하는 음식을 중단하고, 변을 좀 더 단단하고 한 덩이로 만들어주는 약물 치료를 통해 호전을 기대해 볼 수 있습니다.

이외에 치핵이나 치루 등 동반되어 있는 항문 질환 때문에 그런 경우가 있으며, 직장의 염증이나 용종이 있는 경우에도 그럴 수 있습니다. 직장경 검사, 항문 초음파 검사, 대장내시경 검사가 필요할 수 있으므로 병·의원에 내원해서 진찰 받으시길 바랍니다.

08

약을 바른다고 가끔 항문에 손가락을 넣으면 입구쪽 가까이에서 변이 만져지는 경우가 있어요. 힘을 주지도 않았고 항상 좀 변이 걸려 있는 것 같은 느낌이 들어요. 그런데 또 변이 바로 나올 것 같은 느낌은 아니고 변을 누고 싶은 느낌까지도 아니에요. 변이 나와 버릴까봐 무섭네요. 이것도 변실금일까요? 초기증상일까요?

변이 직장에서 딱딱하게 굳어있는 상태를 분변 매복이라고 합니다. 분변 매복이 있으면 변이 돌덩이처럼 딱딱해서 매복된 변 자체는 나오지 않고 그 옆으로 변이 타고 흐르는 상태가 될 수 있습니다. 이런 상태가 지속된다면 범람 변실금(overflow incontinence)이 생길 수 있습니다. 분변 매복이 정말 있는지 검사하기 위해 병·의원에서 진찰을 받아보시는 것이 좋겠습니다. 실제로 변이 매복되어 있지 않고 치핵이 비대해져서 그런 느낌을 받게 되는 경우도 있어서 정확한 진찰이 필요합니다.

> **09**
> 치핵 3기 진단을 받고 치질 수술 4일 차입니다. 수술 후 마취가 풀리는 시점부터 제 의지와 상관없이 항문이 1분, 5분 간격으로 계속 수축하여 배 안이 미친듯이 빵빵해지는 느낌과 함께 뭔가 나올 것 같은 느낌이 들어 거즈를 확인해 보면 거즈가 갈색으로 젖어 있고, 갈색 분변도 조금 보입니다. 이 때문에 하루에 거즈를 40번 이상 갈고 있는데, 변실금의 증상인지 아니면 수술한 지 얼마 안 되어서 일어나는 자연스러운 현상인 건지 궁금합니다.

수술한 후 일어날 수 있는 상황입니다. 수술 후 내·외괄약근 주변의 염증 상태로 인해 의지와 상관없이 지속적인 수축이 일어날 수 있고, 이로 인해 항문 통증이 심해질 수 있습니다. 최근에는 이런 근육의 연축(spasm)을 줄여주어 통증 개선을 해 주는 니트로글리세린 계열의 연고 제품도 있습니다.

수술 후 변이 딱딱하면 상처 회복에 문제가 될 수 있기 때문에 변 완하제를 처방하기도 하는데, 이로 인해 배 안이 빵빵해지는 느낌 또한 들 수 있습니다. 수술 후 일어날 수 있는 상황이어서 우선 수술하신 병·의원에 방문하시어 진찰을 받아 보시기 바랍니다.

10

제가 오래 전부터 과민성 대장염으로 고생하고 있습니다. 몇 개월에 한 번씩 장이 심하게 안 좋거나 설사할 때 배가 부르륵거리면서 방귀가 나오려고 해서, 방귀를 끼면 가끔 설사가 같이 나오는데요. 정상적인 건가요? 과민성 대장염 때문에 방귀 뀌기가 너무 무섭네요. 밖에서 속은 더부룩하고 가스가 심하게 차는데, 방귀는 뀌기 무섭고 힘드네요. 장염을 고쳐보려고 유산균 락토핏 골드인가 하는 것을 4달가량 먹고 있는데 전혀 반응도 없고요. 저 같은 경우 과민성 대장염 가스형입니다. 배에서 항문쪽으로 내려가는 가스 소리가 심하게 나고요. 가끔 설사하고요. 그래서 방귀 낄 때 한 번씩 변이 묻어 나옵니다. 변실금 증상일까요?

배변에 대한 자극을 인식하는 능력은 아주 민감해서 보통 가스인지 변인지 구분할 수 있는 경우가 많지만, 변이 설사 양상으로 충분히 무르다면 방귀를 뀌면서 변이 같이 나올 수 있습니다. 엄밀하게는 변실금 증상이 맞습니다만, 과민성 대장염이 좋아진다면 변실금 증상도 같이 좋아질 것으로 생각됩니다.

가스가 많이 나온다면 몸 안에서 가스를 적게 생성하는 저 FODMAP(Fermentable Oligosaccharides, Disaccharides, Monosaccharides, And Polyols) 식사를 해 보시고, 유산균과 더불어 장관의 수축을 조금 줄여주는 약물을 사용해 볼 수 있겠습니다. 물론 항문괄약근의 이상이 동반되어 있는 경우도 있어서 바이오피드백(biofeedback) 등의 보존적인 치료가 필요한 경우도 있겠습니다.

> **11**
>
> 과민성 대장 증후군 때문에 너무 힘든 고2입니다. 중2 때부터 생긴 것 같은데 갈수록 심해지더니 요즘은 그냥 가만히 있어도 항문 쪽이 설사하기 직전처럼 뜨겁고, 바늘로 콕 찌른 것 같은 느낌이 듭니다. 화장실 가서 확인해보면 묻어나지는 않고요. 전에는 가스실금만 있었는데 이제는 이것까지 이러니까 너무 힘들어요. 배에 가스 차는 것도 갈수록 심해지고요. 배는 계속 부글부글거리고 항문이 뜨거워지면 변 냄새도 나는 것 같습니다. 분명 닦아봐도 묻어나지 않는데, 막 주변 사람들이 킁킁거리고 기침하고 제가 맡아도 냄새가 납니다. 일부러 요즘에는 아침에 변을 싸고 가는데 나아지기는커녕 갈수록 심해져서 삶의 질이 엄청나게 떨어지고 있습니다. 항문에 치핵인가 콩알 같은 게 났는데 그것 때문인가요?

항문에 발생하는 치핵이나 치루로도 항문의 작열감 및 통증이 발생할 수 있으니 병·의원에 방문하시어 정확한 진찰을 받아보시기 바랍니다. 물론 과민성 대장 증후군 때문에 무른 변을 자주 보고 그것으로 항문이 자극되어서 그런 증상들이 발생했을 수도 있습니다.
과민성 대장 증후군 외의 다른 원인(궤양성 대장염, 크론병, 치핵, 치루 등)을 감별하기 위해 대장내시경 검사와 직장경 및 항문 초음파 검사가 필요할 수 있으며, 진단에 따라 그게 맞는 치료가 필요할 것으로 생각됩니다.

> **12**
>
> 30대 남자입니다. 2년 전 치핵 수술을 한 경우가 있는데 요즘 들어 운동하거나 웃거나 방귀를 뀔 때 항문이 간지러워 화장실을 가서 보니 변이 묻어있더라고요. 다행히 속옷에는 안 묻어있는데 갑자기 이러니 스트레스 받더라고요. 지금까지 이런 적이 없었는데 혹시 변실금인가요?

3개월 이상 그런 증상이 반복되신다면 엄밀히 말해 변실금의 정의에 합당합니다. 다만 변이 항문 주변에 묻는 정도는 변지림(fecal soiling)이라고 하며 변의 성상이 무른 편이라면 좀 더 단단하고 한 덩이로 부드럽게 나올 수 있게 변의 성상을 개선시켜 주면 좋아질 가능성이 높습니다.

가려움증 또한 좌욕과 연고로 호전될 가능성이 높습니다. 정말로 항문괄약근이 약해져서 생긴 변실금인지, 변의 성상 때문에 생긴 변실금인지 구분하기 위해 병·의원에서 진찰과 검사를 받아 보시는 것이 좋겠습니다.

> **13**
>
> 자다 일어나 보면 속옷에 변이 묻어있는 일이 자주 있고 일상생활하다가 속옷을 확인해보면 언제인지도 모르게 묻어있어요. 또 재채기 하거나 기침을 할 때도 갑자기 나오거나 하기도 해요. 싸는 느낌도 없어 싼 지 한참 뒤에 발견하면 난감하기도 해요. 부끄러워서 병원도 못 가고 있는데 변실금일까요?

네. 변실금이 맞습니다. 수동적 변실금(passive incontinence)이라고도 합니다. 변실금은 유병률이 15%까지도 보고될 정도로 흔하다고 생각되지만 병·의원의 방문을 꺼려하는 경향이 있어 병을 키우시는 분들이 많습니다. 조기에 병·의원에 방문하시어 진찰과 적절한 치료를 받으시길 바랍니다.

> **14**
>
> 70대 남성입니다. 몇 년 전부터 변비가 지속되어 변비약을 계속 먹었습니다 약을 쭉 먹었는데 듣지를 않았고요. 관장도 한두 번 해봤습니다. 대변을 1주일에 1번 정도 봤습니다. 그러다 한 달 전부터는 변비 대신 설사같이 묽은 변으로 잠깐잠깐 나오네요. 그래서 며칠 전부터는 변비약을 안먹고 있는데도 상황은 같았습니다. 기침할 때, 운동할 때 묽은 변이 찔끔찔끔 나옵니다. 변실금일까요?

변이 찔끔찔끔 나오는 증상이 몇 달 이상 된 것이 아니기 때문에 아직은 변실금으로 진단하기는 어렵습니다. 배변 습관이 변화하였을 때에는 그 원인이 변비약 때문일 수도 있지만, 인과관계를 증명하기는 어렵습니다. 그것보다 더 중요한 것이, 대장의 기질적인 문제가 새로 생긴 것은 아닌지 감별하기 위해 대장내시경이 필요합니다. 대장내시경상 대장의 염증이나 용종, 암과 같은 질환이 없다는 것이 확인된다면, 변의 성상을 개선시켜주는 약물이나 유산균제제를 복용해 보실 수 있습니다.

> **15**
> 오늘까지 총 세번의 변실금 의심 증상이 있었는데요. 처음에는 소변을 보던 중 방귀가 마려워 방귀를 배출시켯을 뿐인데 항문에 아무런 느낌도 없이 묽은 변이 쏟아졌구요. 두번째 또한 방귀 배출 중 액체+가스 형태가 속옷에 묻었습니다. 그리고 오늘 누워서 가스 배출을 하다 항문에 이상한 느낌이 들어 확인해보니 속옷에 또 액체 가스의 형태로 묻어있더라구요. 처음은 그러려니 했지만 세번째까지 경험을 해보니 이건 보통 일이 아니구나 싶은 생각이 드는데 우선 항문외과에 방문하여 진료를 받는게 좋을까요?

네. 항문외과에 방문하여 항문에 질환은 없는지, 항문괄약근은 괜찮은지 등을 평가하는 것이 필요합니다. 자주 액체 변이 반복된다면, 대장내시경을 통해 대장 안에 기질적인 병변이 있진 않은지 검사하는 것이 필요하겠습니다.

항문에 특별한 질환이 없고 항문괄약근도 괜찮으며, 대장 안에도 특별한 병변이 없으나 액체 변이 반복된다면, 액체 변을 유발하는 음식을 제한하고, 변의 성상을 개선시켜 주는 약물을 사용해 볼 수 있겠습니다. 항문괄약근이 약하다면 괄약근의 힘을 키워주는 바이오피드백(biofeedback) 치료를 해 볼 수 있겠습니다.

16
임신하고 중반부부터 변비와 함께 변지림이 좀 있었는데, 지금은 막달인데 좀 심해요. 그런데 특이한 건 악 소리날 정도로 배가 쥐어짜듯 아프고 나서 항상 변지림이 있더라고요. 내 의지와 상관없이 속옷에 묻어요. 이거 변실금 증상인가요? 출산 후에 없어지나요?

임신 시에는 뱃속에 태아가 자라는 상황이기 때문에 소장과 대장이 밀려나며 변이 진행하는 통행이 방해받을 수 있습니다. 또한, 커다란 자궁에 의해 구불결장과 직장이 눌리면서 말씀하신 증상이 나타날 수 있습니다. 출산 후에 다시 변의 흐름이 정상화 되면서 나아질 가능성이 있습니다. 출산 후에도 증상이 반복된다면 병·의원에 방문하여 진찰을 받아 보시기 바랍니다.

> **17**
>
> 40대 중반 남성입니다. 직장수지 검사상 치루나 치핵 등은 없으며 대소변이 마려울때만 팬티에 투명한 액체를 지립니다. 급한 설사 전엔 좀 더 많이 지리고요. 평상시엔 전혀 문제 없으며 이것도 변실금 증상인 것 같은데 변실금 증상이 직장암 전조증상일 수 있나요?

만약 직장암이 있고 그 크기가 크다면 암세포로 인한 만성 염증 상태로 인해 조직액들이 흘러 나오는, 흔히 말하는 진물이 발생할 수 있습니다. 다만 그런 투명한 진물이 나오는 경우는 직장암이 아니더라도 직장에 염증이 있거나, 변의 성상 자체가 무르거나, 아니면 치핵이나 치루 등의 항문 질환에 의해서도 생길 수 있으므로 정확한 진단을 위해 대장내시경 및 항문 초음파 등의 검사가 필요할 것으로 생각됩니다.

최근에는 서구화된 식습관으로 젊은 사람에서 결장암 및 직장암이 늘고 있어, 젊어도 대장암이 아니라고 단언할 수 없으며 확실히 하기 위해서는 대장내시경 등의 검사가 필요합니다.

18

50세 남성입니다. 2~3개월에 한 번 꼴로 화장실 가기 전에 팬티에 변을 지립니다. 변 느낌이 와서 급히 화장실로 가면 그 사이에 변이 나와 팬티에 묻어나옵니다. 첫 증상이 시작된 지 1년 4개월 정도 됐는데요. 제가 아직 나이가 변실금이 올 나이는 아닌 거 같은데 변실금이 맞을까요?

네. 변실금이 맞습니다. 변실금이 나이가 들수록 증가하는 질환은 맞지만, 50대에서도 충분히 발생할 수 있습니다. 환자분께서 말씀하신 것은 변실금 중에서도 절박성 변실금에 해당합니다. 이는 좀 더 검사를 해봐야 하겠지만 변의 성상을 개선시켜주는 약물치료와, 항문괄약근의 힘을 키워주는 바이오피드백(biofeedback) 치료로 호전되는 경우가 많습니다. 병·의원에 방문하셔서 진찰 받아 보시길 권유드립니다.

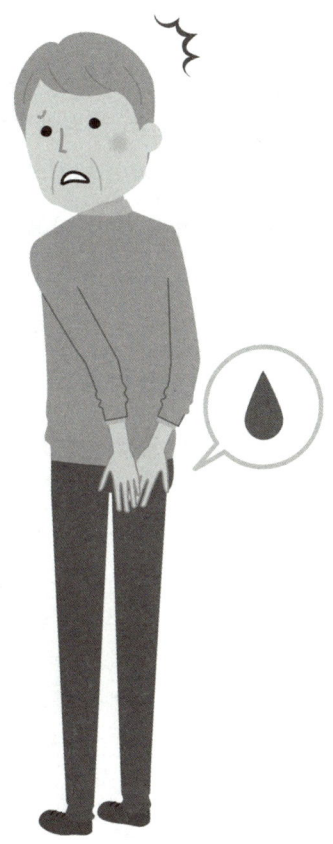

> **19**
>
> 대소변이 마려우면 팬티에 투명한 액체(똥물)를 지리는데 이건 치루인가요, 변실금인가요? 답답하여 항문외과에 방문하였는데 치루나 치핵은 아니라고 하고, 나이가 만 46세라 그 정도면 변실금도 아니라고 해서 내시경 준비 중입니다. 다름이 아니라 변실금이 직장암 증상일 수 있다는데 맞나요?

변실금은 나이가 들수록 증가하는 질환이지만, 젊은 사람에서도 발생할 수 있습니다. 3개월보다 더 오랫동안 지리는 증상을 경험하셨으면 변실금의 정의에 합당합니다. 그 원인이 항문괄약근의 이상일 수도 있고, 변의 성상이 너무 물러서 발생할 수도 있습니다. 우선 내시경을 해서 대장 안에 무른 변을 유발할 수 있는 기질적인 병변을 찾아 보는 것이 필요합니다. 만약 직장암이 있고 크기가 크다면 진물을 낼 수 있고 그것이 변과 섞여 물러지고 변실금 증상이 나타날 수 있습니다만, 변실금이 있다고 해서 직장암이 있다는 뜻은 아닙니다. 정확한 원인은 여러 가지 검사를 통해 알 수 있겠습니다.

> **20**
>
> 저는 올해 60세를 맞은 남자입니다. 20년 전에 치질(치핵) 수술을 했는데 최근 재발하여 동네 치질수술 전문의원에서 진료를 받았습니다. 3기에서 4기로 넘어가는 단계로 수술을 해야 한다고 권장 받았습니다. 그런데 수술을 2번 하면 괄약근이 제거되거나 약해져서 변실금이 발생할 수 있다고 하여 수술을 미루고 있는데 불편함이 많습니다. 치질 수술 2번 하면 변실금 발생 확률은 얼마나 될까요? 만약 변실금 발생시 치료방법은 있는 걸까요? 선생님의 조언을 듣고 싶습니다.

치핵 수술 방법에 따라 다르므로 확률을 말씀드리기 어렵습니다. 문헌에 따라서 치핵 수술 후 변실금이 생길 수 있는 확률은 0~20%까지 다양하게 보고되고 있습니다. 치핵 수술 시 괄약근을 일부 절제하면 수술 후 통증 조절에 유리하다고 생각하시는 분도 계셔서 괄약근을 절제하는 의사 선생님도 계시고, 절제하지 않는 의사 선생님도 계십니다.

변실금이 발생하더라도 약물 및 바이오피드백(biofeedback) 등의 보존적 치료를 통해 호전을 기대해 볼 수 있습니다. 심할 경우 괄약근 재건술 등의 수술적 치료방법을 시도해 볼 수 있습니다. 저희 장편한외과에서는 치핵 수술시 괄약근 절제를 하지 않기 때문에 변실금이 발생하지 않습니다.

21

작년 1월에 치루 진단을 받고 세톤 수술을 했습니다. 굵은 세톤을 걸었다가 2월에 작은 세톤으로 바꿨었고 작은 세톤이 빠져버려서 5월에 재수술을 했는데 굵은 세톤과 작은 세톤을 동시에 걸어 두었습니다 전에는 치루구멍에서 고름만 나오는 정도였는데요. 문제는 요즘 항문이 아니라 그 세톤을 걸어놓은 치루 구멍에서 변이 새어나옵니다. 가스실금도 자주 있고요

변실금과 가스실금이 생긴지는 꽤 됐습니다. 평소에는 대변을 보고 난 직후에만 치루 구멍에서 대변이 조금 묻어나는 정도였는데, 오늘은 화장실을 가지 않았는데도 치루 구멍에서 대변이 새어 나왔습니다. 변을 보는 도중에도 확인을 해보면 변이 새어나오고 있는 게 보이고요.

나오면 안 되는 부위에서 자꾸 변이 나오니까 감염 걱정도 되고요. 뒤처리와 냄새 등등 때문에 스트레스가 너무 심해서요. 이거 괜찮은 건가요? 작년 치루수술 후 9월에 크론병 진단을 받아서 일단 지금은 외과는 안 다니고 소화기내과만 다니고 있는데 어떻게 해야 할까요?

크론병이 동반된 치루의 경우 치료하기가 어려운 편입니다. 우선 이론적으로는 치루 구멍이 직장과 연결성이 있는 상태이기 때문에, 치루관이 충분히 넓어져 있다면 변이 새어 나올 수도 있습니다. 크론병 치루의 경우 크론병이 우선 호전되어야 치루도 나을 가능성이 있습니다. 세톤 제거술이라든지 치루 절개/절제술의 필요성 및 시기에 대해 판단하기 위해 외과 병·의원에 방문하시길 권고 드립니다.

> **22**
> 다름이 아니라 일반적인 변실금 증상인 변이 흐르는 느낌은 전혀 나지 않지만 찝찝해서 여쭤봅니다. 어느 정도 일상 생활을 하고, 속옷 안 부분을 보면 검은색들이 엉덩이 골처럼 묻어 나왔는데, 막상 냄새 맡아보면 대변 냄새가 아닌, 시큼하거나 섬유유연제 냄새가 납니다. 혹시나 변실금인가 해서 여쭤봅니다.

말씀만 들어서는 변실금인지 아닌지 판단하기는 어렵습니다만, 속옷에서 대변 냄새가 나지 않는다면 엉덩이 골에 찬 땀 같은 체액이 속옷의 섬유와 화학 반응을 하여 생겨난 것일 수 있겠습니다. 다만 여러 가지 치료가 필요할 수 있는 항문주변 질환에 의해서도 진물이 발생되어 속옷에 묻어나올 수 있기 때문에 병·의원에서 진찰 받아보시는 것이 좋겠습니다.

> **23**
> 만성 치열이 있는 20대 여자입니다. 변을 보고 몇 시간 뒤에 화장지로 닦으면 찌꺼기나 형체가 있는 건 아닌데 변색깔 액체가 묻어나옵니다. 묽은 변이 아니어도 그렇습니다. 변실금인걸까요?

엄밀한 정의에 의해 3개월 이상 항문에서 액체가 묻어나오는 증상이 지속된다면 변실금이 맞습니다만, 만성 치열에 의한 만성 염증 상태로 진물이 흘러 나오는 것인지 실제 변이 흘러 나오는 것인지 구분이 필요해 보입니다. 만성 치열에 의한 것이라면 치열을 치료하면 좋아질 것입니다. 진단과 치료를 위해 병·의원에서 자세한 진찰을 받아 보시는 것이 좋겠습니다.

> **24**
> 70대 초 할아버지가 주무시다가 소화 덜 된 묽은 변을 봤어요. 그 음식 건더기 그대로 있는 갈색 물변입니다. 그것도 변실금인지 팬티에 묻은 건데요. 치매 증상도 없이 정신이 말짱하신데 왜일까요? 매일 한두 시간 운동으로 걸어 다니실 정도로 건강하신 편입니다. 변을 지린지 모르고 있던 것도 아니고요. 치매 초기증상은 아닌가요? 그냥 나이 많으셔서 괄약근의 힘이 약해진 걸까요?

치매 등의 신경계통 질환이 없어도 변실금은 발생 가능합니다. 변실금의 원인은 다양하고 두 가지 이상의 원인이 동시에 작용하는 경우도 흔합니다. 말씀하신 것처럼 연세가 듦에 따라 변실금의 유병률이 증가하는데, 괄약근의 힘이 약해져서 그런 것도 있고, 배변습관이 변화하거나, 괄약근을 지배하는 신경에 문제가 생기거나 또는 기저 질환에 의한 것 등 여러 가지 원인이 있을 수 있습니다. 정확한 진단과 치료를 위해서 병·의원에 내원하셔서 진찰을 받아 보시는 것이 좋겠습니다.

25

저희 어머니께서 50대 후반이신데요. 요즘 갑자기 변이 팬티에 묻어 나온다고 하십니다.
전에는 한 번도 안 그랬고 반년 전쯤부터 미묘하게 변이 묻어나오는 기분이었다고 하십니다.
처음에는 그냥 덜 닦은게 약간 묻어 나오는 것 같은 정도였대요. 그런데 요즘 들어서는 가끔 방귀를 뀌면 변실금인가 싶을 정도로 아주 아주 작은 덩어리가 묻어 있는 경우도 있다고 하십니다. 약한 치핵이 있는 것 같긴 하거든요. 그래서 팬티에 묻어나오는가 싶기도 한데 뭔가 변실금 같기도 해서 여쭤봅니다. 일단 누고 나서는 엄청 열심히 닦아서 휴지에 안 묻어나오신대요. 단단한 변은 그래도 괜찮은데 묽은 변을 누고 나면 열심히 닦아서 휴지에 아무리 안 묻어나와도 한 시간 뒤쯤 다시 확인하면 변이 묻어있다고 하십니다. 혹시 치핵 때문에 변이 덜 닦여서 그런 걸까요? 아니면 항문 근육이 약해진 변실금일까요? 아니면 그냥 잔변이 묻어나오는 걸까요?

말씀하신 세 가지 모두 가능성이 있습니다. 치핵이 심해서 항문 밖으로 노출되어 있을 경우 변이라든지 진물이 묻을 수 있습니다. 항문 근육이 약해져서 변실금이 생긴 것일 수도 있습니다. 변실금의 약한 형태인 변지림(fecal soiling)일 수도 있습니다. 간혹 직장류(rectocele)가 있는 분들은 변을 보고도 잔변이 직장 안에 실제로 남아서 문제를 일으키는 경우도 있습니다.
정확한 진단 및 치료는 병·의원에서 진찰을 받아 보셔야겠지만, 우선 변의 성상을 단단하게 만들고 한 덩이로 만들어주는 약물만 드셔도 어느 정도 효과를 보실 것으로 생각됩니다.

> **26**
> 어느 순간부터 점액변 같은 것이 나와서 병원에 방문했고 이상 없다고 들었습니다. 그 후 엉덩이가 미끌거리는 느낌을 받아 항문외과에 방문했고, 치질 2기라는 말을 들었습니다. 따로 치료는 받을 필요가 없다고 하여 약물 치료와 식이습관을 조절하라는 말을 듣고 살았지만, 자꾸 엉덩이가 미끌거리고 팬티가 약간씩 젖어있어서 누군가에게 병을 옮기지는 않을까, 변이 샌 건 아닐까 고민하다가 결국 회사도 그만두게 되었습니다. 정신적으로 너무 힘들어 정신과에 다니고 있는데 해결 방법을 모르겠습니다. 변실금인 건가요? 저도 모르게 변이 새서 지하철 의자 같은 데 묻는다면 다른 사람에게 악영향을 끼칠 수 있나요?

자세한 것은 진찰을 해 봐야 알 수 있겠지만, 치핵이 있다고 하셨으니 치핵 때문에 비대해진 점막에서 점액이 분비되는 것일 가능성이 있습니다. 하지만 항문괄약근의 약화로 인한 변실금이 원인일 수도 있으며, 대장 염증 등 점액을 분비하는 병소가 존재할 수도 있습니다. 항문 초음파 검사, 항문경 검사, 대장내시경 검사 등을 시행하여 적절한 진단을 할 필요가 있겠습니다. 원인이 치핵 때문이라면 좌욕이나 먹는 약 등 보존적 치료 혹은 수술을 통해 치료할 수 있습니다.

우선 병·의원에 내원하시어 진찰을 받으시길 바랍니다.

그리고 변실금이든 점액이든 공공장소에 묻는다면 비위생적일 수는 있으나 사람은 면역 체계라는 것이 작동하고 있기 때문에 실제로 병을 옮길 가능성은 낮다고 생각됩니다. 변실금이나 점액변 자체가 전염되지는 않으며, 바이러스성 장염 등은 전파 가능성이 아예 없다고 볼 수는 없지만 지하철 손잡이나 공기 중을 통해 전파되는 감기나 코로나 바이러스 같은 호흡기 질환보다는 훨씬 전파 가능성이 떨어질 것으로 생각됩니다.

27

항문농양 수술 후 치루가 되어서 치루 '시톤법'으로 수술 후 6주차 때 고무줄 제거 수술을 했고 안쪽 괄약근은 조금 다쳤고 바깥쪽은 안 다쳤다고 설사하면 변실금 올 수 있다고 설명 들었습니다. 고무줄 제거 후 3일 차인데 변이 좀 묽으며 엄지손톱 사이즈로 호로록 떨어지고 큰 변을 못 보는 중입니다. 찔끔한 느낌이 들정도인데 변실금 되는 건가요? 아니면 아직 일시적 현상인가요?

보통 항문 수술 후에는 항문부위 상처 회복을 돕기 위해 변 완하제(Stool softner)를 처방합니다. 그리고 다른 여러 가지 처방약으로 인해 변의 성상이 일시적으로 달라질 수 있습니다. 아직 3일차밖에 안 되셨다면 약 때문에 그럴 수 있다고 생각되고, 변실금에 대한 판단은 상처부위가 다 낫고, 모든 약을 중단했을 때부터 판단할 수 있습니다. 3일차에 말씀하신 증상은 흔한 편이어서 우선 너무 걱정하지는 마시길 바랍니다.

> **28**
> 요즘 일적으로 스트레스를 많이 받는지, 장이 찌릿거리는 횟수가 많아졌고 제 의도와는 상관없이 변이 나오는 경우가 생겼습니다. 덩어리는 아니고 조금씩 물 같은 게 나와요. 수시로 케겔 운동이랑 온찜질, 좌욕같은 거 많이 해주면 증상이 완화될까요? 아직 20대 초반이라 걱정이 이만저만이 아닙니다. 방법을 알려주세요.

증상만으로 판단하기에는 과민성 대장 증후군이 의심됩니다. 다만 다른 염증성 장질환이나 게실염, 용종 등을 감별하기 위해 대장내시경 검사가 필요할 것으로 생각됩니다. 과민성 대장 증후군은 스트레스 관리가 중요하고, 기름진 음식, 매운 음식, 찬 음식 등 증상을 유발할 만한 음식을 피하시고, 필요하면 약물을 복용하여 증상을 조절할 수 있습니다. 큰 병일 가능성은 높지 않으니 너무 걱정하지 마시고, 우선 병·의원에 내원하여 진찰을 받아 보시길 바랍니다.

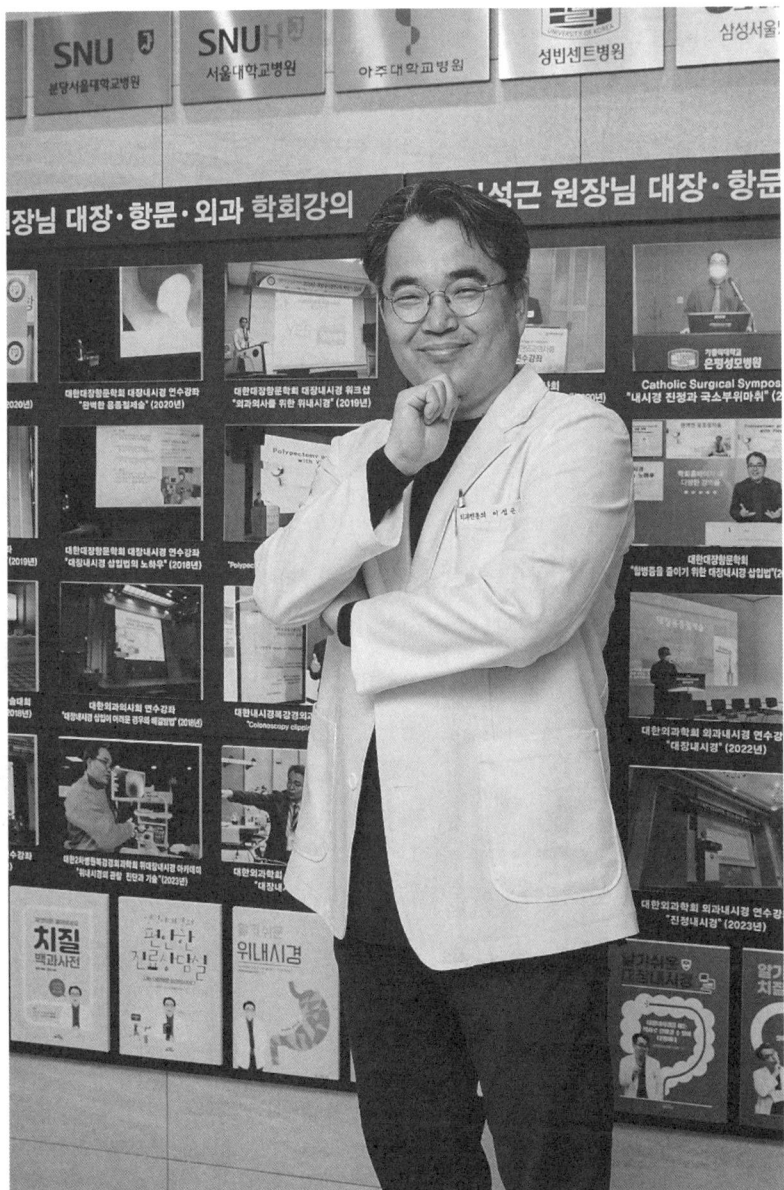

> **29**
>
> 제가 방귀가 나오려고 할 때, 괄약근에 힘을 줘도 자꾸 방귀가 새어나와서요. 변실금 초기가 방귀가 안 참아지는 거라고 하더라고요. 그래서 운동을 해보려고 하는데 질문이 있습니다. 브릿지 운동이 케겔 운동인가요? 찾아보니 1시간 걷기가 변실금에 도움이 된다는데, 그 이유가 무엇인가요? 일하느라 1시간 걷기 운동할 시간이 없는데 걷기 운동 안 하고 케겔 운동만 해도 변실금이 치료될 수 있을까요? 케겔 운동이랑 걷기 중에 효과가 더 많은 운동이 무엇인가요? 제가 주 1회 대변을 누는데 변비가 변실금 원인이 되는 이유가 무엇인가요?

케겔 운동은 1948년 케겔 박사가 고안한 펠빅 플로우 운동으로, 어떤 자세로 하시든 골반저가 조여지는 느낌이 오면 됩니다. 앉아서 하실 수도 있고, 누워서, 엉덩이를 바닥에 붙인 채로 할 수도 있으며, 말씀하신 브릿지 운동처럼 엉덩이를 떼고 하실 수도 있습니다. 다만 브릿지 운동의 경우 다른 근육들도 같이 쓰기 때문에 빨리 지칠 수 있습니다.

걷기 운동은 대장에 자극을 주어 변이 대장 속을 잘 통과할 수 있게 하며 건강한 장 습관을 만들어 주고 변의 형태를 개선시켜 줍니다. 다만 변실금이 심한 분들은 걷는 자극만으로도 변이 자꾸 새는 경험을 하실 수도 있습니다.

항문괄약근에는 케겔 운동이 걷는 것보다 효과적입니다. 항문괄약근이 약해져 있는 경우에는 케겔운동만 하셔도 증상 개선에 효과가 있습니다.

그리고 변비가 심한 분 중에는 직장 안에 딱딱한 변이 있는 분변 매복이라는 현상이 나타날 수 있는데, 분변 매복이 있다면 그 옆으로 새로운 변이 흘러내려와 변이 조금만 차도 직장의 수용력을 넘어 바로 넘쳐버리는 범람형 변실금(overflow incontinence)이 나타날 수 있습니다.

30
변실금도 치질이라고 부르나요? 제가 변실금 온갖 수술, 시술 치료를 다해도 낫지 않아서 유튜브를 찾아보니 운동 치료하거나 바이오피드백(biofeedback) 치료를 하라고 하는데 어떻게 해야 할까요?

항문에 생기는 질환을 통틀어 치질이라고 부르는 경향이 있습니다. 치질에는 치핵, 치루, 항문농양 등이 포함될 수 있습니다. 변실금은 그 원인이 항문 질환이라고 해도, 보통 치질이라고 부르지는 않습니다.

변실금이 항문괄약근이 약화되어 나타나는 경우, 항문괄약근의 힘을 키워주는 운동 및 바이오피드백(biofeedback)으로 치료 효과를 보실 수 있습니다. 운동으로는 케겔 운동이 있고, 바이오피드백(biofeedback)은 병·의원에 내원하셔서 전문적인 장비와 함께 시행하셔야 합니다.

31

70대입니다. 가스와 함께 변이 같이 새어 나오는 증상이 3개월 넘게 지속되고 있습니다. 찾아보니 변실금 증상으로 나오던데 걱정이 됩니다. 자체적으로 조절하거나 나아질 수 있는 건 아닌 것 같습니다. 변실금 치료를 잘하는 병원을 찾으려면 어떻게 해야 할까요?

변실금의 진단과 치료에 필요한 장비들이 잘 구비되어 있는지, 의료진의 변실금에 대한 치료 경험이 많은지 등을 찾아보시고 방문하시면 되겠습니다. 저희 장편한외과에서는 실력 있는 의료진들과 항문경, 항문초음파, 대장내시경, 바이오피드백(biofeedback) 장비를 항시 구비하고 있어 변실금 진단과 치료에 최적화된 세팅을 갖추고 있습니다.

32

치루 수술을 하고 퇴원을 했는데, 수술 후 처음으로 변을 싸고 좌욕 및 샤워기로 세척을 했는데도 휴지로 닦으면 변이 계속 묻어나옵니다. 이후 거즈를 대고 놔뒀는데 거즈에도 변이 묻어나옵니다. 변실금에 걸린 거 같은데 나중에 회복이 되나요? 추가로 변을 누기 전에는 항문이 많이 아팠는데, 변을 본 후에는 통증이 많이 완화되었습니다. 이건 왜 그런 건가요? 그리고 괄약근이 많이 약해졌는지 힘이 잘 안 들어갑니다. 의사가 항문 내부를 꿰맸다고 하는데 실밥이 풀어진 걸까요?

치루 수술을 하신 후 얼마 되지 않으셨다면, 실제로 항문괄약근이 약해져서 변실금이 생기셨을 수도 있지만 수술 후 상처 회복을 돕는 여러 가지 약제 때문에 변이 무르게 되어 발생하셨을 수도 있습니다. 지금 시점으로는 판단하기 어렵습니다. 우선은 몇 주 정도 경과 관찰을 하고, 상처가 회복되고 나서 추가적으로 직장수지 검사, 항문 초음파 검사, 항문내압 검사 등을 시행해 볼 수 있겠습니다.

항문에 변이 차서 압력이 걸리면 근육이 수축하면서 통증을 느낄 수 있고, 변을 본 후에 통증이 완화되는 것도 이것으로 설명이 됩니다. 실밥에 대해서는 치루 수술의 방법도 여러 가지가 존재하기 때문에 수술한 의료진에게 확인 받으시는 것이 좋습니다.

33

변비가 매우 심한 10대 후반입니다. 오늘 신호가 와서 변기에 앉았는데 지금까지와는 다른 엄청난 크기의 딱딱한 변이 나오는 겁니다. 그동안은 힘 풀고 싸면 좀 찢어져도 나오긴 했는데, 오늘은 힘 풀고 별난리를 쳐도 안 나오는 겁니다. 그래서 몇 시간 동안 유튜브랑 여기저기 찾아보고 따라하고 해서 간신히 내보냈는데, 변기에 앉은 지 2~3시간 후부터는 항문 두께가 2배 정도로 커졌고, 가만히 있고 아무 느낌도 안 나는데 항문에서 똥물이 계속 나옵니다. 이게 일시적인 현상이어서 괄약근이 회복되면 괜찮아질까요? 아니면 변실금이 생긴 걸까요?

항문외과에 방문하시어 진찰을 받아보시는 것이 좋겠습니다. 변기에 너무 오래 앉아있는 경우는 항문에 좋지 않으며 치핵 돌출, 혈전성 외치핵의 형성, 직장 점막 탈출 등의 증상이 나타날 수 있습니다. 경우에 따라서 수술 치료가 필요한 경우도 있습니다. 항문외과에 방문하시어 직장수지 검사, 직장경 검사, 항문 초음파 검사 등을 통해 치핵 및 항문괄약근에 대한 평가가 필요할 것으로 보입니다.

34

20대 중반 남자입니다. 반년 전, 어느 순간부터 방귀를 뀌거나 일상생활을 하다 보면 항문에서 찝찝한 느낌이 들어 휴지로 닦아보면 대변색의 물똥 같은 게 묻어 나옵니다. 고체는 아니고 속옷에는 안 묻어나 오는데 고춧가루 같은 음식물도 조금씩 보이고요. 또한, 이 시점부터 방귀 나오는 순간에 항문이 뜨거워지거나 따가운 느낌도 들고 냄새도 독해졌습니다. 변실금일까요? 개선방법은 없을까요?

변지림(fecal soiling)이라고도 하며, 엄밀한 의미의 변실금에 포함될 수 있습니다. 다만 변의 성상을 개선하면 해결되는 경우가 많습니다. 우선 너무 자극적인 음식을 많이 드시는 것은 아닌지 체크해 보시고, 매운 음식, 자극적인 음식, 술, 기름기 있는 음식 등을 줄여 보시고, 식이섬유가 풍부하게 함유된 음식을 많이 드십시요. 그리고 항문 작열감이나 통증에 대해서는 좌욕 및 약, 연고가 도움이 됩니다. 우선 병·의원에 내원하시여 진찰을 받아 보시기 바랍니다.

그리고 대장 안의 다른 질환을 배제하기 위해 대장내시경 검사가 필요할 수도 있겠습니다. 대장내시경 검사를 통해 다른 질환들이 배제된다면, 변의 성상을 개선시켜주는 약물과, 치핵의 붓기를 조절시켜주는 약물, 항문 연고 등의 처방이 도움이 될 수 있겠습니다.

> **35**
>
> 50대 남성입니다. 3~4달에 한 번 정도 속옷에 변을 지리는 변실금 증상이 있습니다. 약을 복용해도 증상이 없어지지 않는데요. 검사를 했을 때, 괄약근은 정상이고 직장감각이 조금 떨어져 있다고 나왔습니다. 3~4달에 한 번 정도 증상이 있어도 천수신경조절술을 받을 수 있나요?

천수신경조절술은 비교적 신 의료기술로 천수신경근이 나오는 부위에 지속적인 신경자극이 가능한 신경조절장치를 이식하고 이를 미세 조절하여 비정상적인 배뇨 반사를 줄이는 치료 방법입니다. 다만 신경 전극과 배터리를 몸에 이식하는 수술이 필요하고, 비교적 안전하고 괄약근 성형술과 비교했을 때 유사한 효과를 갖고 있는 것으로 알려졌지만, 상처 감염으로 인한 합병증과 재수술률이 존재합니다. 이에 우리나라에서는 변실금 천수신경조절술의 보험 적용 기준을 6개월 이상의 적절한 보존적 요법으로도 효과가 없는 난치성 변실금(지난 3개월 동안 평균 주 2회 이상의 변실금 증상이 있는 경우)에 시험적 거치술을 시행할 수 있고, 시험적 거치술로 50% 이상의 증상 호전이 있는 경우 영구 자극기 설치술에 대해 보험적용을 해 주고 있습니다. 외국의 가이드라인에서도 1차 치료로 보존적 치료를 먼저 시행하고, 효과가 없을 시 2차 치료로써 제안하고 있습니다. 환자분의 경우엔 증상이 심하지 않기에 보존적 치료부터 시행하는 것이 좋겠습니다. 보존적 치료에는 식이조절, 약물, 바이오피드백(biofeedback), 운동치료 등이 있습니다.

36

40대 초반입니다. 약 2년 전부터 변실금 증세로 고통받고 있습니다. 제 생각으로는 대장내시경을 한 후에 이 증세가 생겼습니다. 변을 보기 전에 변의가 있어야 하는데, 저는 변의가 없고 변이 항문에 와서 급하게 화장실을 가고 있습니다. 더럽지만 좀 늦으면 팬티에 실수를 합니다. 항문외과도 가보고 항문전문병원을 가도 답이 없습니다. 괄약근에는 이상이 없다고 굵은 변을 보도록 약을 지어주시는데, 굵은 변이 나와도 앞서 말했듯 변의를 못 느끼고 항문에 와서야 급하게 화장실을 갑니다. 제 생각에는 대장내시경을 받기 전까지는 괜찮았으니 그 후에 문제가 생긴 것 같은데, 다들 대장내시경 때문에 그런 일이 발생하지는 않는다고 하시네요. 변실금일까요? 아니면 직장쪽의 신경이 손상된 건 아닌지 모르겠습니다. 도움 부탁드립니다.

대장내시경 검사 후 일시적으로 배변 습관이 바뀔 수는 있으나, 영구적인 변실금이 생기지는 않습니다. 시간적 선후 관계가 일치하더라도 이것은 우연일 수 있으며, 인과성을 따지기는 어렵습니다. 변실금은 항문괄약근의 약화, 항문괄약근으로 가는 신경의 장애, 혹은 다른 만성질환에서도 발생할 수 있으며, 나이가 듦에 따라 발생 가능성이 높아집니다.

우선 변실금이라는 증상이 있으니 병·의원에 방문하시고, 약물과 더불어 바이오피드백(biofeedback), 운동 치료 등을 병행해 항문괄약근을 튼튼하게 만들어 주시면 변실금이 좀 더 호전될 가능성이 있겠습니다.

37

치루 수술을 한 지 3년 정도 되었습니다. 당시에 참다가 혈변이 많이 나와 도저히 안 되겠다 싶어서 병원에 갔다가 치루길이 12개나 있었던 상황이라 수술을 하고 현재까지 지내왔는데, 이때 괄약근을 절반 정도 잘라냈습니다. 변을 보고 난 이후에도 항상 잔변이 묻어나고 가끔 걷다가도 나도 모르게 뭔가가 아주 조금씩 나오기도 합니다. 그러다 보니 장거리 이동하기도 불편하고 걱정입니다. 일상생활에 애로사항이 많습니다. 수술은 잘 되었다고 하는데 괄약근을 절반 정도 잘라내서 그런 부분은 어쩔 수 없다고 하더라고요. 앞으로 나이가 들면 더 심해질 것 같은데요. 이게 변실금일까요? 어떻게 해야 할까요?

네. 변실금이 맞습니다. 항문괄약근의 결손이 있더라도, 우선 보존적인 치료를 먼저 시행해 볼 수 있겠습니다. 변을 묽게 만드는 음식을 최대한 조절해 보시고, 변의 성상을 개선시켜주는 약물, 지사제 등을 사용해 볼 수 있으며, 바이오피드백(biofeedback) 및 골반저 운동을 통해 괄약근의 힘을 증가시켜 변실금 증상을 개선시킬 수 있습니다. 여러 가지 보존적인 치료에도 반응이 없을 시 괄약근 복원/성형 수술, 천수신경조절술 등 여러 외과적인 수술 방법을 시행할 수 있습니다.

> **38**
> 50대 초반 여성입니다. 요즘 들어 가스가 참기도 전에 나오는 경험이 잦습니다. 이에 더해 빠르게 걷기나 훌라후프 등의 운동을 할 때, 가스가 나오는 것 같더니 변이 작은 덩어리로 조금 나옵니다. 변의가 있는 것도 아니고, 가스가 나올 거 같거나 나올 때 같이 나옵니다. 이렇게 조금 나와서 화장실에 가면 또 변을 보는 건 아닙니다. 변은 2일 정도에 한 번씩 봅니다. 변비가 있는 것 같지는 않는데, 변실금 증상일까요? 어떻게 해야 할까요?

우선 말씀하신 증상은 변실금에 합당합니다. 가스를 줄이거나 변을 좀 더 부드럽게 한 덩이로 만들어 준다면 증상이 개선될 가능성이 있어 보입니다. 우선 병·의원에 방문하시어 진찰 받아보시는 것이 좋겠습니다. 직장수지 검사, 항문 초음파 검사 등을 통해 항문괄약근의 형태와 기능을 평가하고, 대장 안에 병변은 없는지 대장내시경을 시행해 보는 것이 필요합니다.

항문괄약근의 기능이 떨어져 있다면 바이오피드백과 운동 치료를 병행하고, 식이섬유가 많이 포함된 건강한 음식을 드시되, 우리 몸에서 가스를 덜 만들어 내는 저FODMAP(Fermentable Oligosaccharides, Disaccharides, Monosaccharides, And Polyols) 음식 위주로 드시고, 변의 성상을 개선시켜주는 약물 치료를 병행해 볼 수 있겠습니다.

> 변실금의 주요원인

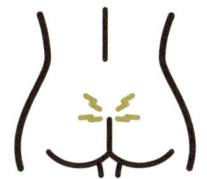

항문 수술에 의한 외상
수술은 변실금을 일으키는
원인 중 하나 입니다.
치열, 치루 수술 후 점액 분비나
방귀가 조절되지 않을 수 있습니다.

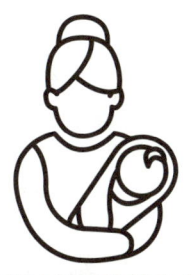

분만시 항문괄약근 손상
자연 분만시 발생하는
항문괄약근 손상은
변실금의 가장 많은 원인 중
하나입니다.

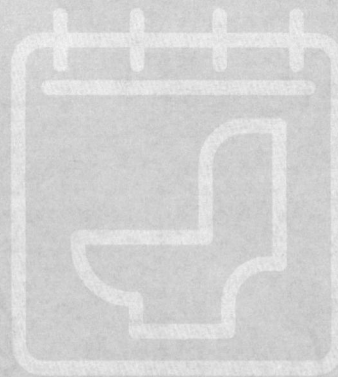

무엇이든 물어보세요
변비·변실금
백과사전

Part. 6
변비·변실금의 증례

1. 수동적 변실금

71세 여자로 몇 년 이상 오랫동안 자기도 모르게 속옷에 변이 묻는 증상이 1주일에 2~3회 이상 있어서 내원하신 분입니다. 병력을 청취해 보니 고지혈증 외 특이 병력은 없으시고, 질식분만은 2회 경험이 있으셨던 분이었고, 20년전 치핵수술의 병력이 있었습니다.
직장수지 검사 상 항문의 내압이 낮았고, 직장경 및 항문 초음파 검사상 약간의 치핵이 있고, 괄약근에는 병변이 없었습니다.
변의 성상은 약간 묽은 편이라 성상을 개선시키는 약물 치료와 바이오피드백(biofeedback) 치료에 대해 설명드렸고, 환자분 약은 원하지 않으셔서 바이오피드백(biofeedback) 치료 단독으로 시작했습니다.
3달간 12번의 세션을 진행하였고 바이오피드백(biofeedback) 기계 상 9단계까지 달성하셨습니다. 최근 한 달간 속옷에 묻는 증상이 없다고 하셔서 바이오피드백(biofeedback)의 치료 효과는 거둔 상태이고, 환자분이 좀 더 항문 근육의 성장을 원하셔서 바이오피드백(biofeedback) 단계를 계속 올려가면서 지속하고 있습니다.

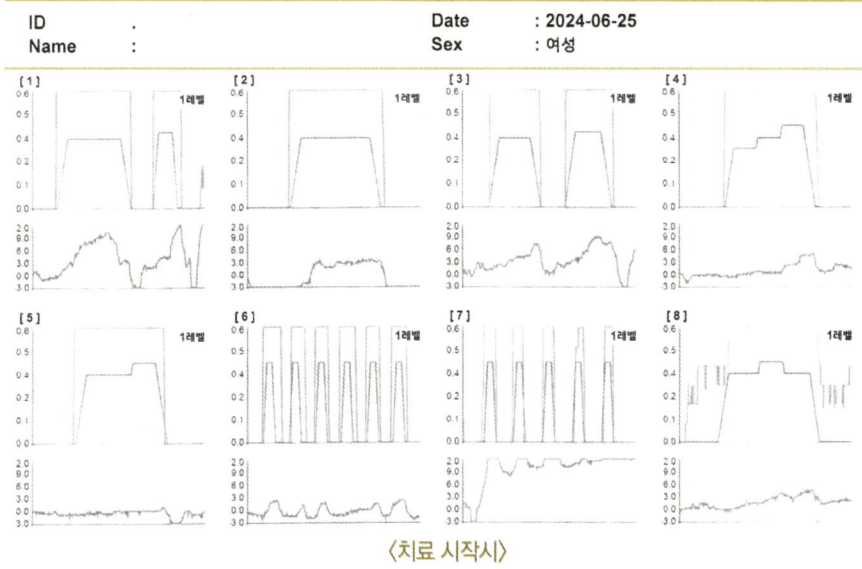

〈치료 시작시〉

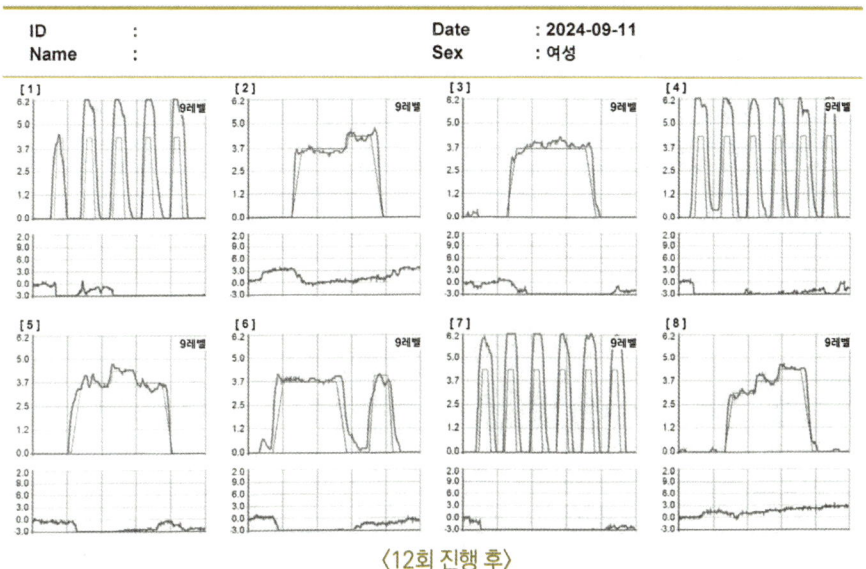

〈12회 진행 후〉

2. 절박성 변실금+변비

77세 여자로 수개월 전부터 거의 매일, 변 신호가 오면 화장실에 도착하기 전에 변이 새어 나오는 절박성 변실금을 호소하셨습니다. 병력을 청취해 보니 고혈압, 당뇨, 우울증으로 여러 가지 약물을 드시고 계셨습니다. 변의 모양은 딱딱하고 동글동글하게 토끼똥 모양처럼 분리되어서 나오며, 이를 Bristol stool scale(브리스톨 대변척도)이라고 변의 모양을 판별하는 기준이 있는데 여기에서 Type 1~2정도의 양상이었습니다. 이는 변이 수분을 뺏겨서 딱딱해진 상태로 변비도 같이 동반되어 있는 양상으로 볼 수 있었고, 약물 때문에 변비가 유발되었을 가능성이 높았습니다.

항문초음파상 괄약근의 결손은 없지만 직장수지 검사 상 항문 압력이 많이 약하여, 바이오피드백(biofeedback)과 변의 성상을 개선시켜주는 약을 처방 드렸습니다.

약 복용후에 Type 3~4 정도의 좀 더 좋은 변의 양상으로 바뀌었고, 바이오피드백(biofeedback) 9회까지 진행 후 5단계 달성하고, 변이 새어나오는 증상은 최근 한 달간은 없다고 말씀하시어 치료 효과를 보고 계십니다.

> 브리스톨 대변 척도 (Bristol stool scale)

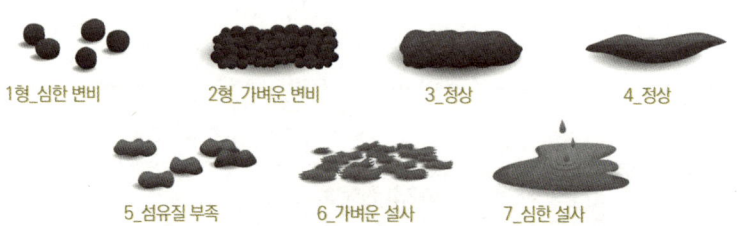

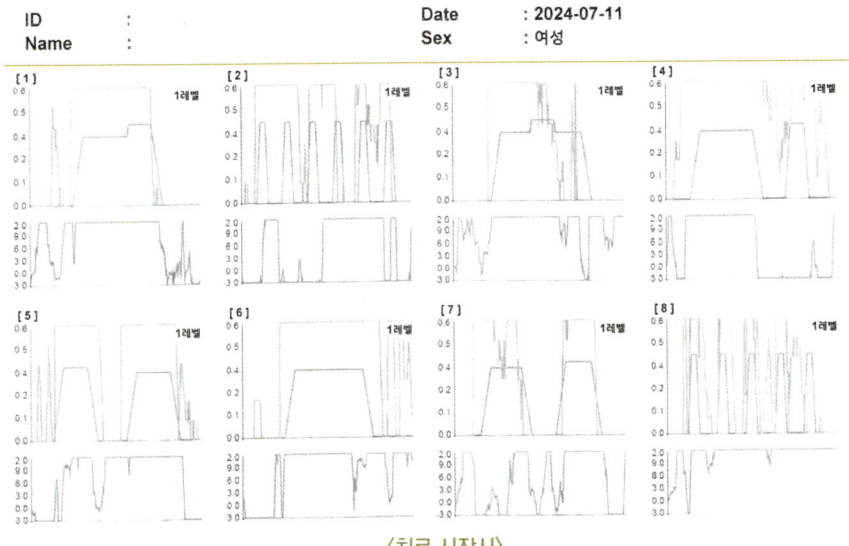

⟨치료 시작시⟩

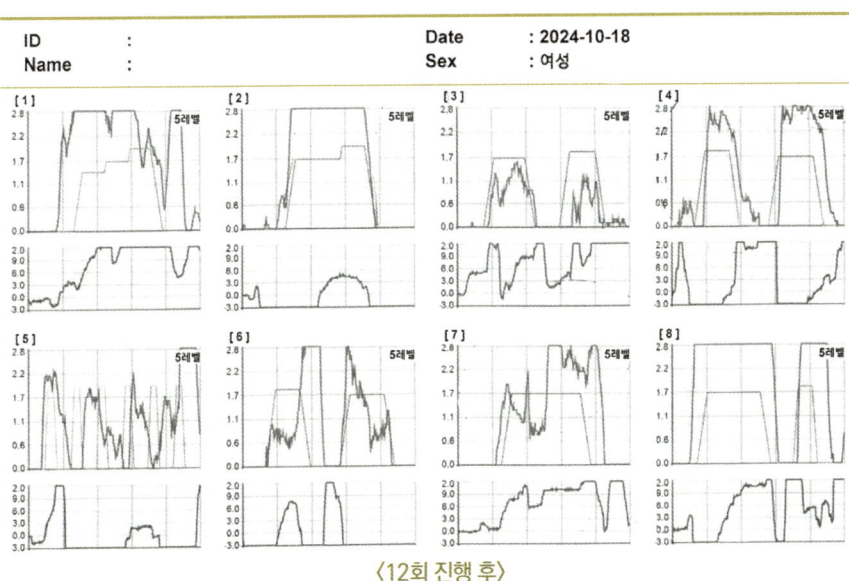

⟨12회 진행 후⟩

3. 수동적 변실금 + 과민성 대장 증후군

79세 여자로 생활하다가 자신도 모르는 사이에 거의 매일 속옷에 변이 묻는 수동적 변실금 증상으로 내원 하셨던 분입니다.

특별한 기저질환은 없으셨던 분으로, 직장수지 검사 상 항문 내압이 많이 낮았고, 항문 초음파 검사상 괄약근 결손은 없었습니다. Bristol stool type(브리스톨 대변 척도) 5정도의 묽은 변이 동반되어 있고, 묽은 변을 유발할 만한 특정 음식들이 존재하며, 기질적인 원인 감별을 위해 대장내시경 검사를 시행하였고 대장내시경상 특별한 이상 소견이 없었습니다.

이 환자분은 과민성 대장 증후군이 동반되어 있다고 진단을 할 수 있었습니다. 무른 변을 유발할 만한 음식들을 기록하고 찾아내도록 해서, 요거트, 수박, 커피, 매운 음식 등을 찾았고, 이를 제한하도록 말씀 드리고, 변의 성상을 개선시켜주는 약물과 바이오피드백(biofeedback) 치료를 처방했습니다.

처음에는 치료 효과가 미미했지만 1년 동안 바이오피드백(biofeedback)을 꾸준히 시행하면서 서서히 좋아진 경우입니다. 20회 정도 하셨을 때 일주일에 한 번 정도로 증상의 빈도가 줄었고, 이젠 10단계를 달성하시고 변이 묻는 증상은 한 달에 한 번 미만으로 거의 없어지셔서 치료 효과를 보고 계신 분입니다.

ID	:	Date	: 2023-03-20
Name	:	Sex	: 여성

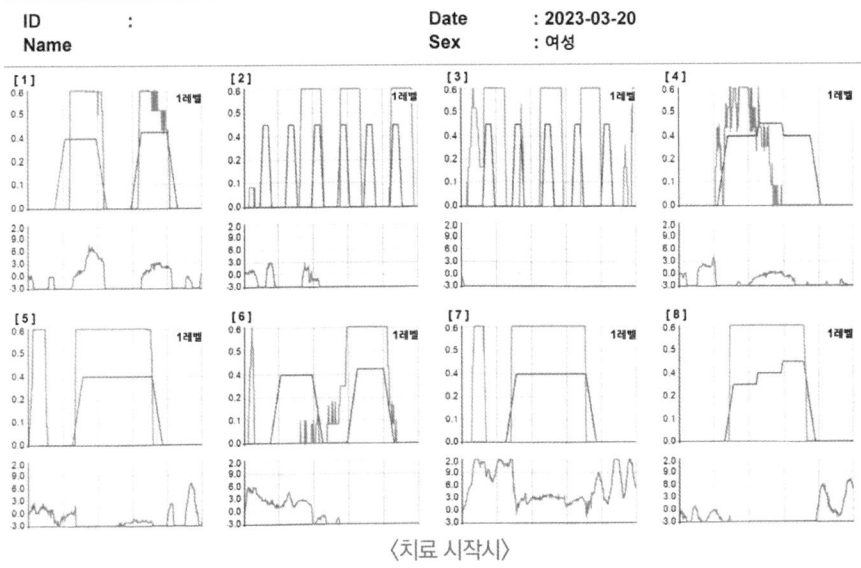

〈치료 시작시〉

ID	:	Date	: 2024-05-09
Name	:	Sex	: 여성

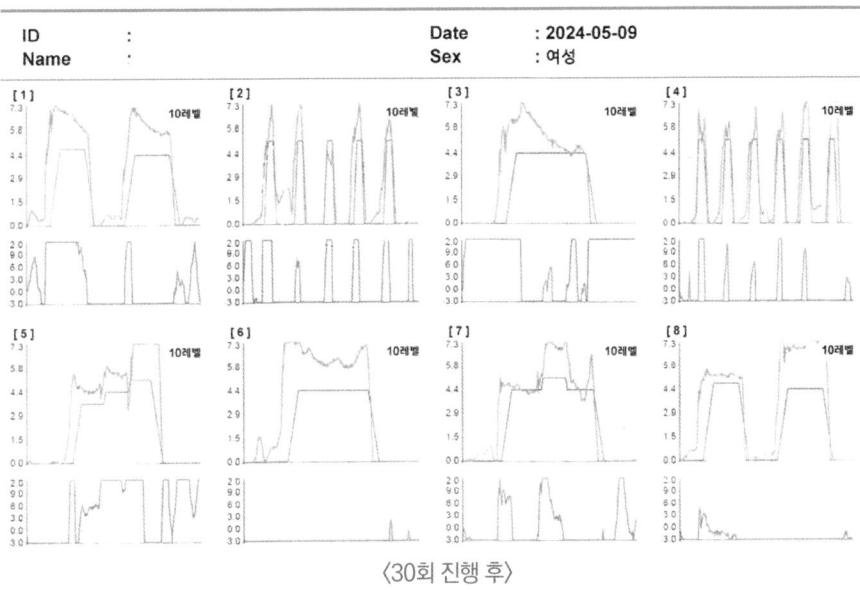

〈30회 진행 후〉

4. 혼합형 변실금 + 변비

77세 여자로 하루에 한 번 변을 보고 나서 일상생활 중에 자신도 모르게 새서 묻는 증상이 있으시고, 변이 마려우면 화장실에 가기 전에 나오는 증상이 있어서 내원하셨던 분입니다. 기저질환으로는 고혈압, 고지혈증이 있었습니다.

환자분이 호소하는 증상은 혼합형 변실금이라고 하는데, 변이 토끼똥처럼 나온다고 호소하셔서 변비도 약간 동반되어 있음을 알 수 있습니다. 직장수지 검사 상 항문의 압력은 낮지 않았고, 직장경 및 항문 초음파 검사상 괄약근 결손은 없으며 약간의 치핵이 있었습니다. 바이오피드백(biofeedback) 및 변의 성상을 개선하는 약을 처방 드렸고, 동반된 변비에 대해 생활습관 개선(식이섬유 섭취 늘리기, 물 하루 8잔 이상 드시기, 가벼운 산책하기 등)을 말씀 드렸습니다. 약을 드시고 변이 조금 더 부드러워 졌다고 말씀하시고, 바이오피드백(biofeedback) 6회차에 7단계를 달성하였으며, 이때부터 변실금 증상은 더 이상 없다고 말씀하셨습니다.

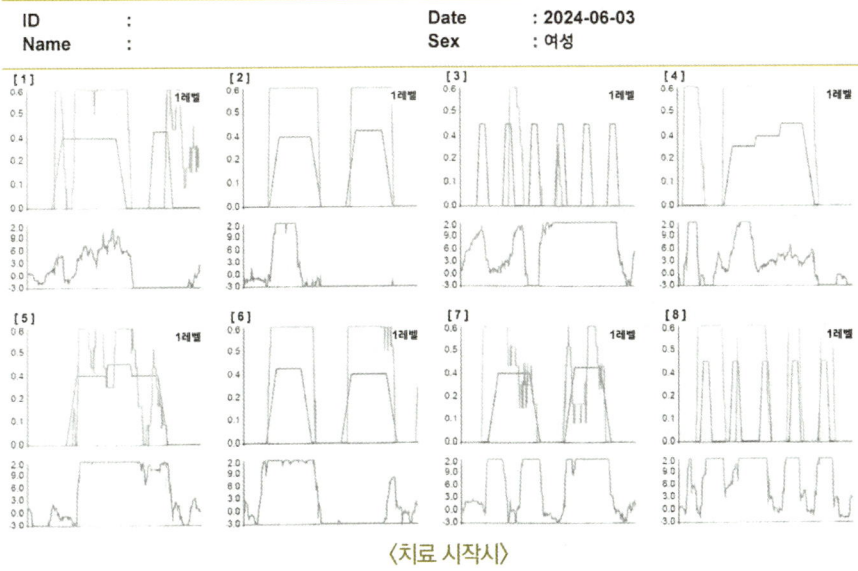

〈치료 시작시〉

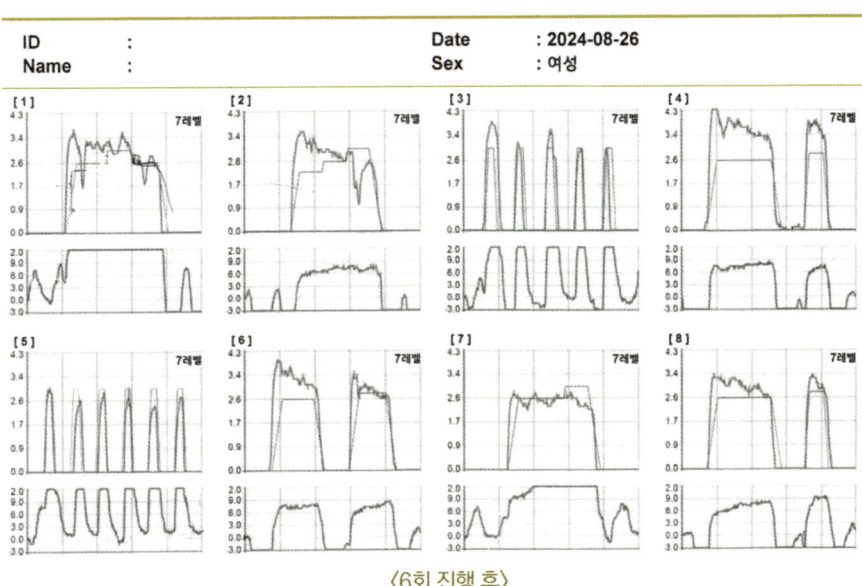

〈6회 진행 후〉

5. 수동적 변실금 + 변이 끊기지 않는 증상

63세 여자로 3년간 지속된 변이 끊기지 않고 매달리는 증상과 자신도 모르게 속옷에 묻는 증상으로 내원하셨습니다. 기저 질환으로 고혈압 및 고지혈증이 있었고, 2회의 질식분만 경험이 있었습니다.
직장경 및 항문 초음파 검사상 괄약근 손상의 증거는 없었고 약간의 치핵만 있었습니다. 직장수지 검사 상 항문의 압력이 매우 약하고 괄약근에 힘을 거의 주지 못하는 상태여서 약물과 바이오피드백(biofeedback)을 처방했습니다.
2달 동안 8번 세션 진행을 해도 항문에 힘이 붙지 않아 1단계에 머무르다가, 9회차부터 점차 힘이 붙어서 10번 정도 세션을 더 진행 후 7단계까지 달성하셨고, 이제는 변도 쉽게 끊어내고 속옷에 묻는 증상도 없다고 하여 치료 효과를 본 경우입니다.

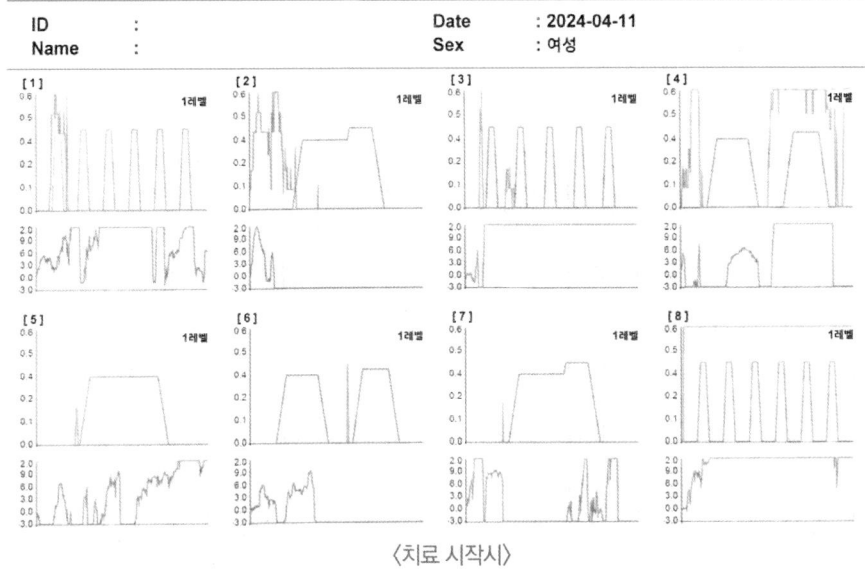

〈치료 시작시〉

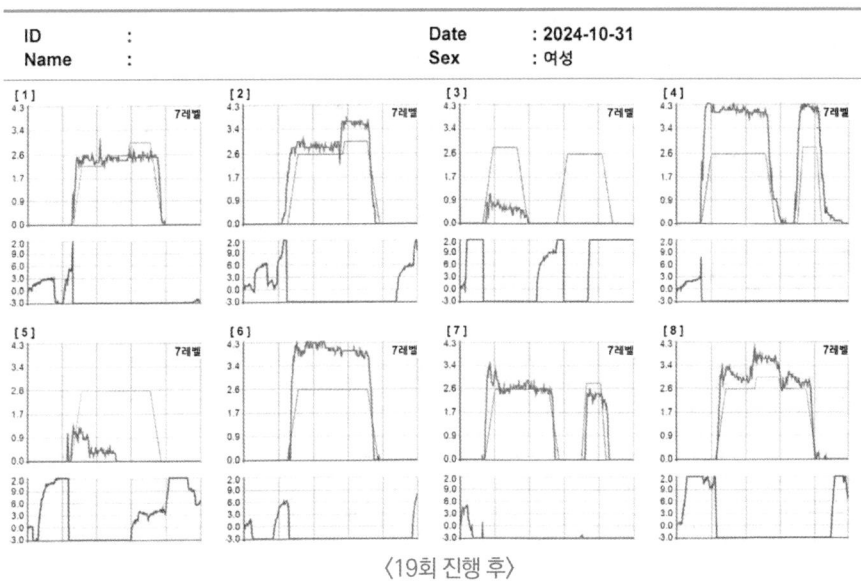

〈19회 진행 후〉

6. 수동적 변실금

78세 남자로 수년 전부터 일상생활을 하다 보면 속옷에 변이 묻어 있는 증상이 있었으며 2달 전부터 점점 악화되어 내원하셨습니다. 10년 전 뇌경색의 병력이 있으신 분으로, 직장경 및 항문 초음파 검사상 3도의 치핵이 동반되어 있고, 항문의 압력이 매우 낮으셨던 분입니다. 변의 성상은 Type 5 정도로 묽은 편이었고, 마지막 대장내시경 검사를 하신 지 5년이 넘으셔서, 변의 성상을 묽게 만드는 요인을 감별하기 위해 대장내시경 검사를 진행하였고, 다행히 대장 안에는 특이 소견 없었습니다.

이에 변의 성상을 개선시켜주는 약물과 바이오피드백(biofeedback)을 처방하였고, 3도 치핵에 대해서는 기저 질환을 고려하여 보존적 치료를 우선 진행하였습니다. 바이오피드백(biofeedback) 10회차 진행하였을 때 10단계를 달성하였고, 치핵이 튀어나오는 빈도도 줄어드는 효과를 보았습니다. 최근에는 변이 묻는 증상은 없어 치료 효과가 있음을 판정하였고, 바이오피드백(biofeedback) 치료를 종료하고 집에서 자가로 케겔 운동만 지속하시도록 하며, 약물 치료만 진행하고 있습니다.

| ID | : | Date | : 2024-04-09 |
| Name | : | Sex | : 남성 |

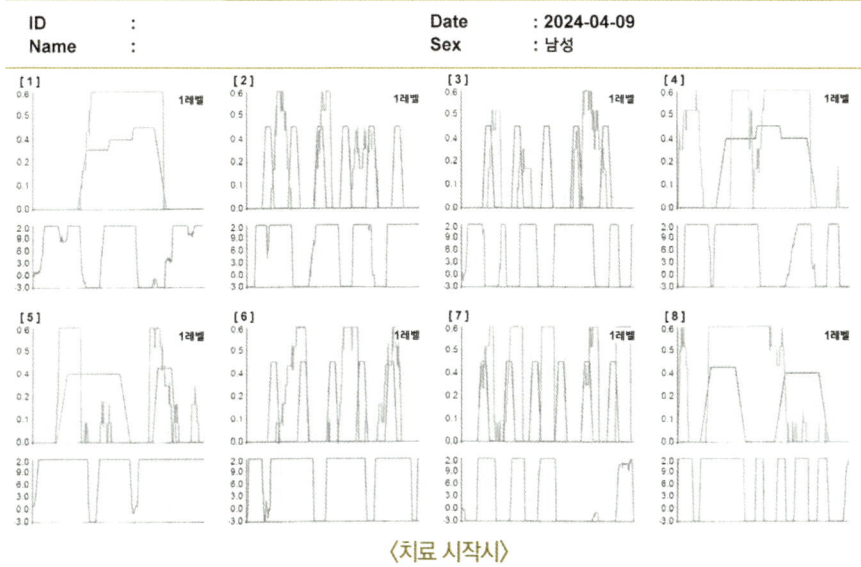

〈치료 시작시〉

| ID | : | Date | : 2024-06-24 |
| Name | : | Sex | : 남성 |

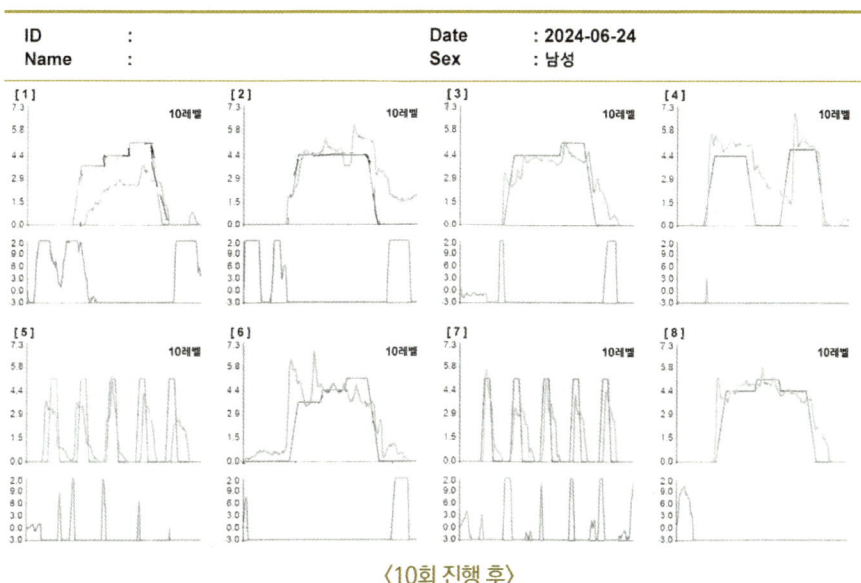

〈10회 진행 후〉

7. 젊은 여성의 절박성 변실금

특별한 기저 질환이 없는 36세 여자로 7년 전 질식분만으로 출산 후에 점차 심해지는 변실금 증상으로 내원하였습니다. 빈도는 1주일에 한 번 정도로, 화장실에 도착하기 전에 새어 나오는 절박성 변실금을 호소하셨고, 변은 평소에는 Type 3~4 정도로 잘 나오다가 증상이 있을 때는 설사처럼 나온다고 하였습니다.

직장경 및 항문초음파검사 상 약간의 치핵이 있었고, 괄약근의 결손은 없었습니다. 직장수지 검사 상 항문의 압력은 낮지 않았으나 괄약근을 조이는 힘은 약해져 있는 상태였습니다.

변의 성상을 개선해 주는 약물을 처방하고 바이오피드백(biofeedback)을 시행하였고, 설사를 유발할 수 있는 음식을 찾아서 제한할 수 있도록 하였습니다. 바이오피드백(biofeedback)을 4회 진행하여 4단계를 달성하고, 약물 및 유발음식 제한을 동시에 시행하여, 설사 빈도가 많이 줄고 변실금 증상은 호소하지 않아 치료 효과를 본 경우입니다.

8. 젊은 여성의 변묻음 증상(fecal soiling)

43세 여자로 2년 전부터 대변을 보고 나서 1주일에 2~3회 정도 항문 주변에 계속 묻어있는 증상으로 내원하였습니다. 3달 전 자궁근종으로 자궁적출술을 시행 받은 병력이 있고, 2년 전 대장내시경에서는 용종 외 특이 소견은 없었다고 합니다.

직장경 및 항문 초음파 검사를 시행, 약간의 치핵 외 괄약근 결손은 없고 직장수지 검사 상 항문 압력도 낮지 않았습니다. 변의 성상은 Type 5~6 정도로 묽은 편이었습니다. 질 출혈이 지속되고 있는 건 산부인과에서는 자궁적출술 부위의 Oozing(스며드는) 양상의 출혈이며 심하지 않으면 몇 달 경과 관찰하자고 들었다고 합니다.

이에 바이오피드백(biofeedback) 진행은 혹시 모를 질 출혈을 악화시킬 가능성이 존재하여, 우선 변의 성상을 개선하는 약물만 처방하였고, 자극적이고 기름진 음식을 피하시도록 생활 습관의 교정을 설명드렸습니다. 1달 후 재내원 하였을 때는 변의 성상은 Type 4 정도로 부드럽게 나오며, 변이 묻는 증상은 더 이상 없다고 하여 치료 효과를 보았습니다.

9. 섭취하는 음식/약재로 인한 변실금

67세 여자로 고혈압 외 특이 병력이 없는 분으로, 2주 전부터 간간히 속옷에 묻는 증상이 있어 내원하였습니다.
직장경 및 항문초음파를 시행하였고 약간의 치핵이 있으며, 변이 매우 무르고 검은 가루가 많이 포함되어 보였습니다. 매일 설사가 나오고 끈적끈적한 변이 나온다고 하여, 병력을 좀 더 자세히 청취하였고, 수년째 녹용을 꾸준히 복용 중이며, 각종 한약재, 식물 뿌리 갈아낸 것, 칡 가루 등을 복용 중이라고 하셨습니다. 변을 끈적하고 무르게 만드는 원인을 스스로 제공하고 있던 분으로, 한약재 및 식물 뿌리의 섭취를 중단하도록 권고드렸고, 이후 변이 속옷에 묻는 증상은 없어졌다고 하셨습니다.

10. 기저 질환(파킨슨)으로 인한 변비

72세 남자로 수년전 파킨슨병을 진단 받고 6개월 전부터 변비가 점점 심해져서 내원하신 분입니다. 변 볼때 힘이 너무 많이 들어가서 평소에 좌약을 넣어야만 변을 볼 수 있을 정도이고, 내원 당시 변의가 있는데 변을 못 보고 있고 복통도 동반되어 있었습니다.
직장수지 검사를 시행하였고, 딱딱해진 변이 직장을 막는 분변 매복이었습니다. 손가락으로 변을 파 내는 분변제거술을 시행한 다음에

글리세린 관장을 해 드렸습니다. 배변 습관이 이처럼 수개월 이내로 변화하였을 때에는 대장암이나 용종으로 인해 변비가 생기는 경우가 있기 때문에 대장내시경이 필요하여 시행하였고, 이 분은 다행히 대장내시경검사 상 큰 이상은 없었습니다.

파킨슨병이 악화되면 대장의 운동성이 떨어지고 환자분의 활동량이 떨어져서 변비가 흔히 동반되는데, 약(부피형성 완하제, 삼투압성 완하제, 위장관 운동촉진제) 및 좌약을 처방드렸으며 이전보다는 변보는 게 많이 수월해졌다고 하십니다.

11. 기능성 변비

73세 남자로 20년 동안 변비가 지속된다고 해서 내원하셨고, 3~5일에 한 번씩 돌덩이 같은 변을 본다고 합니다. 20년 전 담낭 제거술을 시행한 병력이 있었고, 이외 골다공증이 있으셨던 분입니다. 최근에 대장내시경을 시행한 과거력이 있었고, 용종 외에 특이 소견은 없었습니다.

담낭 절제술 후에는 담즙을 저장하는 기능이 떨어지고 담즙이 지속적으로 장관내로 분비되며, 보통 설사 증상이 많이 생기지만 변비가 생기기도 합니다. 이 환자분은 담낭 제거술과 변비와의 인과 관계를 증명하기 어려웠습니다.

기능성 변비로 진단하고, 여러 가지 생활 습관의 교정을 설명드렸습니다. 식사를 식이섬유가 풍부한 음식으로 드시고, 물을 하루 2L까지 많이 섭취하며, 하루에 30분 정도 가벼운 산책 같은 운동을 하시도록 설명드렸습니다. 그리고 약(부피형성 완하제, 삼투압성 완하제, 위장관 운동촉진제)을 처방 드렸고, 약을 드시고 증상이 호전되었습니다.

12. 분변 매복

55세 남자로 평소에 변도 잘 보셨는데, 3일 전부터 변의가 있지만 아무리 힘을 줘도 변이 나오지 않아서 내원하였습니다. 과거력상 고지혈증이 있었고, 1년 전 시행한 대장내시경에서는 용종 외 특이 소견은 없었습니다.
직장수지 검사 상 딱딱한 분변 매복이 있어 분변제거술 및 관장 시행 후, 변비를 예방하는 여러 가지 생활 습관의 교정을 설명해 드리고, 약물을 처방해 드렸습니다. 이후에는 증상 없이 잘 지내고 계십니다.
이처럼 갑자기 생기는 변비도 있습니다. 생활 습관(식이섬유, 물, 운동)을 잘 지켜 주시면 갑자기 딱딱한 변으로 직장이 막히는 증상은 예방할 수 있습니다.

13. 과민성 대장 증후군 변비형

50세 남자로 9일간 변을 못 보고 좌하복부 복통이 동반되어 내원하신 분입니다. 특별한 기저 질환은 없고, 변비는 10년 되었다고 하며, 1달 전 시행한 내시경 상에서도 특별한 이상이 없었다고 합니다. 2주 전 비슷한 증상으로 응급실 방문하여 CT까지 시행했는데, 특별한 이상 소견이 없었다고 합니다. 평소에도 좌측 복부 복통이 자주 있으며, 변을 보면 좋아진다고 합니다.

진찰 시 장음이 항진되어 있었으며, 복부는 부드럽고 압통이나 반발통은 없었으며, 좌하복부를 진찰하였을 시 큰 덩어리가 만져져, 복부 X-ray(엑스선 촬영) 검사를 시행하였고, 주로 좌하복부의 대장 안에 변이 가득 차 있는 검사 소견이었습니다.

좌하복부의 대장, 특히 구불결장은 사람마다 생긴 모양과 길이가 다른데, 이 분의 경우 정말 길고 구불구불하였습니다. 이처럼 해부학적으로 대장이 구불구불하여 변비가 생기는 경우도 있으며, 약물 처방 및 생활습관 교정을 통해 변비가 완화된 경우입니다.

14. 기능성 변비

43세 여자로 20년간 지속되는 변비로 내원하신 분입니다. 기저 질환으로 고지혈증 및 전자궁절제술의 병력이 있었습니다. 변비가 오래되어 둘코락스 변비약을 달고 사시는 분이었고, 약을 드시지 않으면 거의 2주에 한 번씩 변을 보는 정도라고 하였습니다.

대장의 장관 내 병변을 감별하기 위해 대장내시경을 시행하였고, 여러 개의 대장 용종이 발견되어 용종절제술을 시행하였습니다. 다만 용종이 크기가 크지 않아 변비의 원인은 아니었으며, 기능성 변비로 진단하고 채식 위주의 식습관 및 생활 습관 교정을 설명 드리고, 약물을 처방 드렸습니다. 둘코락스는 장기간 복용시 내성이 생길 가능성이 있어, 내성이 생기지 않을 약들로 처방 드렸고, 이후 1주일에 3회 변을 볼 정도로 개선되어 유지중입니다.

15. 항문 질환(치열)이 동반된 소아 변비

7세 남아로 1달 전부터 변 보기가 힘들고 항문 출혈이 있어서 내원하였습니다. 특별한 기저질환은 없었고, 변의 모양은 Bristol type 3였고, 항문 통증이 동반되어 있었습니다.

직장경 검사를 시행하였고 치열 소견이 있었습니다. 치열에 대하여 하루 3번의 좌욕을 교육하고, 진통제 연고 및 소아에서 쓸 수 있는 락툴로오즈 완하제를 처방하고 변을 부드럽게 만들기 위한 식이섬유를 드렸습니다. 채식 위주의 식습관 및 생활 습관 교육을 하여, 2주 뒤 재내원 하였을 땐 치열은 회복되고 변비 증상은 개선되었습니다.

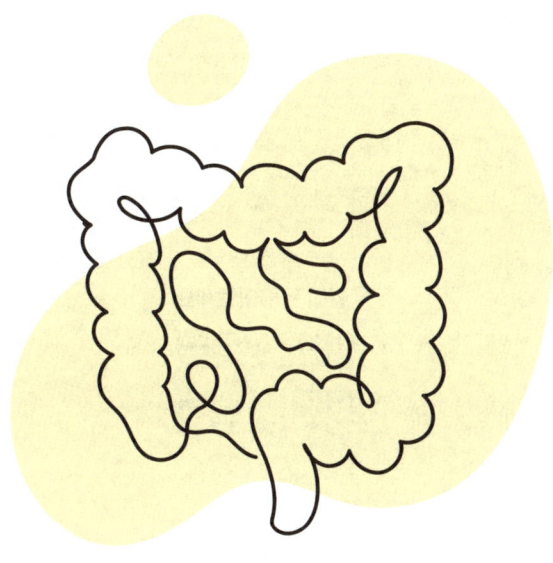

무엇이든 물어보세요
변비·변실금
백과사전

Part. 7
변비와 변실금의 명의(名醫)를 만나다

1. 변비
2. 변실금

Part 7 변비와 변실금의 명의(名醫)를 만나다

무엇이든 물어보세요 **변비·변실금 백과사전**

1. 변비

Q1 평소 앓고 있는 질환이 있다면 변비에 어떤 영향을 미치나요?
다양한 질환이 변비에 영향을 미칠 것이라고 생각하는데요. 내분비 질환이나 신경계 질환 등도 변비와 연관이 있죠?

대표적인 내분비 질환 중에 당뇨, 갑상선 기능 저하증 같은 경우는 장 운동 저하가 올 수 있고, 신경계 질환으로 다발성 경화증, 척추 손상을 입은 경우에도 변비의 원인이 될 수 있습니다.
만성 신부전의 전해질 이상으로 인한 근육 수축 등이 있을 때도 변비의 원인이 될 수 있습니다.

Q2 평소 약물을 복용한다면 변비에 어떤 영향을 미치나요?

장 운동 감소, 수분 흡수 증가 또는 신경 전달의 변화나 근육의 이완, 전해질 분균형, 장내 미생물의 변화 등이 변비의 원인이 될 수 있습니다.

장 운동을 감소시키는 대표적인 약품은 마약성 진통제인 모르핀, 코데인 등입니다.

수분 흡수를 증가시킬 수 있는 이뇨제 같은 경우는 체내 수분을 감소시키므로 몸의 수분이 적어져서 대변이 딱딱해질 수 있습니다.

그리고 신경 전달의 변화는 장에 있는 신경이 교란되어 대변을 보기 힘들어질 수 있습니다. 대표적인 약물은 항우울제, 항파킨슨제입니다.

또한, 장 근육을 이완시키는 대표적인 약물은 칼슘 채널 차단제입니다.

그리고 칼륨과 마그네슘 등이 서로에게 영향을 주어 장의 전해질 불균형을 일으킬 수 있습니다. 이는 알루미늄과 칼슘이 있는 제산제나 철분제도 원인이 될 수 있습니다.

마지막으로 항생제 등을 사용했을 때 장 미생물의 변화로 인해 설사나 변비를 앓을 수 있습니다.

Q3 대장의 해부학적 구조에 따라서 변비 증상이 달라질 수 있나요?

대장의 가장 중요한 역할 중 하나는 수분과 전해질을 흡수하고 배설물을 배출하는 것입니다. 그런데 대장이 너무 길거나 대장이 심하게 꼬인 경우에는 변이 통과하는 데 시간이 오래 걸리기 때문에 변비의 원인이 될 수 있습니다.

Q4 변비가 남성보다 여성이 많은 이유가 해부학적인 구조 차이 때문인가요?

네. 여성 같은 경우는 골반 근육이 약해지면서 회음부 탈출이 일어날 수 있고, 직장류 등도 변비의 원인이 됩니다.
그리고 구불결장이 여성이 조금 더 긴 편입니다.

Q5 여성의 경우 괄약근의 힘이 약하거나 골반저 근육의 약화로 남성보다 변비가 좀 더 흔한건가요?

그럴 수 있습니다. 배변에 많은 역할을 하는 부분이 골반, 항문, 골반저 근육입니다. 여성은 출산한 뒤에 골반 근육과 항문괄약근이 약화되므로 아무래도 여성분들이 변비가 더 흔합니다.

Q6 장의 기능이 나빠지면 기능성 변비가 생길 수 있나요?

네. 장의 기능이 저하되는 이유는 여러 가지입니다. 구조적인 이유나 장 근육의 수축 저하로 일어날 수 있는데, 장벽의 근육이 약화하면 변을 제대로 내보내지 못하기 때문에 그럴 수 있습니다.

장 근육의 수축 저하의 원인은 노화 또는 항콜린제 같은 부교감 신경을 억제하는 약물로 인한 손상 등이 있습니다. 또는 신경계 조절 이상일 수도 있습니다. 장은 우리 의지대로 할 수 없는 자율신경계입니다. 이는 교감신경과 부교감신경으로 구분되는데, 부교감신경이 많이 활성화되어야 장 운동이 촉진됩니다. 만약 스트레스를 받거나 긴장하고 흥분해서 교감신경이 활성화되면 장 운동은 억제되어 변비가 유발될 수 있습니다.

또한, 부교감신경의 활성이 저하되면 배변 활동이 저하될 수 있습니다.

그리고 장내 미생물이 여러 가지 장 점막과 면역 신경에 영향을 미치는데, 요즘 밝혀진 바에 의하면 장내 미생물의 밸런스가 깨지면 변비를 일으킬 수 있습니다. 그 원인은 항생제 사용, 섬유질 섭취 부족 등이 있습니다.

그리고 갑상선 기능저하 시에도 장 운동이 저하될 수 있습니다.

Q7 변비는 몇 가지 유형으로 나눌 수 있는데, 출구 폐쇄형 변비가 가장 흔하고 그 이외에도 경련성 변비, 서행성 변비 등이 있습니다.
먼저 서행성 변비에 대해 설명을 부탁드리겠습니다.

서행성 변비는 장의 신경 이상으로 인해 연동 운동이 안 되어 생기는 변비입니다.

대표적인 검사 방법은 장 통과시간 측정입니다. 마커들을 20개 정도 드시고 X-ray를 촬영했을 때 그 마커들이 5일에서 일주일 정도 지났을때 배출되지 않고 전반적으로 퍼져 있으면 서행성 변비라고 할 수 있습니다. 그 원인은 확실하지 않지만, 심한 경우 장 전체를 잘라내야 할 수도 있습니다. 하지만 실제로 서행성 변비는 그렇게 많지 않습니다.

서행성 변비는 정밀한 검사가 필요합니다. 치료를 위해 무모하게 장을 잘라내는 일은 피해가 크므로 그것을 방지하기 위해서입니다.

Q8 실질적으로 흔한 변비는 과민성 대장 증후군이라고 얘기하는 경련성 변비라고 알려져 있습니다.
과민성 대장 증후군은 설사 타입이 있고 변비 타입이 있는데, 과민성 대장 증후군과 연관된 변비에 대해서 설명을 부탁드리겠습니다.

과민성 대장 증후군의 경련성 변비는 대장의 평활근이 과도하게 수축하거나 부조화된 수축을 보여 대변 이동이 지연되어 변비가 발생합니다. 장이 과도하게 수축하게 되면 이로 인해 배변활동에 방해를 받을 수 있고, 장 운동이 저하되면 대장에 변이 오래 머물게 되므로 수분을 과다하게 흡수하게 되어 변비가 발생합니다.

〉대변의 모양과 건강의 관계

모양	특징	건강 상태
	• 바나나 모양의 부드럽고 길게 나온 변으로 소화, 흡수, 배출이 정상적인 변이다.	양호
	• 치약을 짜놓은 듯한 모양이거나 뱀이 똬리를 튼 모양으로 정상적인 변이다.	양호
	• 구슬 모양이며, 수분이 적어 딱딱하다.	좋지 않음
	• 물찌똥, 배가 차갑거나 폭음·폭식을 했거나 소화불량일 때	좋지 않음

굵기와 길이	특징	건강 상태
	• 고구마 모양으로 두껍고 짧으며, 수분이 적고 단단하다. 배변 중 항문이 찢어질 때도 많다.	좋지 않음
	• 중간 굵기의 바나나 모양으로, 가장 좋은 상태의 변이다.	양호
	• 가늘고 짧은 치즈스틱 모양이다. 잔변감이 많은 것이 특징이다. 항문이 좁아졌거나 대장이 좁아진 경우, 배변근협동장애성 변비°에서 볼 수 있다.	좋지 않음
	• 국수 모양으로, 가늘고 길면서 부드러워 중간에 끊어지지 않고 길게 이어진다. 수분을 많이 섭취하거나 소화가 잘되지 않을 때 이런 변이 나올 수 있으나, 잔변감이 없으면 안심해도 된다.	양호

색깔	특징	건강 상태
	• 황금색, 갈색, 다갈색	양호 (설사는 예외)
	• 회백색, 지방을 과다 섭취했을 때, 대장조영술을 받기 위해 바륨을 섭취했을 때, 담즙이 내려오는 길이 막혔을 때	전문의 상담 필요
	• 초록색, 담즙이 과다하게 분비되거나 몸이 알칼리성일 때	중간
	• 중간 흑색(자장면 색깔)이면 상부 위장관 출혈을 의심할 수 있다.	전문의 상담 필요
	• 적색, 대변이 묽게 나올 때(적색 설사)는 식중독이나 궤양성 대장염을 의심할 수 있고, 대변이 부드럽거나 굵기가 가늘면 대장암을, 대변이 단단하면 치질이나 치열·대장암을 의심할 수 있다.	전문의 상담 필요

배변근협동장애성 변비 : 배변에 관여하는 여러 근육들이 유기적으로 협조해야 순조롭게 배변할 수 있는데, 배변근들이 서로 협조하지 않아서 발생하는 변비의 한 형태. 자세한 사항은 3장 참조.

(참조: 『대장항문 홈케어』)

Q9 과민성 대장 증후군의 변비나 경련성 변비의 치료는 어떻게 하나요?

과민성 대장 증후군의 원인은 아직 확실하게 밝혀진 바가 없습니다. 다만 추측되는 원인은 몇 가지 있습니다.

먼저, 특정 음식에 대한 민감성과 스트레스 등의 정신적 요인입니다. 심리적인 불안을 느끼면 부교감 신경의 기능이 떨어지게 되고, 부교감 신경 중에서도 특히 미주신경에 지배되는 장 소화가 저하됩니다. 부교감 신경은 소화 기능, 면역 기능과 연관되므로 변비를 일으킬 수 있습니다.

그리고 앞서 설명한 것처럼 장내 세균 불균형 등이 원인이 될 수 있습니다.

또다른 원인은 장 신경의 과민성입니다. 이것은 내부 감각이라고 하는데, 스트레스 등으로 예민해지게 되면 장이 정상적으로 움직이지 않을 수도 있습니다.

이러한 자율신경을 좋게 하는 방법 중 하나는 유산소 운동입니다. 일주일에 5회 이상, 30분 이상 운동하는 것이 좋다고 알려져 있고, 유산균을 드시는 것도 도움이 됩니다.

Q10 변비의 유형에서 출구 폐쇄형 변비도 많은 것으로 알려져 있습니다. 자세한 설명을 부탁드리겠습니다.

출구 폐쇄형 변비는 직장까지는 변이 내려오는데 직장에서 변을 밀어내지 못하는 것입니다. 구조적으로 직장류나 직장 탈출증, 직장 중첩증 등이 원인이 될 수 있습니다. 또는 항문 수술로 인해 항문 협착이 생겼다거나, 과도한 긴장으로 인해 항문이 잘 벌어지지 않아서 그럴 수도 있습니다. 또는 직장 자체에 종양 등이 커져서 변을 못 볼 수도 있습니다.

그리고 중요한 것이 골반 조율 장애입니다. 변을 볼 때는 배에 적당한 압력을 줘서 밀어내야 하고, 항문괄약근 또는 골반 근육은 늘어나야 하는데 이 두 가지가 부조화해서 변을 보지 못하는 것입니다.

출구 폐쇄형 변비는 원인에 따른 치료를 해야 하는 경우가 많습니다. 직장류나 직장 중첩증, 직장 탈출증 등은 수술적으로 해결할 수 있고, 항문 협착 등은 항문을 넓히는 수술을 할 수 있습니다. 그리고 항문의 압력이 높은 경우에는 보톡스를 투여하거나 괄약근을 조금 절단하는 방법도 있습니다.

제가 강조하고 싶은 것은 복식호흡입니다. 복식호흡을 하면 그 자체로 횡격막이 내려오고, 배가 부풀면서 복압이 효과적으로 상승합니다. 따라서 제대로 힘을 아래로 전달할 수 있습니다.

복식호흡과 운동은 골반 조율 장애에 있어서 적절한 복압을 형성해 밀어내는 데 많은 도움을 줄 수가 있습니다. 그리고 바이오피드백 치료로 큰 도움이 됩니다.

**Q11 육류 위주의 식사나 고단백 저지방 식단이 변비에 어떠한지 관심이 많은 것 같습니다.
자세한 설명을 부탁드리겠습니다.**

육류는 단백질과 지방이 풍부하지만, 섬유질 함량은 매우 낮습니다. 그래서 단백질과 지방만 먹게 되면 섬유질이 부족해집니다. 섬유질은 대변의 부피를 늘리고 장 운동을 자극해서 배변을 원활하게끔 합니다.

섬유질도 수용성과 비수용성이 있는데 수용성은 물을 흡수해서 묽게 해주고, 비수용성은 대변의 부피를 늘려 장 운동을 촉진시키기도 합니다. 또 많은 대변을 만들기 때문에 항문에서도 잘 나올 수 있게 합니다. 하지만 육류만 섭취한다면 섬유질이 부족해져서 이 같은 효과를 얻을 수 없습니다.

장내 미생물이 변비에도 영향을 준다고 알려져 있는데, 단백질과 지방만 먹게 되면 장내 세균의 다양성을 감소시켜서 변비를 유발할 수도 있다고 알려져 있습니다.

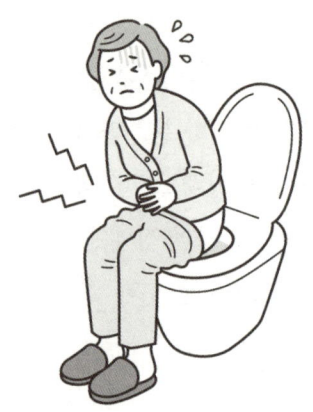

Q12 변비가 있는 분들은 음식을 적게 먹는 방법을 선택하기도 하는데 그게 어떤 영향을 끼치는지도 궁금합니다.

오해하는 것 중 하나가 '변을 못 보니까 음식을 조금 먹어야겠다.'입니다.

하지만 적당히 음식을 먹어야 그것이 변으로 형성되어 나옵니다. 장에 적당한 양의 음식이 들어가야 대장이 자극을 받아서 운동을 하는데, 너무 적으면 대장의 운동 연동이 떨어질 수 있습니다.

또한, 소식을 하다 보면 상대적으로 식이섬유가 부족할 수 있는데 그로 인해 배변을 하기가 어려워집니다. 그리고 아무래도 변이 딱딱해질 수 있습니다.

그리고 대장이 비어 있는 상태에서는 장 운동이 느려집니다. 소식하다 보면 대장 운동이 느려질 수밖에 없습니다. 그리고 소식을 하면 아무래도 유익균의 먹이인 섬유질이나 탄수화물 공급도 줄어들게 되므로, 그러다 보면 결국 유익균의 불균형으로 인한 변비가 생길 수도 있습니다.

또한 직장에 어느 정도 양의 변이 있어야 뇌의 반사 작용으로 변을 볼 수 있습니다. 그런데 이 양이 너무 적으면 변을 느끼지 못하고, 변을 느낄 때까지 기다리다 보면 수분이 흡수되므로 변이 딱딱해져서 변을 보기가 힘든 상황도 생깁니다.

Q13 변을 참았다가 화장실에 가는 습관이나 배변할 때 너무 힘을 주는 습관이 오히려 변비를 유발한다는 얘기도 있는데, 배변 습관과 변비는 어떤 관계가 있나요?

안타깝게도 현대인은 본인이 변을 보려고 하는데도 너무 바빠서 참는 경우도 있고, 변을 볼 때를 놓치는 경우도 있습니다. 배변을 억제하거나 배변의 욕구를 무시하는 습관이 반복되면 배변 반사가 둔화하거나 감각이 둔화되어 배변시 힘이 약해지거나 배변이 발생하지 않을 수도 있습니다.

또한, 배변을 너무 자주 억제하면 변이 장내에 머무는 시간이 길어지면서 대장에서 수분이 과도하게 흡수되어 변이 딱딱해지는 경우가 있습니다.

Q14 활동량이 적으면 변비가 자주 온다는 얘기도 있는데요. 자세히 설명을 부탁드리겠습니다.

규칙적으로 신체 활동을 하면 장의 연동운동이 촉진됩니다. 반대로 활동을 하지 않다 보면 장 운동이 부족하므로 변비가 생길 수 있습니다. 또한, 활동이 적다 보면 대변이 장에서 머무는 시간이 길어집니다. 그러면 수분이 흡수되며 변이 딱딱해질 수 있습니다.

스트레스도 변비를 유발하는 원인 중 하나입니다. 스트레스를 받으면 자율신경 기능이 떨어지고, 그러다 보면 자율신경의 부교감신경의 기능이 떨어지게 되며 여러 소화 기능이 떨어지게 됩니다. 대부분의 신체활동은 스트레스를 줄여줍니다.
그리고 운동을 하지 않으면 골반과 복부 근육이 약해져서 변을 보기 어렵게 됩니다. 결국 변을 보기 위해서는 적절한 복압이 필요한데, 운동하지 않으면 적절한 복압을 형성하기 어려워서 골반 조율 장애 등이 생길 수도 있습니다.

Q15 여성 호르몬의 변화가 변비와 연관이 있어 보이는데요. 어떤 영향이 있는지 자세한 설명 부탁드립니다.

프로게스테론(progesterone)의 역할 중 하나는 장 근육의 평활근을 이완시켜서 연동운동을 느려지게 하는 것이므로, 임신 등으로 프로게스테론(progesterone)이 올라갈 때는 변비가 발생할 수 있습니다. 그리고 월경주기 중 황체기 때는 변비가 생기기도 합니다.
에스트로겐(estrogen)은 소화관의 평활근 수축조절에 관여하므로 에스트로겐(estrogen)수치 높으면 소화관 운동이 저하되어 변비가 발생합니다. 또한 장내수분 재흡수에 영향을 미쳐 장내벽에서 수분이 과도하게 흡수되어 대변이 단단해져 변비를 초래합니다. 그래서 임신 초기나 폐경 전후에 에스트로겐(estrogen)의 변화로 변비가 흔해질 수 있습니다.
임신 중에는 특히 프로게스테론(progesterone) 수치가 증가하면서 장 운동이 느려지고, 자궁의 크기가 커지면서 장의 물리적 압박이 가해져 변비가 악화될 수 있습니다. 그리고 임신 중에 철분 보충제를 섭취하면 철분에 의해 변비가 생길 수 있습니다.

) 식품별 식이섬유소 함량

식품명	1회 섭취량	식이섬유소 함량(g)	식품명	1회 섭취량	식이섬유소 함량(g)
곡류			콩류		
콘플레이크	1컵	0.5	검은콩(숙)	1/2컵	6.1
오트밀	1/3컵	2.7	강낭콩(숙)	1/2컵	6.9
밀가루	2.5큰술	0.6	녹두(숙)	1/2컵	3.3
통밀가루	2.5큰술	2.1	흰콩	1/2컵	5.0
마카로니(숙)	1/2컵	0.7	견과류		
국수(숙)	1/2컵	1.4	아몬드	6알	0.6
팝콘	3컵	2.0	땅콩버터	1큰술	1.0
흰밥	1/3컵	0.3	땅콩	10알	0.6
현미밥	1/3컵	0.8	참깨	1큰술	0.8
스파게티(숙)	1/2컵	0.9	해바라기씨	1큰술	0.5
빵·과자류			호두	2개	0.3
베이글	1/2개	0.7	채소류		
호밀식빵	1조각	1.2	고구마(숙)	1/3컵	2.7
식빵	1조각	0.8	늙은 호박(숙)	1컵	1.2
통밀빵	1조각	1.5	시금치(숙)	1/2컵	1.6
타고셀	2개	1.4	애호박(숙)	1/2컵	0.7
토르티야, 옥수수	1개	0.7	토마토(중간 것)	1개	1.3
와플, 토스트	1개	0.7	피망(썰어서)	1/2컵	1.7
과일류			상추	1컵	0.5
사과 작은 것(껍질 포함)	1개	2.3	콩나물	1컵	1.6
살구(건)	3개	2.0	아스파라거스	1/2컵	1.8
살구(껍질 포함)	4개	3.5	브로콜리(숙)	1/2컵	2.4
바나나(소)	1개	2.2	양배추	1컵	1.5
자몽(중간 것)	1/2개	1.6	당근(중간 것)	1개	2.3
포도(껍질 포함)	15알	0.4	셀러리(썰어서)	1컵	1.7
키위(큰 것)	1개	1.7	옥수수(통)	1/2컵	1.6
멜론(네모 썰기)	1컵	1.1	오이(썰어서)	1컵	0.5
수박(네모 썰기)	1컵	0.6	양송이(썰어서)	1컵	0.5
오렌지(소)	1개	2.9	양파(숙, 썰어서)	1/2컵	2.0
복숭아(껍질 포함, 중간 것)	1개	2.0	양파(썰어서)	1/2컵	1.7
파인애플	3/4컵	1.4	완두(통)	1/2컵	3.2
파인애플(통)	1/3	1.4	해조류		
건포도	2큰술	0.4	마른김	100g	31.2
딸기	1과 1/4컵	2.8	마른 다시마	100g	29.3
푸르트칵테일(통)	1/2컵	2.0	마른 미역	100g	37.1
자두(중간 것)	2개	2.4			

* (숙): 익힌 것, (통): 통조림, (건): 말린 것
* 출처: 『변비와 식사요법』, 교문사, 2002, 26~27쪽

> 식품별 식이섬유소 함량

	분류	발효능	함유 식품
불용성 식이섬유 **(세포벽 구성 물질)**	리그닌	분해되지 않음	당근, 우엉, 산채류
	셀룰로스	느리게 분해	곡류(현미, 통밀), 대두, 채소
	헤미셀룰로스	셀룰로스보다 빨리 분해	밀배아, 채소류
	프로토펙틴	느리게 분해	감귤류, 사과 등 과일, 줄기
	키틴	분해되지 않음	게, 새우
수용성 식이섬유 **(비구조 물질)**	펙틴	빠르게 분해	감귤류, 사과
	수지(식물성 고무)	빠르게 분해	구아검, 카라야검, 아라비아검
	해조 다당류 (알긴산, 카라기닌)	빠르게 분해	미역, 다시마
	화학적 다당류	빠르게 분해	카복기메틸셀룰로스, 폴리덱스트로스

> 식이섬유의 성질과 질병 예방 효과

물리적 성질	생리적 성질	질병 예방 효과
불용성	• 장내 세균총의 변화 • 장의 연동운동 촉진 • 장내 유해균 억제	변비, 대장암 예방
확산·지지 작용, 젤 형성	• 소장에서 일부 영양분 흡수 억제 • 혈중 당질, 콜레스테롤, 담즙산 농도 저하	당뇨병, 비만, 동맥경화, 고지혈증, 담석증 예방
부피형성	• 분비량 증가 및 장내 압력 감소	변비, 충수염, 게실염 예방
양이온과 교환 또는 결합 작용	• 나트륨과 칼륨의 교환 작용 • 칼슘, 철, 아연과 결합	지나친 섭취는 무기질 부족 초래

Q16 변비를 방치했을 때 나타날 수 있는 합병증이 어떤 게 있나요? 변비 치료가 필요한 이유가 무엇인지 자세한 설명 부탁드립니다.

변비를 방치했을 때 나타날 수 있는 문제는 아주 다양한데, 대표적으로 만성피로, 담낭염, 간질환, 신장염, 방광염, 피부 트러블 등이 있습니다.
신체구조상 영양소를 섭취하고 소화시켜서 찌꺼기로 내보내는 것이 정상적인 사이클인데, 이 사이클에 문제가 생기는 것이 변비입니다. 변비가 있으면 가스가 차서 복통이 일어나고, 복부 팽만감 등으로 힘들 수 있습니다. 변을 제대로 밀어내지 못하면 변을 보다가 쓰러지는 상황도 있습니다. 그 때문에 심하면 우울증에 걸릴 수도 있습니다.
또한 변비가 있으면 항문이 아프기도 하고, 힘을 주다 보면 골반 근육과 항문 거근이 과긴장되고 통증이 생기게 됩니다. 그리고 변 자체가 장에 오래 머물면 독성이 못 빠져나가게 됩니다. 그리고 변이 장을 막게 되면 장폐색이 생겨서 수술해야 할 수도 있습니다.
또는 변의 압력에 의해 혈류에 지장이 올 수도 있고, 장 허혈성 괴사가 생겨 장이 손상될 수 있습니다. 장이 손상되면 그쪽을 통해 유해 물질이나 세균 등이 체내로 흡수될 수 있습니다. 그러면 패혈증이 생기거나 유해 물질과 세균이 우리 몸에 여러 가지 다른 부작용을 유발할 수 있습니다. 실제로 장 기능이 떨어지면 장이 부풀려질 수 있고, 심해지면 장 천공까지도 발생할 수 있습니다.
생명에 치명적인 부분을 강조했지만, 변비는 그 자체로도 큰 불편함을 일으킬 수 있으므로 꼭 해결해야 합니다. 변비는 반드시 치료해야 하는 병입니다. 변비가 심한 사람은 죽고 싶다며 우울증에 시달리는 경우도 있습니다.

Q17 변비를 예방하고 치료하기 위한 식이섬유 섭취에 대해 이야기를 해 주세요.

식이섬유의 양이 저하되면 대장 운동도 떨어집니다. 식이섬유의 역할 중 하나는 수분 흡수이고, 대변의 양을 많이 만들게 하므로 장 운동도 촉진됩니다.
섬유질은 크게 수용성과 불용성 섬유질이 있습니다. 수용성 섬유질은 수분을 유지시켜 변을 부드럽게 만들어 배변을 원활하게 할 수 있습니다. 또한, 수용성 섬유질은 장내 유익균의 먹이이기도 해서 장내 환경도 개선됩니다. 수용성 섬유질의 예를 들면, 귀리, 보리, 아보카도, 베리류, 견과류, 치아씨드 등이 있습니다.
불용성 섬유질은 물에 녹지 않고 대변의 부피를 증가시킵니다. 그 자체가 변을 만들기도 하지만, 대장을 자극해서 장 운동을 촉진시킵니다. 불용성 섬유질의 예로는, 통곡물, 브로콜리, 당근, 셀러리, 껍질째 먹는 과일 등이 있습니다.
섬유질 섭취 때도 주의해야 할 점이 있습니다. 섬유질 섭취를 너무 갑자기 늘리면 복부 팽만감이나 가스가 발생될 수 있으므로 서서히 늘려나가야 할 필요가 있습니다. 또 충분한 양의 물을 함께 섭취해야 합니다.

Q18 바이오피드백(biofeedback)이 변비에서도 큰 도움이 되나요?

예. 변비 치료에 큰 도움이 됩니다. 바이오피드백(biofeedback) 치료는 배변을 보기 위한 여러 가지 생리적 활동을 시각적 또는 청각적 신호로 제공함으로써 자신의 신체 기능을 자발적으로 조절할 수 있도록 돕는 치료 기법입니다. 주로 골반 근육이나 직장, 항문 등의 신경 근육을 훈련하는데 사용되고 있습니다.

Q19 변비의 약물 치료에 대한 설명을 부탁드리겠습니다.

변비 치료에서 가장 중요한 것이 식생활 패턴과 운동, 스트레스 조절 등이지만 약물도 큰 역할을 합니다.
사람들이 많이 오해하는 것이 변비약을 먹는 것에 스트레스를 느끼는 것입니다. 그럴 때 저는 이렇게 말합니다. "환자분은 왜 물을 마시나요? 물이 필요하기 때문입니다. 따라서 변비약도 큰 부작용이나 습관성이 없다면 먹어야 합니다. 이는 인간의 지혜 중 하나입니다."
변비약 중에서 가장 쉽게 접근할 수 있는 것은 팽창성 하제와 삼투성 하제입니다. 팽창성 하제와 삼투성 하제는 장기간 사용해도 크게 부작용이 없는 완하제입니다.

Q20 변비 치료로 수술이 필요한 경우는 어떤 경우인가요?

수술의 합병증으로 항문에 협착이 생긴 경우에는 항문을 넓혀주는 수술을 할 수도 있습니다.
직장항문 중첩증 같은 경우에는 장이 많이 처져서 깔때기처럼 막아서 변을 못 보기 때문에 그것을 위로 올려서 고정시켜주면 도움이 될 수 있습니다.
그리고 직장 탈출증도 수술적 치료가 도움이 되기도 합니다.
또한, 골반 장기 탈출로 인해 변비가 심한 경우도 수술할 수 있습니다. 대장암이 있거나, 대장에 협착부위가 있으면 수술로 해결하기도 합니다.

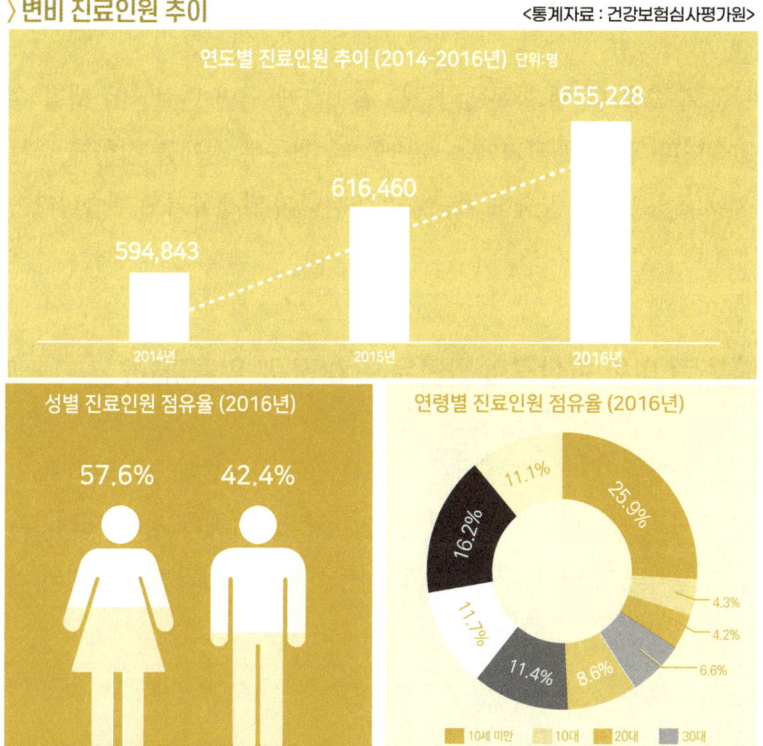

〉변비 진료인원 추이 〈통계자료 : 건강보험심사평가원〉

Part 7 변비와 변실금의 명의(名醫)를 만나다   무엇이든 물어보세요 **변비·변실금** 백과사전

2. 변실금

Q1 수술로 인해 변실금이 발생하는 경우도 있나요?

항문 수술을 할 때 항문괄약근을 절제하게 되면 변실금이 생길 수 있습니다. 그리고 과거에는 분만할 때 회음부 절개를 심하게 하는 상황도 있었는데 깊숙히 절단해서 변실금이 발생하기도 했습니다.

Q2 그 이외 변실금의 원인은 또 어떤 게 있을까요?

수술 합병증이 아닌 변실금은 노화로 인한 항문괄약근의 약화로 인한 것이 있습니다. 직장이 처진다거나 직장 자체가 자꾸 내려가다 보면 괄약근이 벌어지기도 하고, 회음신경을 잡아당겨서 신경의 기

능이 떨어질 수도 있습니다. 또는 직장항문 중첩증이 있으면 변실금이 생길 수 있습니다. 일시적이지만 대장염이 있다거나 갑자기 복압이 상승하면 항문 압력을 못 견디게 되어 변실금이 발생할 수 있습니다. 또한, 직장 수술로 인해 직장의 용량이 줄어든다거나, 직장염이 있으면 직장의 민감성이 증가해서 변실금이 생길 수 있습니다. 이처럼 변실금은 여러 가지 원인이 있습니다.

Q3 대장내시경 검사가 도움이 되나요?

앞서 말한 것처럼 복압이 상승해서 변이 묽거나 변을 못 참게 될 수 있으니까 기본적으로 대장내시경을 합니다. 그리고 대장에 염증이 있는 경우도 장의 민감도가 증가할 수 있기 때문에 대장내시경을 해 볼 수 있습니다.

Q4 변실금에는 가스가 나오는 가스실금이 있고, 고형 변이나 액체 변이 나오는 변실금으로 나뉜다고 알고있습니다.
가스실금 치료는 어떻게 하나요?

가스실금은 가스가 너무 많이 차서 일 수도 있고, 음식이나 장내 미생물의 변화로 발생하는 것일 수도 있습니다. 그리고 장 운동 촉진 때문에 발생하기도 하므로 괄약근을 체크해 보거나 유산균과 가스 제거제 등을 섭취하여 장이 과민한 경우를 치료해 볼 수 있습니다.
그리고 괄약근의 힘이 떨어져 있다면 바이오피드백(biofeedback) 치료가 도움이 됩니다.

Q5 액체 변이나 고형변 변실금 치료에 대해 특별히 해 주실 이야기가 있을까요?

이 같은 경우는 더 심한 경우이므로 여러 가지 원인을 살펴봐야 합니다. 기질적인 것인지, 항문괄약근 손상이나 출산 후 손상, 외과 수술로 인한 괄약근의 약화, 신경 손상, 당뇨병, 척추 손상, 다발성 경화증, 알츠하이머 등으로 항문 압력과 관련된 이상이 있는지, 변이 가득 차 있는지, 장 질환이 있는지 등 적극적으로 검사해서 치료해야 합니다.
그리고 혹시라도 직장과 관련한 것이 아닌지 정밀 검사를 할 필요가 있습니다.

Q6 변실금의 치료에 대해 설명을 해 주세요.

우선은 식생활 패턴 등이 중요합니다. 그리고 약물 치료로 장 운동을 억제하거나 자극합니다.
그리고 바이오피드백(biofeedback) 치료를 통해 괄약근의 조절 능력 치료를 할 수 있는데 케겔운동과 같이하면 더 큰 효과를 볼 수 있습니다.

또한, 운동 등을 통해 전체적으로 근육을 키우는 것도 치료 중 하나가 될 수 있습니다.

Q7 바이오피드백(biofeedback) 치료가 굉장히 효과가 높고, 교과서적으로는 70%의 효과가 있다고 알려져 있습니다.
실제적으로 바이오피드백(biofeedback) 치료 효과가 어느 정도 있다고 보십니까?

굉장히 큰 도움이 된다고 생각합니다. 구조적인 변화가 없는 경우는 바이오피드백(biofeedback) 치료가 많은 도움이 됩니다.

〉 변실금 유병자수 추이

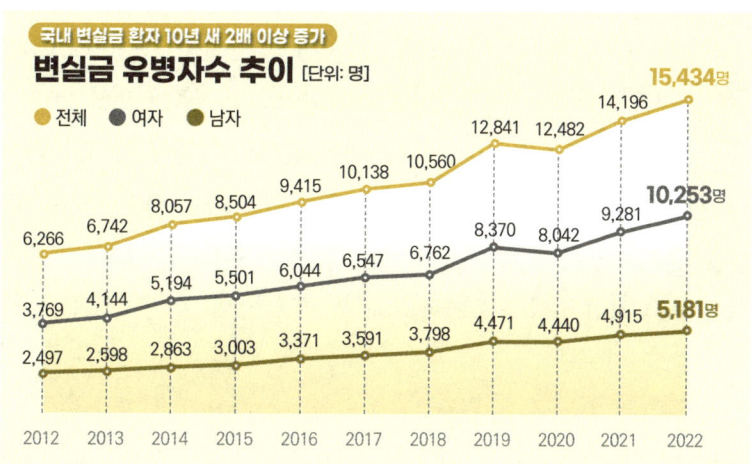

자료: 건강보험심사평가원

Q8 하지만 아직도 많은 병·의원에서 바이오피드백(biofeedback) 치료를 잘 안 하는 것 같아요. 그 이유가 뭘까요?

바이오피드백(biofeedback) 치료는 외과에서 할 수밖에 없습니다. 왜냐하면, 항문을 봐야 하기 때문입니다. 그리고 대장항문외과도 직장 생리를 볼 수 있는 전문적인 지식과 장비가 있어야 하기 때문에 의사가 이쪽으로 관심을 갖지 않으면 쉽지 않은 일이라고 생각합니다.

Q9 변실금은 그냥 숨어서 지내시는 경우도 많고 사회생활을 아예 기피하는 경우도 많으신 것 같은데, 변실금 때문에 고생하시는 환자분들을 위해서 한 말씀 해 주세요.

변실금은 숨겨야 할 병이 아닙니다. 변실금이 있다는 것을 알렸다가 수치심을 겪게 될까봐 고민을 거듭하다가 오는 경우가 많은데, 변실금은 숨겨야 할 병이 아니고 평범한 질병이므로 전부 털어놓아야 아픔을 나눌 수 있다고 생각합니다. 병은 윤리적 문제도 아니고 본인이 잘못한 것도 아니기 때문입니다. 함께 고민하고 털어놓으면, 대부분의 변실금은 해결되므로 너무 병을 숨기지 말고 드러내놓고 광명을 찾는 것이 좋다고 생각합니다.

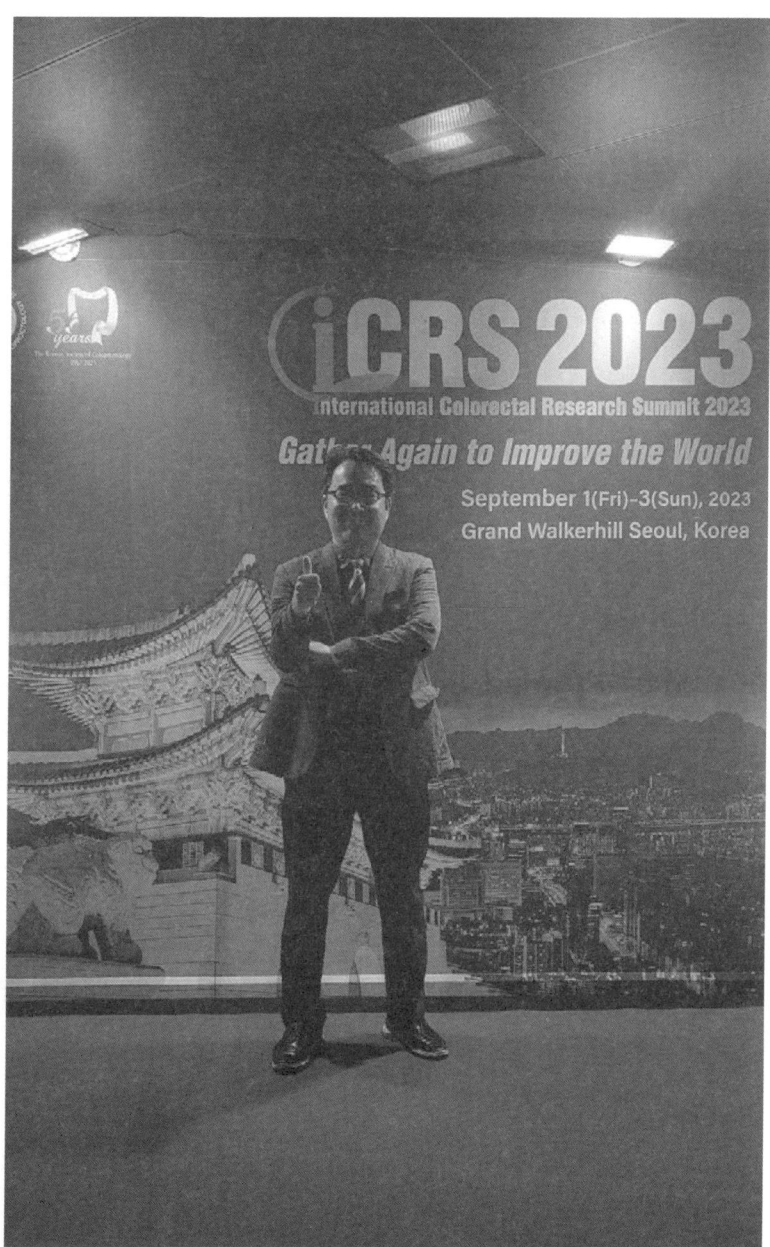

변비 증상 개선 운동

〉 근력을 강화하는 체조

- 운동 강도 : 최대 운동능력의 60~70%.
- 운동 시간 : 20~40분
- 운동 횟수 : 주 3~5일

복근 강화 체조 1
■ 초심자와 중장년층

〉 누워서 발끝보기

1. 발을 모으고 똑바로 누워서 발끝을 몸 쪽으로 당긴다.
2. 양팔은 가지런히 몸에 붙이고 손바닥은 바닥을 향한다.
3. 천천히 고개를 들어 10초간 발끝을 바라본 뒤에 고개를 천천히 내려서 10초간 휴식한다.
4. 이 과정을 5회 이상 실시한다.

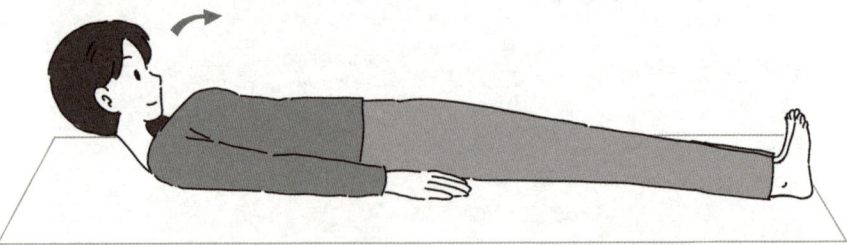

> ## V 자세 유지하기

1. 앉아서 두 다리를 뻗고 두 손을 등 뒤의 바닥에 붙인다.
2. 두 다리를 똑바로 뻗은 채 30~50cm 정도 들어올려 10초간 자세를 유지한다.
3. 이 과정을 2~3회 실시한다.

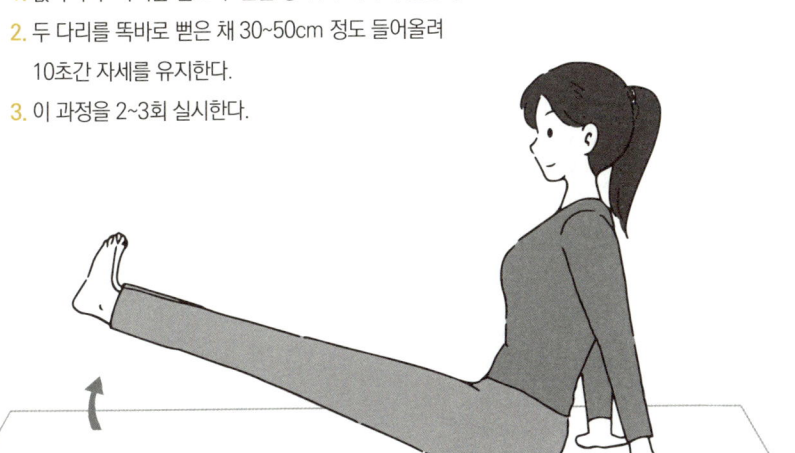

> ## 다리 들어 유지하기

1. 발끝을 모으고 똑바로 누워 양팔을 몸에 가지런히 붙인 후 손바닥은 바닥을 향하게 한다.
2. 무릎을 구부리지 않은 상태로 뒤꿈치를 바닥에서 대략 30cm 정도 들어올리고 그대로 자세를 유지한다.
3. 처음에는 30초간 자세를 유지하는 것을 3회 하고, 점차 자세를 유지하는 시간을 늘려 1분 이상 지속하도록 한다.

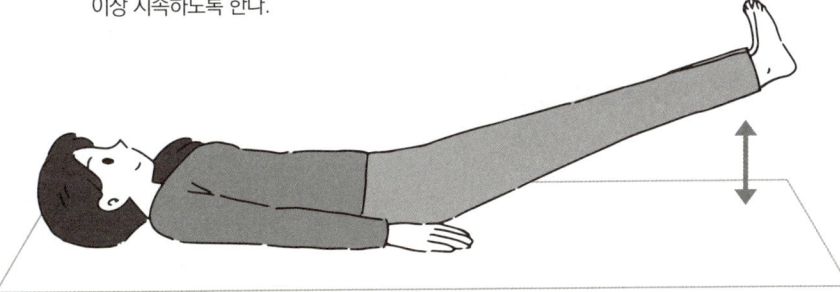

〉다리 직각으로 들어올리기

1. 똑바로 누운 상태에서 발끝을 모으고 양팔은 가지런히 몸에 붙인 후 손바닥은 바닥을 향하게 한다.
2. 다리를 직각으로 들어올린 후 천천히 다리를 내리되, 바닥에 닿지 않게 한다.
3. 5초간 유지한 뒤 다시 직각으로 들어올린다.
4. 이 과정을 5~10회 정도 반복한다.

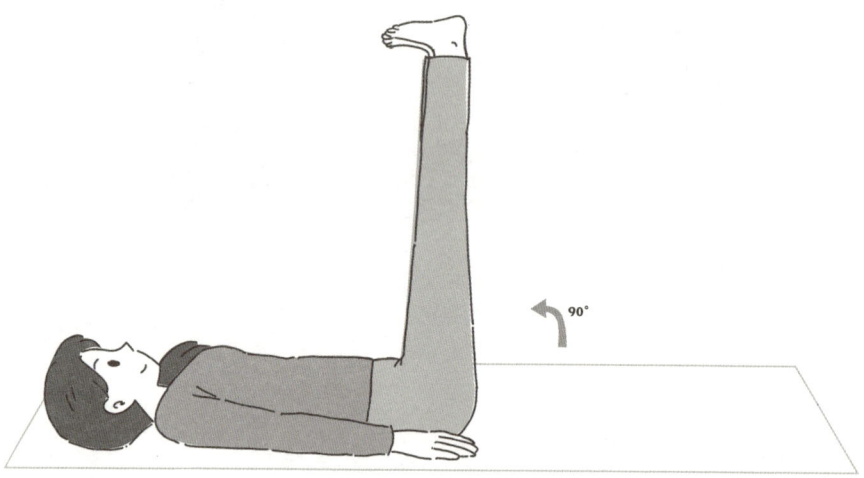

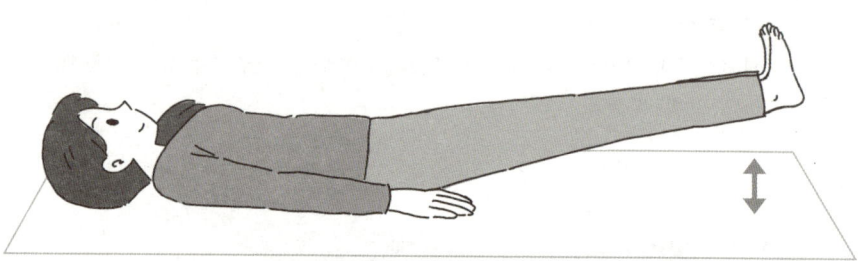

* 다리를 내릴 때 다리와 바닥의 간격이 적을수록 배에 많은 힘이 들어가고 효과가 좋다.

〉 손바닥으로 윗몸 일으키기

1. 발끝을 모으고 똑바로 누운 상태로 양팔은 몸에 가지런히 붙인 후 손바닥은 바닥을 향하게 한다.
2. 상체를 천천히 일으킨다. 처음에는 팔꿈치가 바닥에 닿을 수 있으나, 차츰 손바닥만으로 일어날 수 있을 것이다.
3. 10회 정도 반복한다.

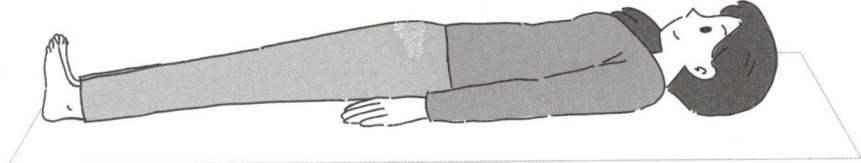

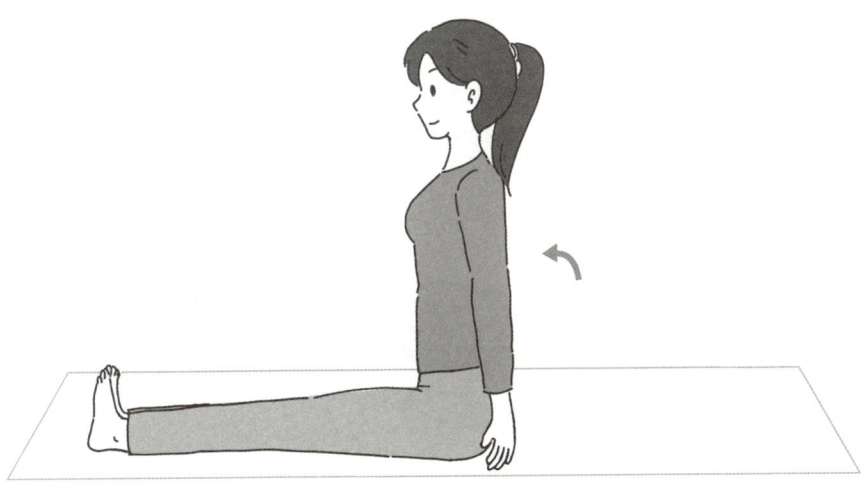

* 허리가 아픈 사람은 조심하여 시행한다.

> 바닥에 허리 붙이기

1. 똑바로 누워 배에 힘을 주고 허리를 바닥에 붙인다. 이때 발끝을 세우면 허리를 바닥에 붙이기 쉽다.
2. 10초간 이 동작을 유지하고, 5회 이상 반복하여 실시한다.

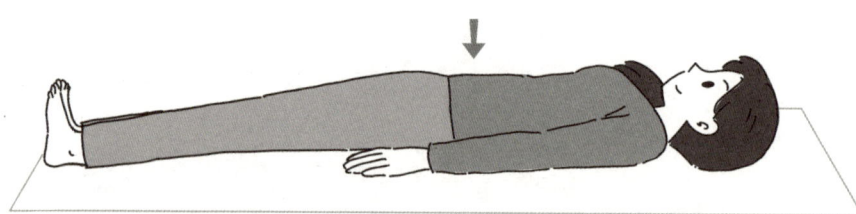

> 허리만 들어올리기

1. 발끝을 모으고 똑바로 누워 양팔을 몸에 가지런히 붙인 후 손바닥은 바닥을 향하게 한다. 허리 부분만 위로 들어준다. 이때 발등을 펴면 자연스럽게 허리를 올릴 수 있다.
2. 10초간 이 동작을 유지하고, 3회 이상 반복하여 실시한다.

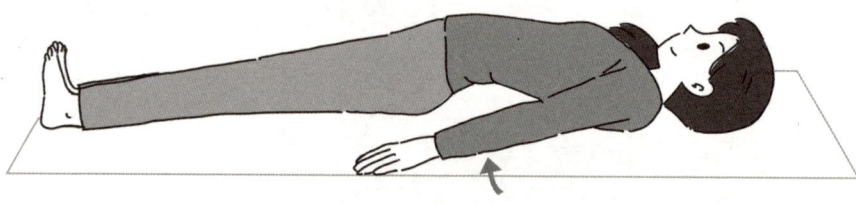

복근 강화 체조 2
■ 젊고 건강한 사람

〉 복부 들어올리기

1. 다리를 뻗고 앉아서 두 손을 몸 뒤로 둔다.
2. 두 무릎을 펴고 허리를 일으켜 몸을 활처럼 뻗었다가 허리를 내린다.
3. 20회 정도 반복한다.

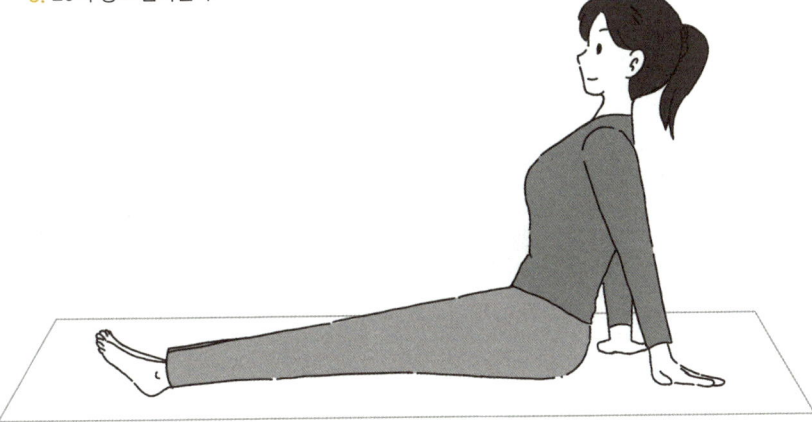

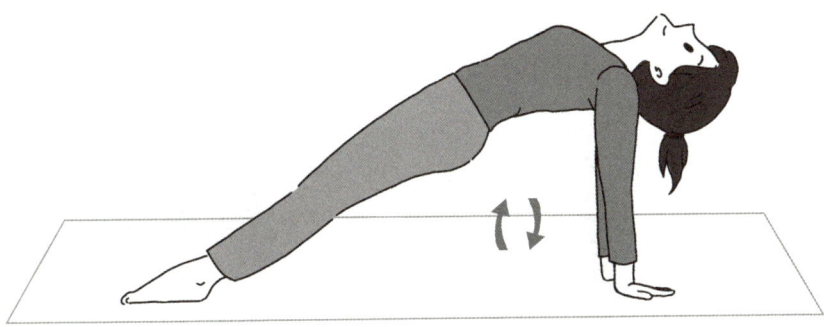

* 자신의 허리 무게를 버티기 힘들다면 복근력이 약하다는 증거다.

> 바닥과 ㅁ자 만들기

1. 무릎을 구부리고 앉아 두 손을 뒤로 댄다.
2. 허리를 올리고 활처럼 몸을 젖힌다. 이때 시선은 천장을 향한다.
3. 다섯을 센 다음 허리를 내린다. 10회 정도 반복한다.

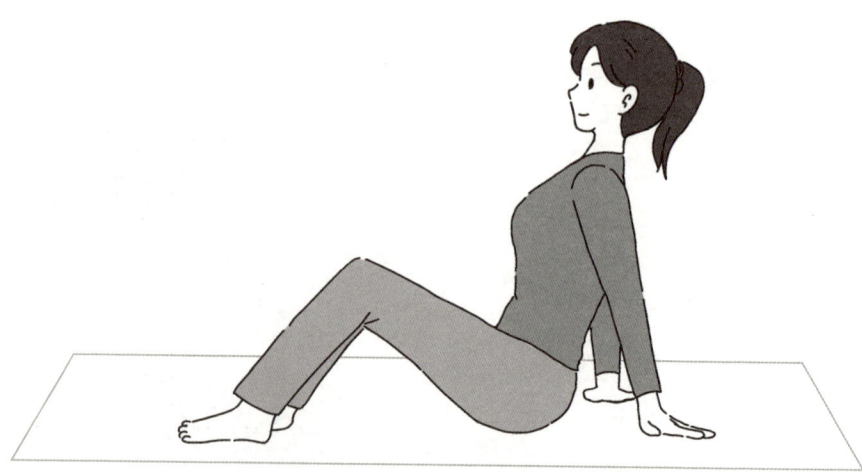

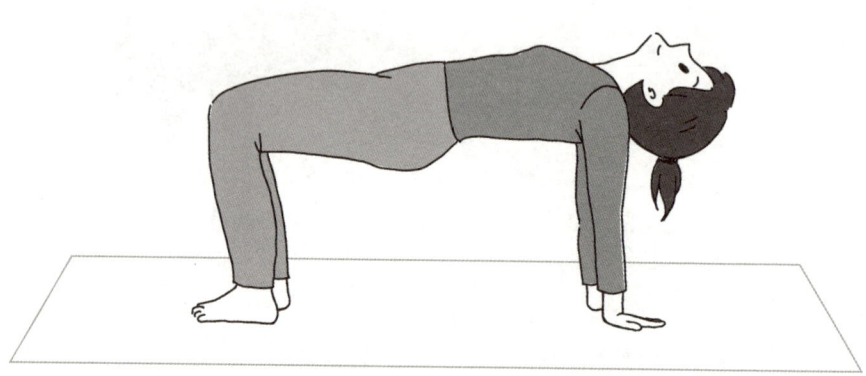

〉 윗몸 일으키기

1. 양 무릎을 세우고 눕는다.
2. 하복부에 힘을 주고 팔을 앞으로 뻗은 채 반동 없이 천천히 상체를 들어올린 후 2~3초간 정지했다가 천천히 내려온다.
3. 이번엔 손을 머리 뒤로 돌려서 깍지 끼고 하복부에 힘을 준 상태에서 천천히 상체를 들어올렸다가 내린다.
4. 호흡은 윗몸을 일으킬 때 내쉬고 윗몸을 내릴 때 천천히 들이마신다.
5. 이 과정을 20회 반복하는 것을 1세트로, 하루에 3세트씩 실시한다.

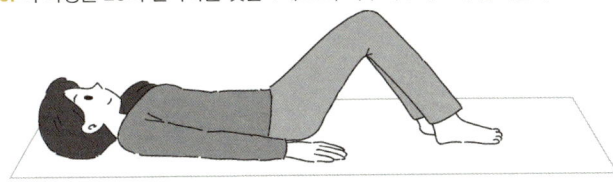

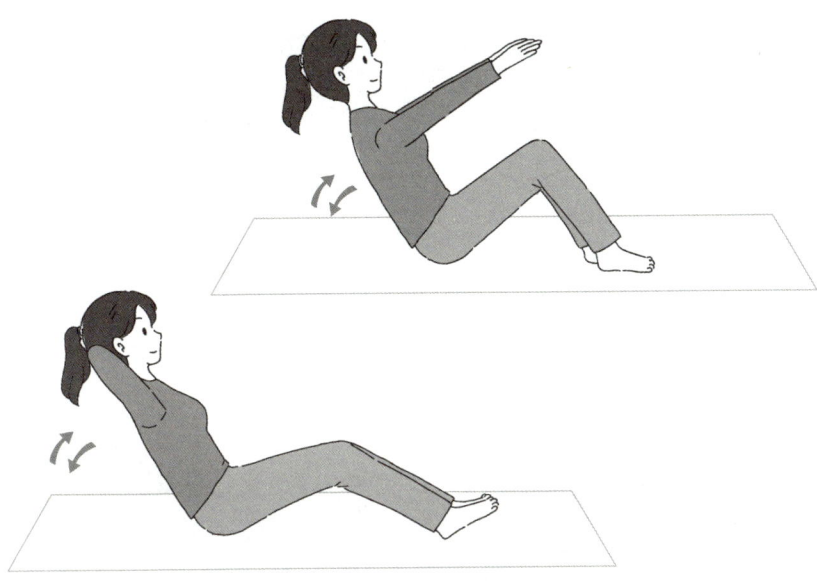

* '손바닥으로 윗몸 일으키기'부터 시작하여 차츰 '윗몸 일으키기'로 바꾸고 횟수도 서서히 늘려간다. 횟수는 20대는 50회, 30대는 40회, 40대는 30회, 노인은 20회 정도가 1차 목표다. 매일 아침과 저녁, 식사 전 공복에 하면 복근에 힘이 붙고 복부의 지방도 줄어드는 효과를 얻을 수 있다.

등배근과 위장을 강화하는 체조

> 등배근 강화 체조

1. 얼굴이 바닥을 향하도록 엎드리고 양팔은 몸에 붙인다.
2. 머리와 가슴과 다리를 동시에 바닥에서 들어올린다.
3. 이 과정을 10회 반복하는 것을 1세트로, 하루에 3세트 실시하다가 점점 횟수를 늘려나간다.

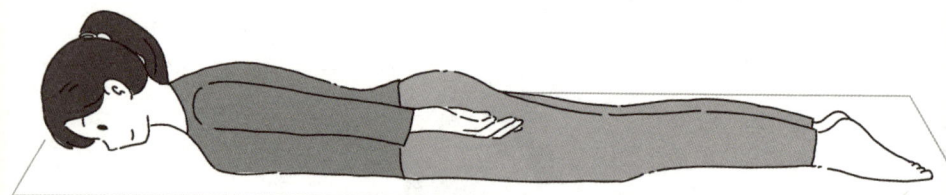

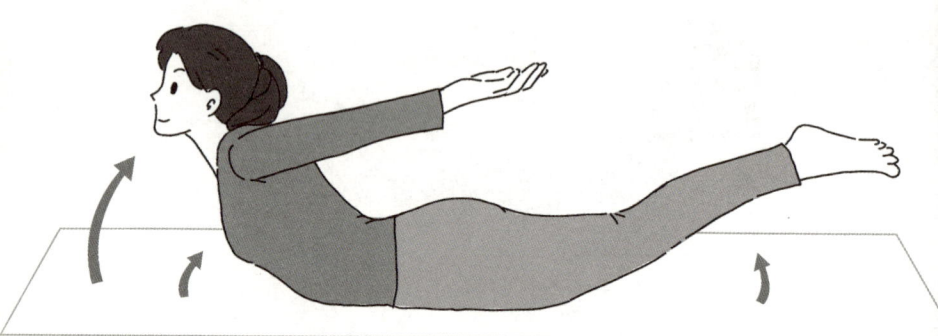

〉위장 강화 체조

1. 다리를 가볍게 벌리고 엎드려서 양손은 팔꿈치를 구부려 가슴 옆에 둔다.
2. 팔꿈치를 바닥에 붙인 채로 상체를 천천히 일으키면서 숨을 들이쉰다. 구부렸던 양팔은 천천히 편다
3. 다리를 들어올린다. 이때 발꿈치가 엉덩이를 바라보도록 하고, 얼굴은 비스듬하게 위를 바라보고 4~8번 심호흡을 한다.
4. 다시 천천히 내려와 엎드린다.
5. 양손으로 양발을 잡고 숨을 들이마신 뒤에 얼굴과 손, 발을 들어올려 활모양이 되게 한다.

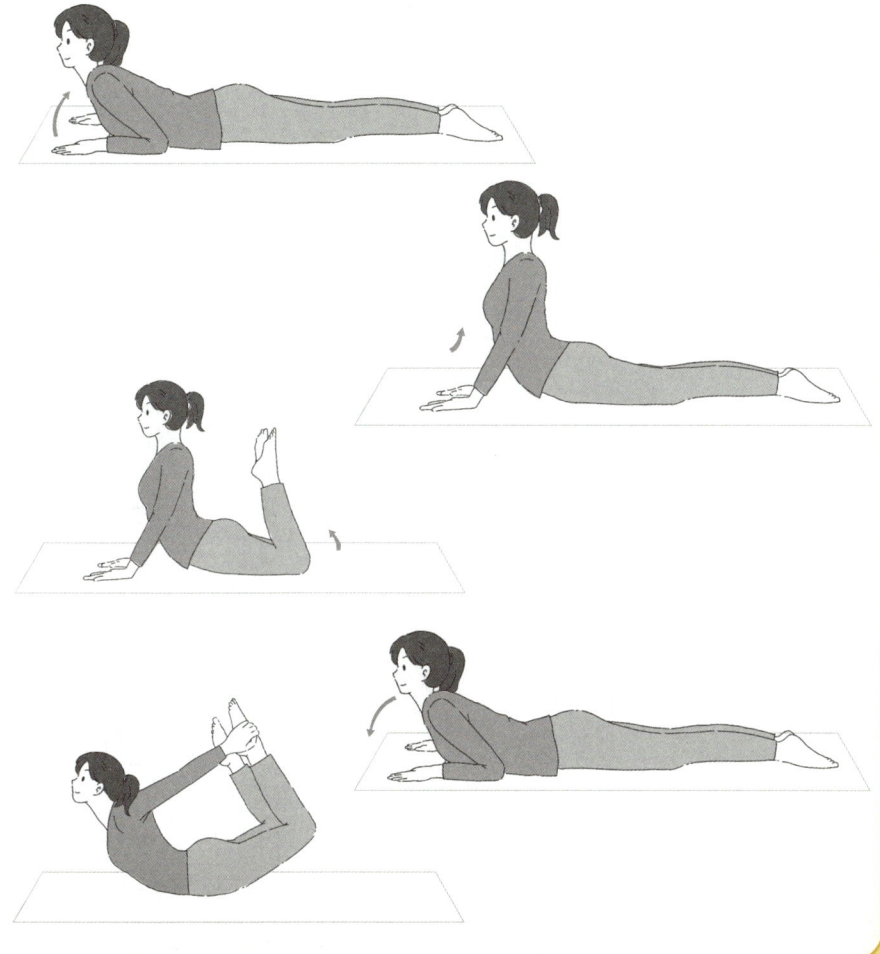

장을 자극하는 체조

〉 허리 구부렸다 펴기

1. 바로 서서 천천히 상체를 앞으로 숙인다.
2. 이 자세를 5~10초간 유지했다가 천천히 상체를 편다.

* 장의 연동운동을 촉진하여 배변을 개선하는 효과가 뛰어나다.

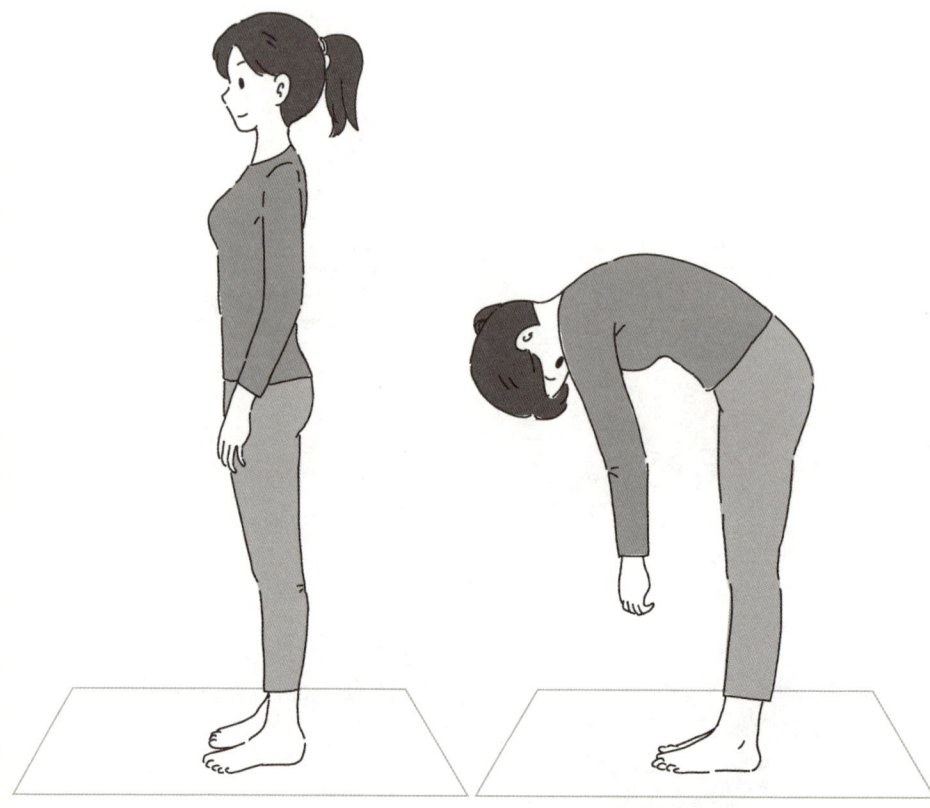

〉 다리 굽혔다 펴기

1. 무릎을 구부리고 앉아서 두 손을 발 근처 바닥에 댄다.
2. 두 손을 가슴 쪽으로 이동시킨 뒤 어깨너비로 바닥을 짚고, 왼쪽 다리로 몸을 지탱한 채 오른쪽 다리를 뒤로 편다. 이때 얼굴은 정면을 향하고 편 발의 무릎은 구부리지 않는다. 배를 당긴다는 느낌으로 한다.
3. 오른쪽 다리를 원래 위치로 돌리고, 두 손과 오른쪽 다리로 몸을 지탱하고 왼쪽 다리를 뒤로 편다.
4. 매일 30회 한다.

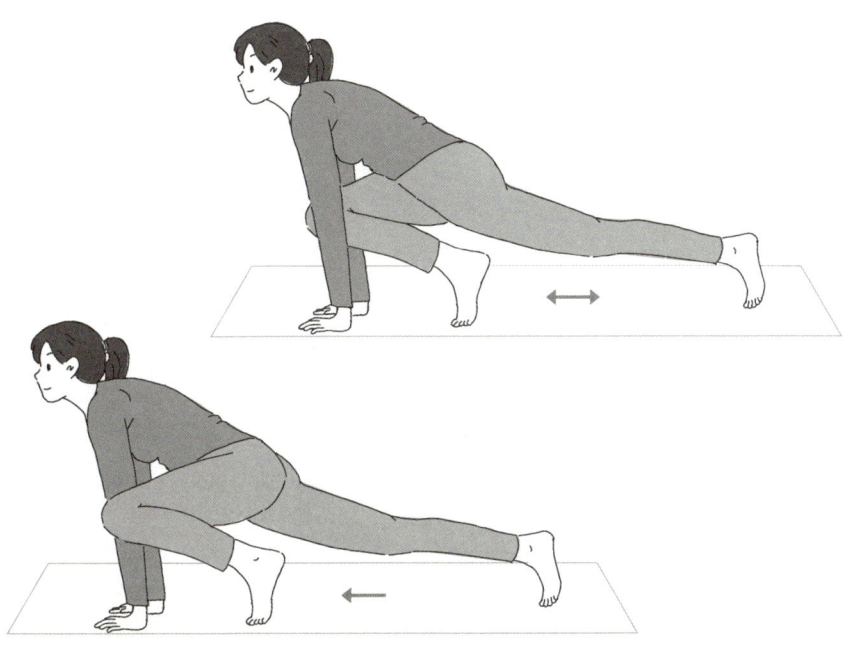

〉배 들이밀기와 내밀기

1. 누워서 손을 배꼽 아랫부분에 대거나 몸에 붙이고 배를 들이밀었다가 내밀기를 반복한다.
   두꺼운 책을 올려놓고 하면 쉽게 할 수 있다.
2. 30~50회 정도 반복한다.

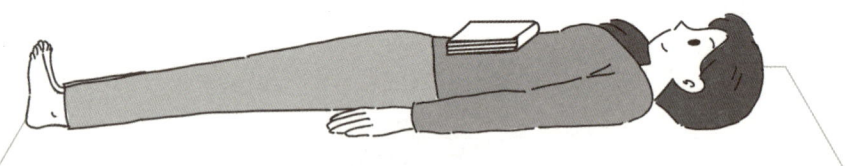

〉자전거 타기

1. 누워서 두 팔과 두 다리를 모은다.
2. 두 다리를 모은 상태에서 들어올리고, 두 팔로 허리 밑의 골반 근처를 받친다.
3. 자전거 페달을 밟듯 허벅지를 크게 회전시킨다.

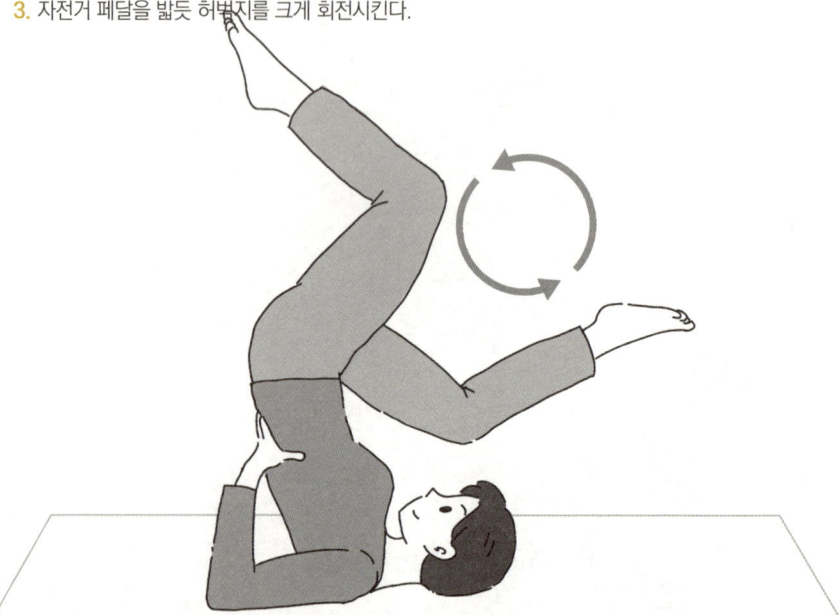

〉 허벅지 벌리기

1. 벽을 향해 서서 양손을 머리 뒤로 돌려 마주 잡고, 다리는 어깨너비만큼 벌린다.
2. 다리를 벌린 상태에서 무릎을 천천히 구부린다. 이때 허벅지를 정확히 바깥쪽으로 벌려야 한다.
3. 30회 정도 반복한다.

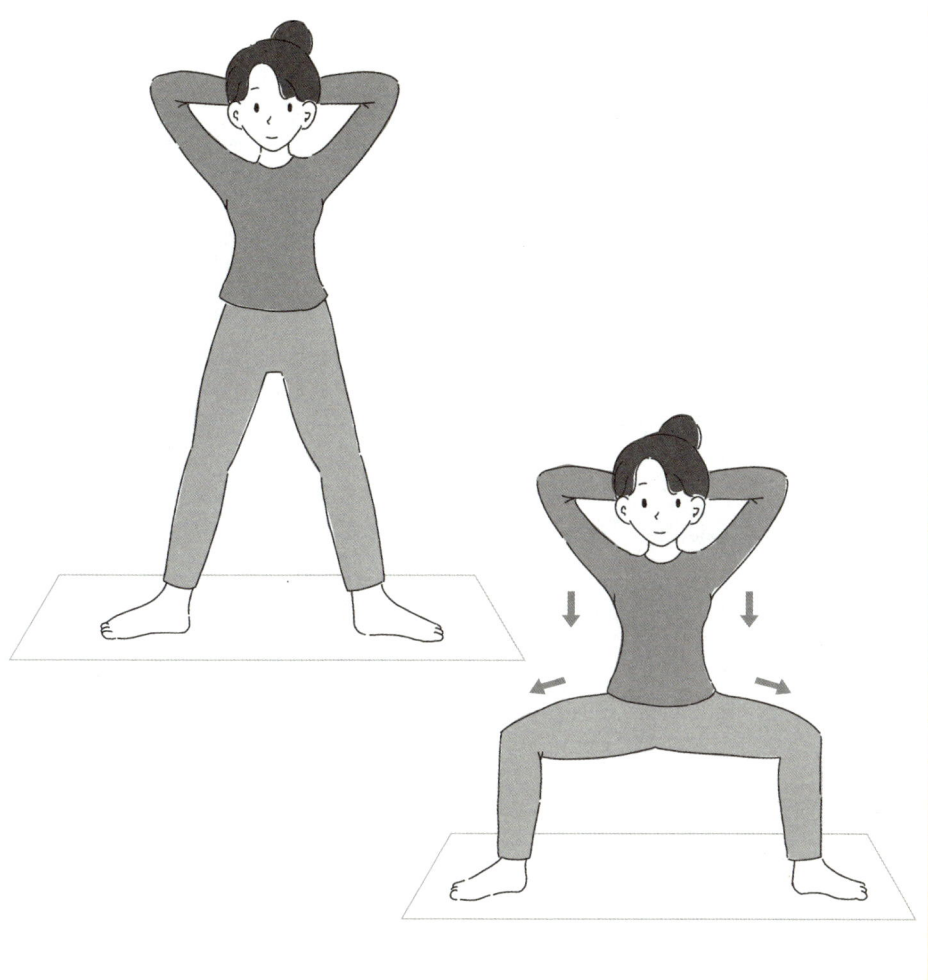

> 복식호흡

1. 편안한 자세로 앉아 힘을 뺀다.
2. 입을 앞으로 내밀고 가늘게 천천히 숨을 내쉰다. 이렇게 가슴의 숨을 다 뱉고 난 후 배를 더욱 오므려서 남아 있는 공기를 남김없이 내쉬도록 한다.
3. 모두 내쉰 후 잠시 숨을 멈추면서 힘을 뺀다. 그러면 자연스럽게 공기가 폐로 들어간다. 이때 의식적으로 배를 부풀려 배에 가득 찰 정도로 공기를 듬뿍 빨아들인다.
4. 반복하여 복식호흡을 한다.

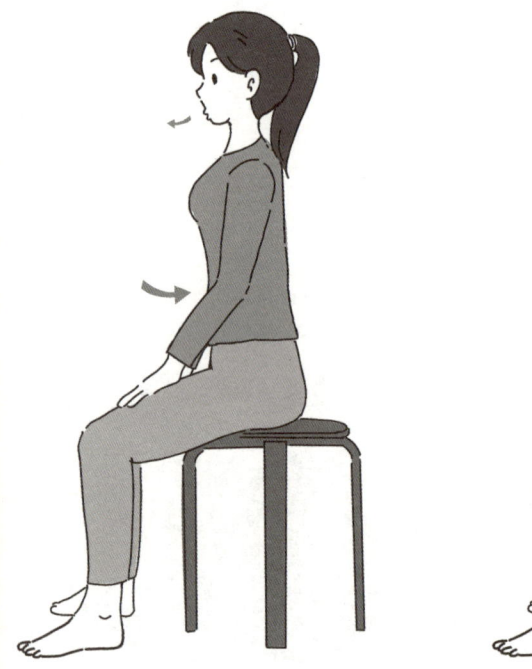
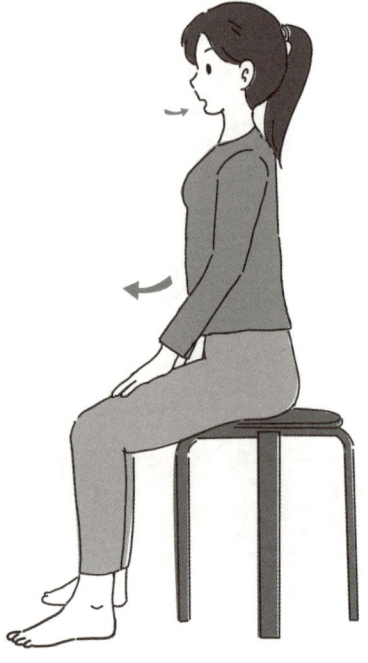

* 복식호흡은 마음을 안정시키고 배를 많이 움직여 장에 자극을 주므로 장의 연동운동을 유발한다. 어떤 자세에서도 할 수 있으나 되도록 편안한 자세로 한다.

> **복부 마사지**

1. 양 무릎을 세우고 눕는다.
2. 손바닥을 비벼 따뜻하게 한 후 깍지 껴서 복부에 대고 시계 방향으로 천천히 마사지한다. 대장 내의 내용물이 몸의 오른쪽에서 시계 방향으로 움직이므로 오른쪽 아랫배부터 원을 그리며 마사지한다.

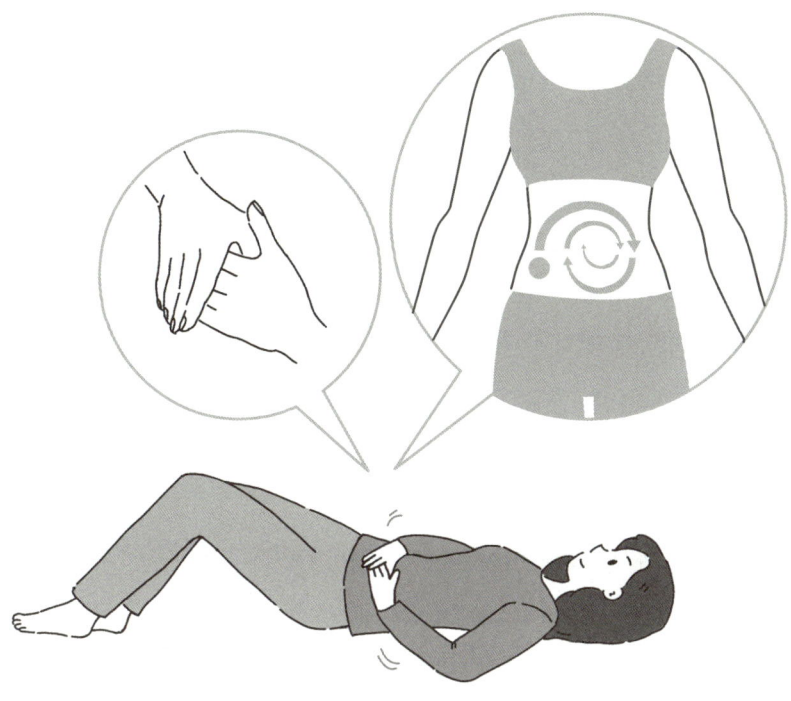

* 대장을 직접 자극해 장의 연동운동을 촉진할 수 있다. 장에 염증질환이 있는 사람이나 수술로 인한 유착이 있는 사람은 장이 손상을 입을 수 있으므로 주의를 요한다.

참고문헌

『무엇이든 물어보세요 내시경 백과사전』이성근·황연정, 페이지원. 2023

『무엇이든 물어보세요 치질 백과사전』이성근·황연정, 페이지원. 2023

『배출 혁명 삶의 질이 수직 상승하는 기적의 대장 항문 건강 이야기』
    아카하네 다쿠야 감수, 박유미 역, 니들북. 2024

『변비의 80%는 출구 변비 탓입니다』사사키 미노리, 박유미 역, 시그마북스. 2024

『유쾌! 상쾌! 통쾌! 변비 탈출기』손대호, 전나무숲. 2012

『토끼 양의 쾌변노트』이사쿠라 히로유키, 김수현 역, 크라운출판사. 2007

『대장·항문 다스리는 법』이동근, 동아일보사. 2006

『대장항문 홈케어』송도병원, 웅진지식하우스. 2006

『변비』(개정판) 대한소화관운동학회, 진기획. 2004

『철저한 변비 치료법』현대건강연구회, 태을출판사. 2003

『변비와 식사요법』박효진·이송미, 교문사. 2002

『대장항문학』(2판) 박재갑, 일조각. 2000

『누구나 알기 쉬운 치질, 변비 이야기』양형규, 세창출판사. 1998

『한평생 온가족 건강을 위하여 철저한 변비 고치는 책』
    사카모토 가즈히사, 한국생화건강연구회편, 태을출판사, 1997

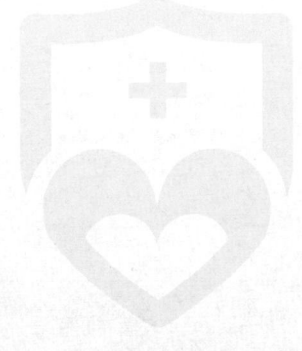

별책부록 1.

장편한외과
이성근 원장 인터뷰

수원 장편한외과
블로그

엉덩이대장
블로그

수원 장편한외과의원
블로그

QR코드 사용방법

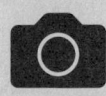 →  →  웹페이지
브라우저에서 youtube에 접속하려면 여기를 누르세요.

1. 기본 카메라 앱을 열어주세요
(애플/안드로이드 동일)

2. 화면에 맞춰 사진을 찍는 것처럼 QR코드를 화면 중앙에 배치합니다.

3. 위와 같이 나타나는 창을 누르면 영상이 유튜브에서 재생됩니다.
(애플도 팝업창 열기를 해주세요)

Q. 외과 의사에게 중요한 것이 무엇이라고 생각하나요?

어려운 질문인데요. 저는 우선 '실력'이라고 생각합니다. 장편한외과의 핵심 가치가 '정확, 정직, 정성'인데, 저는 첫 번째로 '정확한 진료'가 중요하다고 생각합니다. 의사에게 정확한 진료는, 특히나 외과 의사에게는 실력이 가장 중요하다고 생각합니다.

두 번째는 '인성'이 중요하다고 생각합니다. 아픈 사람을 돕고자 하는 따뜻한 마음이 겸비된, 실력 좋은 의사가 되고자 앞으로도 노력하겠습니다.

Q. 원장님은 뛰어난 실력을 갖추기 위해 어떠한 노력을 하셨나요?

저는 '실력있는 좋은 의사'가 되고자 다짐했고, 좋은 의사는 '실력 있는 의사'라고 생각했기 때문에 의과대학 시절 6년 동안 전액 장학금을 받을 만

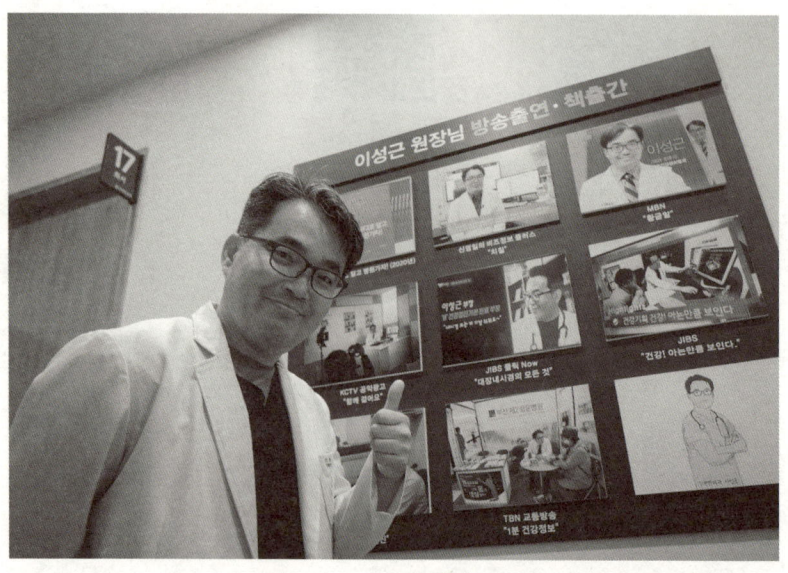

큼 열심히 공부했습니다. 또한, 의사면허를 취득한 이후에는 대학병원, 국립암센터 대장암센터, 대장항문 전문병원, 대장항문 외과의원에서 많은 경험을 쌓으며 장편한외과를 개원하기 전까지 12년 동안 열심히 노력했습니다.

제가 개원하기 전까지 '내가 이 정도 실력으로 개원해도 될까?'라는 고민을 많이 하며 준비했고, 충분히 수련하고 경험을 쌓고 실력을 갖춘 뒤 '이제는 개원해도 되겠다.'라는 생각이 들었을 때 장편한외과를 개원하였습니다.

Q. 의사를 대상으로 강의도 자주 하고, 의료소비자를 위해 책 출간도 많이 하는데 이유가 있을까요?

저도 계속해서 공부하기 위함입니다. 강의하면 저도 공부가 되고, 최근 의료 지식도 업그레이드됩니다. 그리고 저는 강의를 통해 제가 아는 지식을 다른 의사들에게 나눠주는 것도 매우 중요한 일이라고 생각합니다.

책 출간 또한 의료소비자들에게 조금 더 쉽게, 더 많은 정보를 자세히 알려드리기 위해 노력하는 것입니다. 제가 아는 지식을 많은 사람들에게 나누고자 하는 제 나름의 노력이라고 할 수 있습니다. 그리고 저의 책을 통해 똑똑한 의료소비자가 많아져서 우리나라 의료수준이 더 업그레이드되기를 바랍니다.

Q. 원장님은 수술 전 검사를 과도하게 하지 않는 이유가 무엇인가요?

개인적인 경험이 영향을 끼쳤습니다. 제가 어릴 적에 부모님께서 투병 생활을 오랜 기간 하셨는데 우리 가족은 금전적인 고민이 매우 많았습니다. 그래서 저는 의사가 되면 '정말 필요한 검사만 하자.'라고 다짐했습니다. 돈 때문에 서러움을 겪거나 고민하는 분이 조금이라도 적어질 수 있도록 '꼭 필요한 검사만 하자.'라는 것이 제 신조입니다. 저는 언제나 최대한 정직하게 진료하려고 노력 중입니다.

Q. 다른 병·의원보다 수술 비용이 적게 나오는 이유는 무엇인가요?

이 부분도 다소 조심스러운 부분입니다. 우리나라에서 치질 수술은 '포괄수가제(DRG)'라고 해서 금액이 비슷하게 정해져 있습니다. 병·의원마다 최종 비용이 달라지는 이유는 수술 방법이나 비급여 항목인 입원 비용이나 초음파 비용 같은 것 때문입니다.

저희 장편한외과는 그런 비급여 항목을 최소화하려고 합니다. 그리고 저

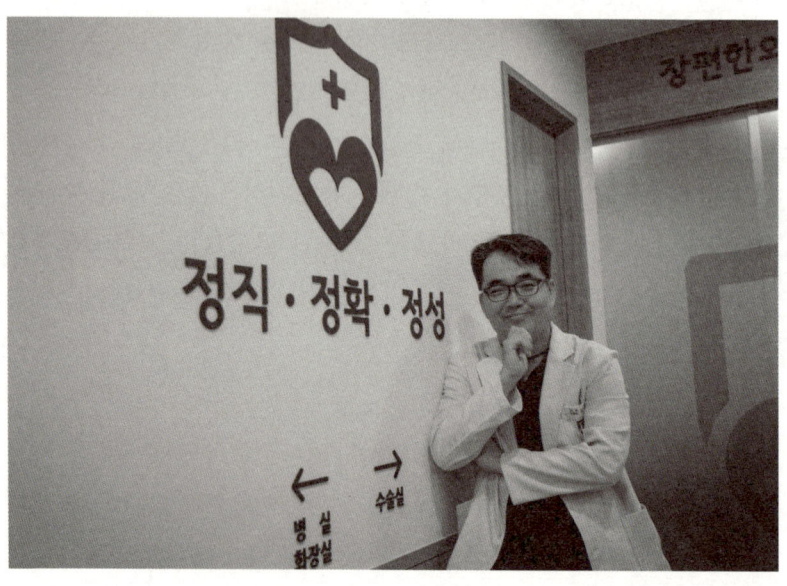

희는 수술 후 당일 퇴원을 하므로 입원비를 받지 않습니다. 입원비가 보통 하루에 5~25만 원 정도 되는데, 그 비용이 없으므로 다른 병·의원보다 저렴한 편입니다.

Q. 진료실에 내원자가 들어오실 때 원장님이 일어서서 맞이하는 이유는 무엇인가요?

저는 매번 내원객이 진료실로 들어오시면 일어서서 맞이합니다. 모든 내원객을 VIP라고 생각하기 때문입니다. 또한, 장편한외과를 찾아주시는 분들에게 드리는 '감사 인사'이자 '존중'의 의미라고 생각하기 때문입니다. '저는 당신을 존중하고, 진료에 최선을 다하겠습니다.'라는 제 다짐이기도 합니다.

저는 그것이 당연하다고 생각하는데 네이버 영수증 리뷰나 다른 후기에서 보면 제 행동에 놀라워하시고, '이런 의사는 처음 봤다.'라고 하시거나, '매우 감동적이었다.'라는 글을 많이 남겨주셔서 저도 감사합니다. 저는 장편한외과를 개원한 이후 단 한 번도 일어나서 내원객을 맞이하지 않은 적이 없고, 앞으로도 계속 그럴 것입니다.

Q. 장편한외과가 후기나 입소문에서 좋은 평가를 받는 이유는 무엇인가요?

우선은 좋은 평가를 해 주시는 것에 매우 감사드립니다. 제가 생각하기에는 아마 '정성을 다하는 진료' 때문이 아닐까 합니다. 장편한외과가 추구하는 가치는 '정확'하게 진료하고, '정직'하게 진료하고, '정성'을 다하는 진료입니다. 저는 언제나 '지극정성'으로 진료하려 하는데, 그런 마음이 전달되었기 때문이 아닌가 싶습니다.

그리고 저는 의사로서 진료하고 치료할 때 중요한 것은 '공감'이라고 생각합니다. 아픈 분들의 마음을 이해하고, 그것을 의사로서 표현하고 공감해 주는 부분이 중요하다고 생각합니다. 제가 공감 능력이 다른 분들보다 좋다는 평가를 받고 있어서 좋은 후기가 많은 것 같습니다. 또한, 수술 결과가 좋고, 검사나 수술 비용도 다른 곳에 비하면 저렴한 편이어서 좋은 입소문이 났다고 생각합니다. 마음을 다하고, 정성을 다하는 진료를 하고자 하는 제 마음이 여러분에게 전달이 되어서 매우 감사합니다.

Q. 원장님이 다른 의사보다 공감 능력이 뛰어난 특별한 이유가 있나요?

개인적인 의견이지만 저도 환자나 보호자로서 고생을 해 봤기 때문이라고 생각합니다. 제가 어릴 적에 부모님께서 투병 생활을 오래 하셔서 병원에서 지낸 시간이 많았는데, 그때 의사들의 모습에서 아쉬움을 많이 느꼈습니다. 그리고 좋은 의사가 어떤 것인지에 대한 고민도 많이 했습니다.

또한, 저도 환자로서 입원을 여러 번 해 보면서 아픈 분들의 마음이 어떤지 잘 알게 되었습니다. 아픈 분에게 필요한 것이 무엇인지, 그리고 환자들이 원하는 것이 무엇인지 생각한 적이 많아서 공감 능력이 좋아진 것 같습니다. 그리고 제가 '공감 능력 향상'을 위해 공부를 많이 한 것도 이유 중 하나라고 생각합니다.

Q. 장편한외과의 직원과 의사가 특별히 친절한 이유는 무엇인가요?

저희 직원과 의사의 친절함을 칭찬해 주셔서 매우 감사드립니다.

저는 직원이 저의 첫 번째 고객이라고 생각합니다. 그래서 가능한 한 직원에게 최대의 만족을 드리기 위해 노력합니다. 의료소비자인 여러분에게 최대의 만족을 드리기 위해서 노력을 하듯, 직원의 만족을 극대화하기 위해 무척이나 노력합니다.

두 번째로 같이 일하는 직원분들과 의사 선생님들이 매우 좋은 분들이기 때문입니다. 이 자리를 빌려 장편한외과에서 저와 함께 여러분을 맞이하는 직원분과 의사분에게 감사드립니다.

Q. 장편한외과는 다른 병·의원보다 설명을 더 자세히 하는 특별한 이유가 있나요?

저는 의사의 의무 중 하나가 '자세한 설명'이라고 생각합니다. 그래서 저는 '투머치 토커(Too much talkers)' 의사가 되려고 노력합니다. 장편한외과의 장점 중 하나가 '자세한 설명'인데, 다른 곳에서는 경험해 보지 못하셨을 만큼 정말 자세히 설명해 드리고, 설명 자료도 드리고, 설명 영상 및 브로슈어를 드립니다. 진심으로 여러분에게 최선을 다해서 설명하려고 노력합니다.

그리고 저는 사람들에게 얘기하는 것을 좋아하고, 의사가 된 보람도 거기에 있습니다. 제 말 한 마디가 누군가에게 큰 도움이 되리라 생각하고, 제 설명이 도움이 된다면 저는 영광이고 기쁜 일이어서 정말 열심히 설명하려 합니다.

Q. '장편한외과'라는 이름처럼 '치료를 받을 때 편안하다.'라는 평이 많은데 그 이유는 무엇인가요?

영광입니다. 저는 편안한 병·의원을 만들려고 노력을 많이 합니다. 사실 항문질환은 사람들이 민망하다고 생각할 수 있는 질환입니다. 그래서 최대한

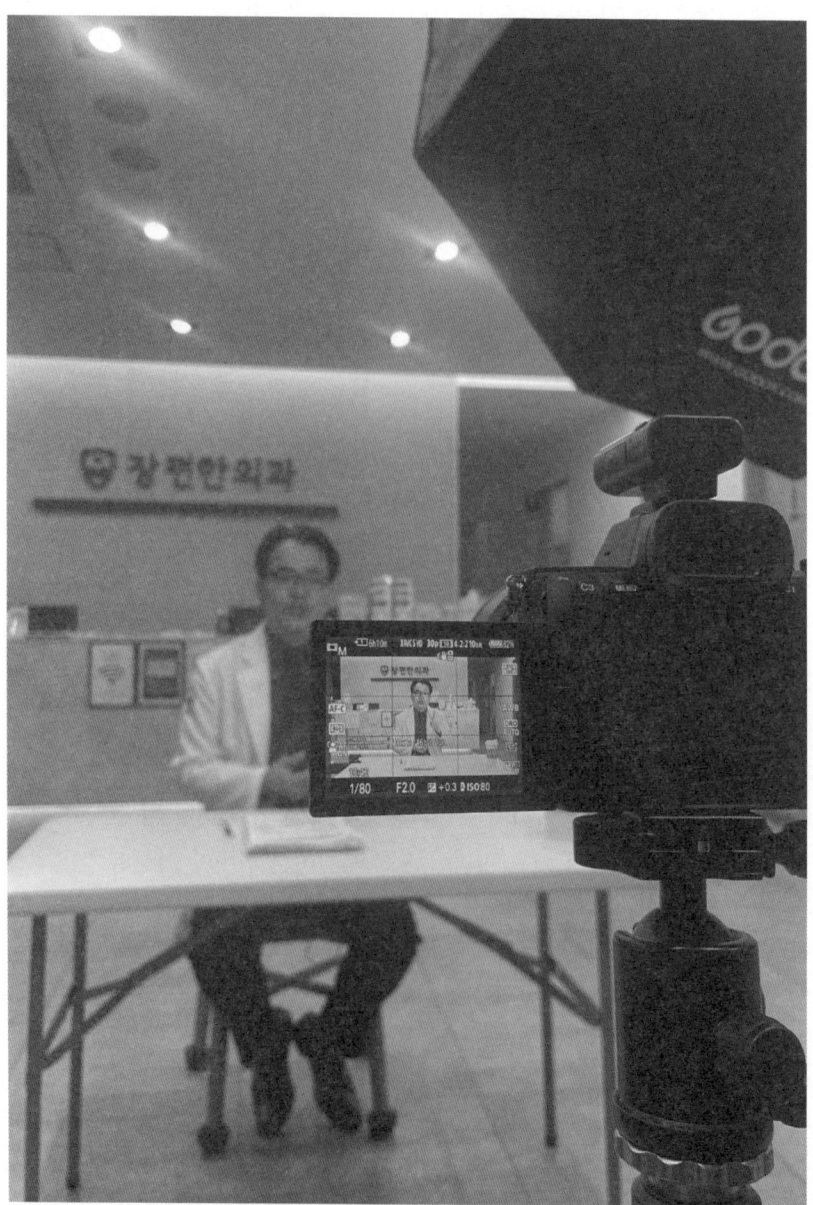

배려를 하려고 노력했습니다. 수치심을 덜 느끼고, 누구나 쉽게 접근할 수 있는 분위기의 병·의원을 만들고 싶었습니다. 그래서 인테리어를 할 때도 대기실을 편안하게 만들고, 커피숍 같은 분위기를 만들려고 했습니다.

그리고 검사도 편안하게 받으실 수 있도록 준비했습니다. 항문 초음파 장비도 매우 얇아서 검사가 편안하고, 내시경도 좋은 장비를 쓰기 때문에 편안해하십니다. 그 외에도 의료 장비와 시설에도 많이 투자해서 준비했습니다.

마지막으로 의사의 실력도 빼놓을 수 없습니다. 앞으로도 이 같은 노력은 계속될 것을 약속드립니다.

Q. 지금까지 30권의 책을 출간하셨고, 지금도 집필하고 계신 책이 있는데 왜 이렇게 책 출간을 많이 하나요?

저는 제가 진료하는 항문질환 및 대장 질환을 쉽게 설명해 드리고 싶었습

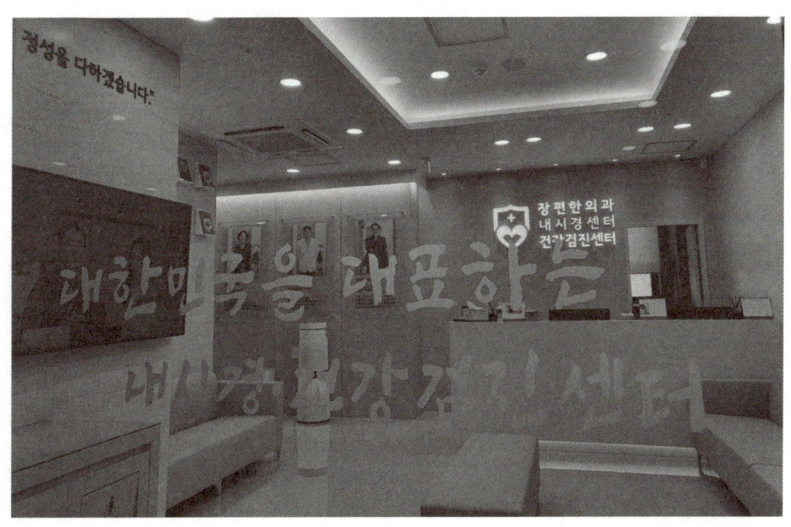

니다. 그리고 여러분께서 궁금해하는 부분을 조금 더 자세히 설명해 드리고 싶었습니다. 그리고 저의 책이 출간되고 여러분에게 선보였을 때 여러분께서 칭찬을 아주 많이 해 주셔서 너무 기뻤습니다.

저는 다양한 책을 통해 공부를 많이 했고, 장편한외과 개원을 준비하며 150권가량의 책을 읽으며 도움을 많이 받았습니다. 제가 책을 통해 도움을 많이 받았듯이 누군가가 제 책을 통해 도움을 받는다면 너무 영광일 것이라고 저는 생각합니다. 저는 어릴 적부터 자원봉사를 많이 했는데, 지금은 책 출간이 제가 할 수 있는 '자원봉사'라고 생각합니다.

Q. 『엉덩이대장』으로 유튜브에서 활발히 활동하고 있는데 유튜브 채널을 운영하는 이유는 무엇인가요?

유튜브를 시작한 이유도 책 출간을 하는 이유와 비슷합니다. 의료소비자인 여러분에게 설명을 많이 하고 싶기 때문입니다. 저는 말을 엄청 많이 하는 의사이고, 진료실에서도 굉장히 말을 많이 하지만 항상 시간이 부족했습니다. 그리고 여러 번 반복하며 설명을 들을 수 있도록 영상으로 만들고 싶었습니다. 그러면 의료소비자들께서 원하는 시간에, 원하는 만큼 볼 수 있으니까 매우 도움이 됩니다.

처음의 유튜브는 저 혼자 삼각대를 세워두고 2~3분 정도 얘기하는 영상이었는데 호응이 너무 좋아서 더 전문적으로 영상을 찍게 되고, 그러다 보니 영상의 질도 업그레이드되었습니다.

Q. 장편한외과의 지속적인 성장을 위해 어떤 노력을 하고 있나요?

저는 '수원을 대표하는 대장항문 전문의원이 되자.'라는 목표로 장편한외과를 개원했습니다. 장편한외과를 개원하기 전까지 정말 긴 시간 동안 많은 일을 겪고, 많은 경험을 하고, 많은 깨달음을 얻었습니다. 그렇게 장편한외과로 여러분들을 만나 뵙고 난 후 최근에는 '대한민국을 대표하는 대장항문 외과의원이 되자.'라는 목표로 더 업그레이드했습니다.

의료소비자 관점에서 '좋은 병·의원이 어떤 병·의원인가?'를 끊임없이 고민하고 있고, 더 좋은 의료서비스를 여러분들에게 제공하려 노력하고 있습니다. 또한, 의료 장비와 시설을 지속해서 업그레이드하려고 노력하고 있습니다. 앞으로도 여러분께서 만족하고 감동할 수 있도록 끊임없이 노력할 것입니다.

저는 여러분께서 믿고 맡길 수 있는 '주치의 병·의원'이 되도록 계속 노력할 것이니, 앞으로도 장편한외과를 많이 이뻐해 주시고 관심을 많이 가져주시기 바랍니다. 또한, 좋은 댓글과 후기로 칭찬해 주셨으면 합니다.

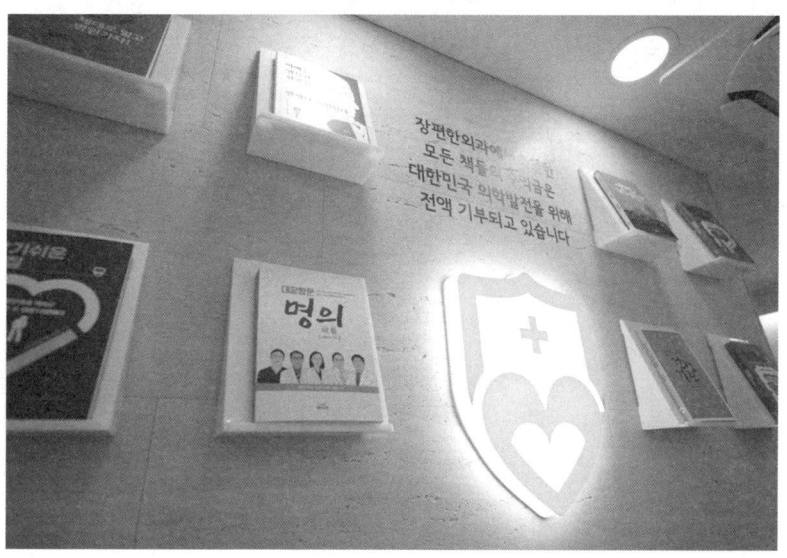

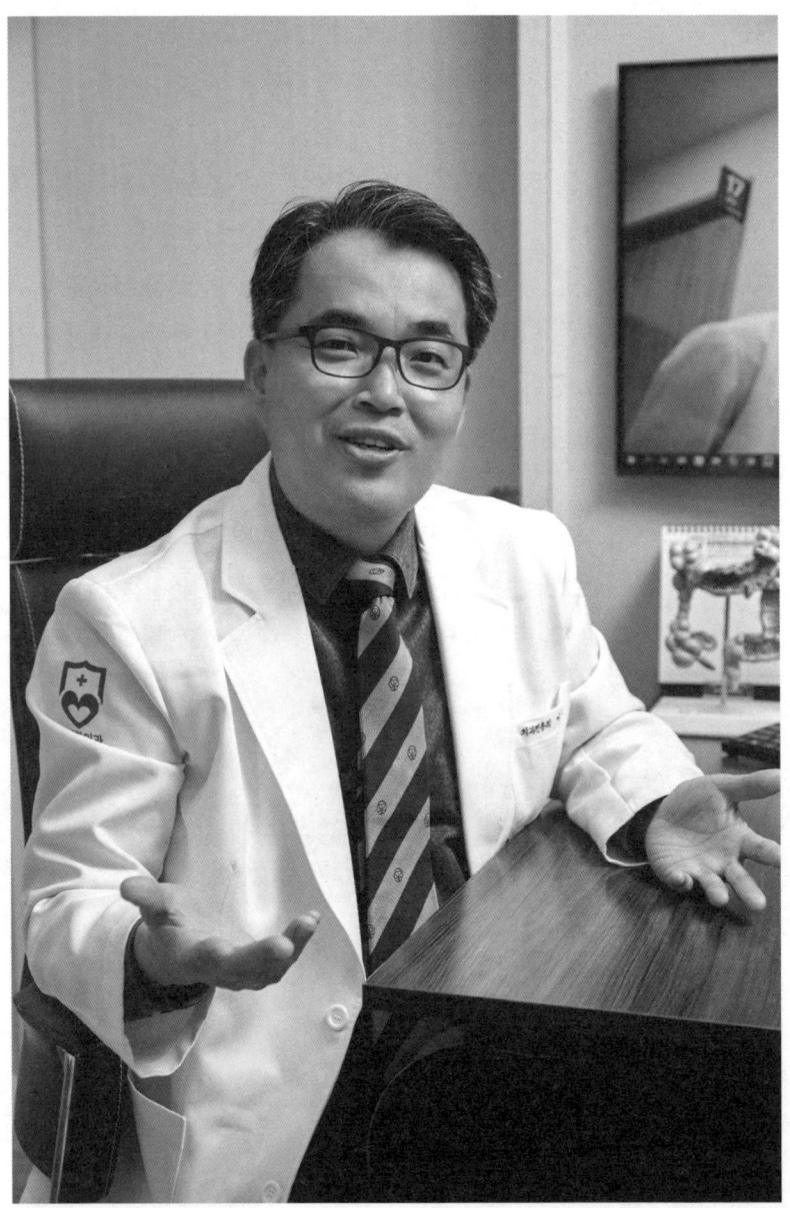

별책부록 2.

장편한외과
영수증 리뷰

장편한외과 홈페이지

★★★ 장편한외과 영수증 리뷰

★★★항상 진료받을 때마다 한결같은 모습으로 친절하게 대해주시는 모습에 항상 너무 감사합니다^^!

★★★원장님 정말…. 정말 좋으세요!
제가 갑자기 몸이 너무 안 좋아져서 불안이 가득할 때 원장님 진료보고 검사 받으면서…… 진심으로 환자 입장에서 말씀해주시고 온맘으로 애써주심을 보면서…… 안도감을 느낀건 처음이에요….
가까이에 이런 좋은 의사선생님이 계시다는걸 알게되어 감사하고 또 감사합니다 저 뿐만 아니라 앞으로 어느 누구에게도 고민없이 추천할 수 있는 병원이에요. 원장님 정말 감사합니다.

★★★갈 때마다 긴장하는데 항상 유쾌하세요.
다행히 일찍 간 거 같아 주사랑 약 처방 받았네요.
이번에도 잘 관리해서 다시 건강해지겠습니다.

★★★여러 병원에 가보았지만, 간호사 선생님들 엄청 친절하세요. 의사 선생님도, 엄청 친절하시고, 환자의 아픔을 공감해 주시고, 설명 잘해주시는 의사 선생님 처음입니다. 수술 후 유의 사항도, 직접 촬영한 유튜브 링크도 보내 주셔서, 많은 도움이 되었습니다. 항상 친절하게 응대해 주셔서 감사합니다.

★★★처음 방문해서 4층, 5층이 어디가 진료접수실인지 몰라 4층으로 갔다가 4층은 내시경센터라 일반접수는 5층으로 가셔야 하구용 친절하신

간호사 선생님들 계시구요. 엄청 친절하신 여원장님도 계셨습니다. 치질이 심해져서 난생처음 방문해 보는 항문외과였지만 설명도 자세히 해주시고 뭘 조심해야 하는지도 말씀해 주셔서 많은 도움이 됐습니다. 나중에 정 힘들면 이곳에서 수술하려고 생각 중입니다. 너무 친절하셨어요. 감사합니다!

★★★전북에 거주하고, 8월 31일 해당병원에서 치루수술을 했어요. 제가 사는 곳에 항문관련병원 한 곳에서 농양수술을 하였고, 다른곳 한 곳에서 치루수술을 하려다가, 장편한외과를 알게 되어 수술을 하였네요. 수술상담 첫 진료, 수술 후 간호사님들의 케어 등등 모든 게 만족스럽습니다. 이게 의료 서비스구나라고 깨달음을 주는 병원이에요. 원장님의 밝고 친절하신 건 마치 가족을 대하듯 환자를 맞아주시고, 자리에서 일어나서 인사해 주시는 의사 선생님은 처음인 것 같습니다. 진료를 위해 병원 엘리베이터 앞에 도착하는 순간 마음의 안정이 찾아옵니다. ㅋ 확신에 찬 원장님의 답변들, 걱정과 불안한 마음뿐인 환자의 마음까지 치료해 주는 병원입니다. 원장님과 간호사님들 마인드가 차원이 다른 병원입니다. 치료 잘 해주셔서 대단히 감사해요.

★★★잘 치료받고 잘 나을 수 있다는 기분이 들게 해 줘요. 의사 선생님과 간호사 선생님들이 환자가 편안한 마음에서 진료받을 수 있도록 해 줘서 좋았어요.

★★★간호사님들의 친절로 기다림도 편했습니다.
원장님의 모습은 존경스럽기까지 합니다.^^ 감사합니다.

★★★간호사 분들이 모두 친절하시고 의사 선생님께서도 너무 친절하시고 90도로 인사해 주시는 걸보고 깜짝 놀랐네요.
너무 감사하고 너무 좋았습니다.^^♡

★★★원장님과 간호사님들 모두 친절하세요 궁금한 점이 많아서 또 방문했는데 오히려 제가 감동받고 갑니다 소문듣고 가서 이미 알고는 있었지만 대만족입니다. 무조건 여기로 가세요.

★★★한마디로 항펙트(항문퍼펙트)입니다.
원장님 션션하고 친절하십니다.

★★★원장님이 성격 좋으시네요. 병원 유튜브 채널에서 질환 관련 정보 쉽게 알 수 있어 좋습니다.

★★★의사 선생님 항상 맘편히 방문할 수 있게 친절하세요.

★★★장편한외과에서 치루 수술 받았는데 미추마취 최곱니다. 그리고 원장선생님 친절하시다고 해서 갔는데 진짜 친절하세요. 갈 때마다 기억해주시고 세심하게 진찰해 주셔서 수술 후에도 심적으로 안정되고 너무 든든했습니다. 최고의 의사선생님· 간호사 분들도 친절하시고 좋았습니다.

★★★처음으로 대장내시경 해서 많이 긴장됐는데 의사, 간호사 선생님들이 불편하지 않게 해주셔서 검사받고 용종 제거까지 잘되어서 후기 남겨요.~ 의사쌤 항상 친절하셔서 편하게 갔다왔네요.ㅎㅎ
회복까지 하고 두유도 챙겨주시고 잘 받았습니다^^

★★★이성근 원장님 정말 친절하시고 환자를 진심으로 대하시는게 느껴지세요. 치질 & 농양 수술하고 힘든 시간들이었는데 원장님이 수술도 잘 해주시고 걱정하지 말라고 격려도 많이 해주셔서 무사히 잘 낫고 있어요. 감사합니다..!! 재발하지 않도록 늘 신경쓸게요.^^

★★★제가 이런 리뷰 등은 안 쓰는데 장편한외과 너무 친절하셔서 남깁니다. 항문외과라는 조금은 불편할 수 있는 진료인데 원장님 등 간호사분들께서 너무 친절하시네요.덕분에 진료 잘 받았습니다. 감사합니다.

★★★엉덩이대장님에게 수술받았어요~ 엄청 불안하고 남자 원장님이

라 어색했는데.. 정말 유쾌하시고 저의 불안함을 달래주시고 공감해주시고.. 여기 오길 너무 잘했다는 생각이 들어요 ^^
간호사 분들도 다들 친절하시구요. 정말 감사합니다^^

★★★진료 받으러 갔다가 바로 수술 했는데요 제가 3n 평생 내과외과 비롯 진료 받았던 모든 의료기관 중에 가장 친절한 의사 선생님이셨어요!!! 조금 창피할 수 있는데 원장 선생님이 민망하지 않게 너무 친절하게 이야기 해주셔서 수술도 진료도 모두 잘 보았습니다! 원장선생님 뿐만 아니라 모든 간호사 선생님들도 친절하고 다정하게 이것저것 신경써주셔서 아픈 것도 빨리 나은 것 같아요 ㅋㅋ 병원선택에 후회 없습니다!

★★★이 병원 처음 방문하고 병원 리뷰도 처음 남겨봄...
50평생 가장 친절하고 기분좋은 병원이었음.
간호사님들도 친절하지만..
대표원장님 대박임! 서서 맞아주실줄 몰랐음~^^
인상도 정말 좋으시고 자세한 설명까지 굿!!

★★★리뷰평 보고 갔지만..리뷰가 좋은 이유가 있었음.
지인들에게도 적극 추천하고 싶음. 아파서 갔지만..기분 좋게 나온 병원 처음인 듯. 책도 주심~^^ 번창하세요~

★★★원장님 친절하셔서 편하게 진료 봤어요~
내시경 관련 책도 주시고 감사합니다!
직원분들도 친절하시고 설명 잘해주셨어요

★★★대표원장님께 어제 수술 받았습니다^^
제가 걱정이 많고 겁도 많고 치질도 혼자 끙끙 앓고 있던 차에 수술 받게 되었는데 굳이 수술 안해도 된다고 권하시지도 않았어요:))
제가 불편해서 한 케이슨데 통증도 견딜만하고 쓰라리긴 하지만 가벼운

일상생활도 가능하고 무엇보다 수술에 대한 만족도가 너무 높아요~~ ^^
진짜 추천 드린다고 말씀 드리고 싶고 원장님 너무 친절하시고 저같은 겁쟁이도 잘 다독여주시고 질문도 엄청했는데 성심성의껏 다 답변해주셨어요! 치질로 고민하시는 분들 꼭 여기 가보세요.

★★★의사샘도 간호사님들도 친절하십니다
손님이 많은 경우 기다리셔야 합니다 ㅠㅠ
그래도 재방문시 내시경검사는 요기서 하고 싶었습니다

★★★간호사분님 모두 친절하게 설명해주시고 당일 수술하는 과정에서도 겁이 났지만 차분하게 동감해주셔서 후에도 설명해준 간호사님께 더 감동 받았습니다! 무엇보다 믿고 편하게 대해준 원장님 다시 한번 감사합니다! 역시 최고셔요!꾸벅

★★★정~말 진정한 의사이신분을 태어나서 처음 뵈었습니다. 소문대로 진짜 일어서서 정중하게 환자를 맞아주시는 이성근 원장님께 감동했고. 치질 4기 정도인 줄만 알고 수술 걱정에 1주일 잠을 못 잤는데 명쾌한 진단과 설명으로 치질x, 수술x, 괄약근 운동만 열심히. 차근차근 자상하게 말씀해주셔서 감사합니다. 3시간 걸려 방문한것이 전혀 아깝지도 전혀 힘들지도 않은 시간이었습니다. 원장님 저같은 많은 환자들을 위해 연구하시랴, 수술하시랴, 엉덩이대장하시랴 애써주셔서 감사합니다. 항문질환계의 진정한 레젼드가 되어주세요. 널리널리 홍보하겠습니다~~

★★★지방 소도시에 사는 40대 남성입니다. 3년 전부터 항문농양으로 본인 거주지 항문전문병원에 10여 차례 이상 방문하여 항생제 처방만 받다가 농양이 외부로 터졌고 이 상태에서 또 항생제를 한 달 동안 복용했습니다. 결과적으로 병만 키웠습니다.
저는 장편한외과를 5월 3일 방문하여 당일 진료, 수술(복잡치루), 퇴원까

지 했고 6월 30일 기준 아직 상처에 염증이 조금 있지만 완치를 눈앞에 두고 있습니다. 누구나 살면서 평생 좋은 기억으로 남을 사람이 몇 명쯤은 있을 겁니다. 드리고 싶은 말은 많지만 이성근 원장님! 진심으로 감사드립니다. 항상 마음으로 응원하겠습니다.

★★★시설도 깨끗하고 의사샘들도 친절하십니다~ 집에서 거리가 조금 있지만, 교통도 편하고 믿음이 가서 계속 다니고 있습니다. 지인 소개도 꽤 한거 같은데, 다들 친절하고 좋다고 하시네요~

★★★이성근 원장님! 몸과 마음을 치유받고 가요~ 정말 감사합니다

★★★집 오자마자 밥 먹으면서 원장님이 주신 책을 다 읽었어요 원장님의 실력뿐만 아니라 가치관도, 일상생활도 너무 멋지게 사시는 것 같아서 저도 원장님같은 사람이 되어야지! 하는 생각이 드네요 ㅎㅎ

★★★치핵수술을 받았습니다. 원장쌤과 간호쌤들 너무 친절하십니다. 이런 병원 처음봐요 ㅜㅜ
항상 친절하신 분들 화이팅입니다!!(집하고 가까워서 너무 다행 ㅜㅜ)

★★★친절하시고 전문적입니다. 수술 전후 병원 자체 유튜브영상으로 재밌게 정보를 얻을 수 있어 좋았습니다.

★★★원장님, 간호사분들 너무 친절하세요.
버티다가 결국 검색을 엄청하다가 엉덩이대장님 유튜브를 보고 병원 후기까지 보고 찾아갔어요.
최악의 상태였는데 수술 후 하루가 지났는데도 아프지 않았어요. 무통주사를 달고 있긴 하지만 진통제 따로 복용하지도 않고 통증없이 지내고 있어요. 그 많은 후기들로 잔뜩 겁먹고 있던게 한심할 정도네요. 걱정하시는 분들 빨리 원장님 찾아가세요. 신랑과 같이 갔는데 원장님과 너무 유쾌하게 상담받고 부끄럽지만 편하게 대해주셔서 웃으며 나왔어요.^^ 간

호사님들도 편하게 잘 대해주시고 설명해 주시더라구요. 수술 후 두번째 밤이 지나고 있는데 편하게 또 잘 것 같아요.

★★★선생님 진짜 왕친절+유쾌하십니다
진료도 빠르게 잘 봐주시고 기분좋게 병원 다녀 올 수 있었어요:)

★★★항문출혈 땜에 장편한외과에 진료를 했어요~~ 대장내시경도 받구요~넘 친절하구 넘 좋았어요 설명도 잘해 주시고 넘넘 감사합니다

★★★대장내시경 선생님이 잘 봐주셔요

★★★진짜 양심껏 작성합니다~~~

저 치질 몇 년간 오래 고생했고요 피곤하고 힘들 때 피가 났었는데 최근에 매일 변 볼 때 피가 나서 병원에 갔었어요 실은 블로그, 까페 검색 많이 해보고 수원 □□□ 가 봤는데 당장 수술해야 한다고 하셨어요 심하다고! 너무 심란해서 한 군데 더 가 본다고 '장편한외과' 가 봤는데 저는 구세주 만난 줄 알았어요! 병원 시설도 깨끗하고 간호사 분들도 친절하세요. 여기는 오자마자 환자 대기석에 환자를 위한 치질방석이 많이 비치되어 있드라고요 여기서부터 대장 환자를 위한 병원의 배려가 느껴졌고요 의사 선생님 와~~ 일어서서 인사하며 환자를 맞이해요 진~~~~~짜 굿!! 수술하지 않아도 된대요 여기 진심 홍보 해드리고 싶어요 선생님 짱~ 유머러스하고 친절해요~~^^

★★★원장 선생님 성격 시원시원하니 유쾌한 성격 마음에 들고 환자를 위해 신경쓰시는 배려 깊은 마음 인상적이었습니다. 모처럼 마음 편한 병원이었어요.

★★★여기 정말 친절하시고 꼼꼼히 신경 많이 써 주셔서 강추합니다~!! 수술도 정말 잘해 주셨어요! 이성근 대표 원장님께 늘 감사합니다~!

★★★항문 피부꼬리 때문에 고민하다가 제거할 생각으로 왔는데 선생님

께서 친절하고 자세히 장,단점을 설명해 주셔서 정말 좋았던 것 같아요. 무조건 수술을 유도하기보단 여러 선택지를 고민할 수 있게 해 주셔서 정말 만족스러웠습니다. 나중에 항문 관련해서 또 고민이 생긴다면 다시 오고 싶어요 :)

★★★정말 이런 의사 선생님 처음 뵙니다 환자가 들어서자 일어나셔서 인사를 해 주시는데 너무 감사했습니다 왠지 환영받는 듯한 느낌이였어요 ㅎㅎ자세한 설명과 무엇보다 제가 살던 지역의 외과에서 항문경검사를 하면 거의 찢어져서 아팠는데 정말 아무렇지 않게 편안합니다 하나도 안 아파요. 저는 치열 때문에 방문한 건데 정말 하나도 안아파서 놀랐구요. 친절은 말할것도 없고 다 검사를 하고나면 도와주시는 간호사 선생님 엄청 친절하시구요. 가깝기만 하다면 좋겠다는 생각을 하며 나왔습니다. 유튜브에서 듣던 그 목소리 직접 듣고 뵙고 보니 반갑기도 했구요. 진료 잘받고 가벼운 마음으로 왔습니다.
한 가지 궁금한 건 다음에 예약시 전화예약도 가능한지 모르겠어요... 어쨌든 좋은 병원 알게 돼서 너무 좋았습니다 누군가 불편하다면 여기로 바로 추천해드릴 겁니다. 잊지 않을 거예요^^

★★★드라마 [슬기로운 의사생활]에서나 경험할 수 있는 환자 눈높이에서 설명해 주시고 친절하게 배려까지 해 주셔서 좋습니다. 치질수술은 처음이라 수원 여러 곳을 검색해서 선택했지만, 현명한 선택이였습니다. 치질수술 잘해 주셔서 감사드립니다~~

★★★원장님 이하 다들 너무 친절하십니다~
특히 원장님 시원시원하시게 잘 해 주시네요~ 강추입니다.

★★★뭔가 쑥스러운 진료. 뭔가 만화에서 나올법한 유쾌한 동네 형처럼 진료하고 빠르게 수술하는데. 그 분위기가 아니었으면 아직도 수술 안 하

고 버렸을 겁니다. 일주일째인데 거의 나아가네요. 원장님 감사합니다.

★★★갈 때마다 친절히 맞아주시고 과잉진료 없이 친절히 치료해 주셔서 감사합니다. 잘 관리하겠습니다

★★★저도 리뷰를 보고 반신반의 하며 찾아갔어요. 집 바로 옆 □□구에 큰 병원을 두고 굳이 갔는데 갈만해요. 다른 분들이 리뷰하셨듯이 간호사 분들 의사 선생님 모두 엄청 친절해요. 스텝이 불친절하면 엄청 신경 쓰이는데 그런 요소 없었어요!! 무엇보다 애매하게 제 판단에 맡긴다는 둥 그런 진단 말고 정확하게 말씀해 주셔서 저도 결정하기 쉬웠어요.

★★★의사 선생님 완전 친절하시고 통증이나 후처치에 대해서 자세하게 설명해 주세요!

★★★원장님께서 친절히 설명해 주셔서 정말 감사했어요. 다들 여기로 가세요.

★★★치질수술하고 오늘 마지막으로 내원했습니다. 4군데나 떼내서 한 달이 조금 넘은 지금도 좀 불편하지만 통증은 없으니 그나마 다행이네요. 아직 녹지않은 실밥도 제거하고 항문 협착증도 없다니 안심입니다. 혹시나...치질로 고생하시는 분들이 계시다면 혼자 고민하지 마시고 장편한외과 강추!!!합니다.

이성근 원장님과 여러 간호사 선생님들 덕분에 그동안 치료 잘 받았습니다. 앞으로도 한 달 동안은 좌욕 열심히하고 연고 열심히 바르고 완쾌할게요~^^ 그동안 감사했습니다~

★★★너무 심한 상태라서 바로 수술했는데 여기 선생님 간호사 분들 다 엄청 친절하세요. 감동입니다!! 치질수술은 여기로 추천해요~^^

★★★대장내시경으로 방문했습니다. 일단 다들 너무 친절하세요. 무섭기도 하고 두려움도 있지만.. 의사 선생님이 너무 친절하시고 설명도 너

무 잘 해 주셔서 웃으면서 진료했습니다. 드라마에 가끔 나오는 그런 따뜻하신 의사분들 있잖나요. 경험해 보지 못한 그런 의사분 경험했습니다. 이런 말이 어울리는건 모르지만.. 이병원은 돈보다 사람이 먼저라는 느낌이네요. 살짝 먼가 감동이였습니다. 살면서 나이 들고 병원에서 이런 감정이 드는 게 처음이였습니다. 암튼 가보면 다들 아실 꺼에요 ㅎㅎ

★★★항상 친절하고 따뜻한 마음으로 봐 주시는 원장님 덕에 힘든 시간 잘 견디고 웃으며 지내고 있습니다! 거의 다 나아가서 자주는 못 뵙지만 늘 감사한 마음 가지고 있습니다. 늦었지만 23년 한 해도 새해 복 많이 받으시고 행복하셔요!

★★★똥꼬가 아파서 인터넷 검색 후 방문한 병원인데 원장님이 진찰하시더니 치질에 혈전이 복합적으로 발병한 상태라 자세히 설명해 주시고 바로 수술 실시. 맘에 준비를 하고 가서 놀라지 않았어요. 원장님의 친절한 설명 감사드리며 간호사들도 원장님처럼 엄청 친절해서 좋았습니다. 오랜 해외주재원 생활로 치료 시기를 놓쳐서 수술했지만 제가 선택한 병원과 원장님 믿고 기필코 완치하겠습니다. 감사합니다.

★★★항문 진료가 처음이라 단순 치질일 줄 알고 갔는데 치루라고 바로 수술해야 한다고 하셔서 다행히도 바로 수술해 주셨습니다.
원장 선생님도 설명도 잘 해 주시고 친절하시고
간호사님 분들도 친절하십니다.
병원도 깨끗했고 관장 없이 미추마취했고 바로 퇴원했습니다.
적극 추천합니다~♥

★★★수술 없이 치료♡

★★★사실 어제밤부터 너무 걱정돼서, 대기하는 동안에도 너무 떨렸는데 원장님이(?) 너무 통쾌하게 상담해 주셔서 정말 큰일 아니구나 싶어서

안심하고 돌아왔습니다. 읽어보라고 책도 하나 주셨어요. 정독하고 엉덩이를 더 소중하게 챙기도록 할게요.

★★★역시 소문대로 이성근 원장 선생님 시원시원 하시네요.
항문외과 가는 거 많이 걱정하고 망설였는데 의사 선생님도 친절하시고 간호사 선생님들도 다들 친절하셔서 몸도 맘도 편하게 수술하고 왔어요. 예쁘게 해 주셨다니 덧나지 않게 잘 아물길 바래봅니다.

★★★이성근 원장님 항상 친절하시고, 설명 자세하게 해 주셔요! 간호사 분들도 친절하시고 만족입니당!

★★★다른 병원을 다니다 이번에 처음으로 방문하게 되었는데 우선 원장님께서 너무 밝으시고 친절하시면서도 꼼꼼하게 설명해 주셔서 좋았습니다. 약 잘먹고 빨리 쾌차하겠습니다.

★★★떨리는 마음으로 내원하였는데, 정말 진료도 빠르고 다들 친절하셨습니다.
그리고 약간 민망한 분야이다 보니, 부끄럽기도 한데 이런 점을 감안하여 설명도 엄청 잘 해 주셨구요. 초음파 및 촬영 사진을 보여 주시면서도 정말 상세하게 알려주셨습니다. 정말 추천하고 싶은 병원이구요.
앞으로도 잘 되었으면 하는 병원이네요.
원장님, 간호사님들 모두 감사드립니다.

★★★원장님 친절하게 설명 잘 해 주시고 간호사 분들도 친절해요~ 진찰할 때 다른 덴 그냥 하던데 여긴 최대한 가려주시더라구요.

★★★생각보다 상태가 좋지 않아 원장님께서 갑작스레 수술을 해 주셨음에도, 좋은 말씀 많이 해 주시고 특유의 밝음으로 진정시켜 주셔서 너무 감사드립니다.

★★★항문질환 망설이다 찾아간 곳으로

다행히 수술적 치료 필요없다 하셔서 한시름 놓았네요.
위내시경과 대장내시경 검사도 편안하게 잘 받았고 용종도 잘 제거해 주신 거 같아요.
아직 검사 결과는 남겨 놓고 있지만...
선생님과 간호사님 모두모두 너무 친절하시고 맘편이 진료받을 수 있는 곳이라 추천합니다.
★★★의사 선생님 정말 친절하세요! 알아듣게 잘 설명해 주시고 딱딱한 그런 분위기 아니고 항문외과 처음 가 봐서 걱정하고 갔는데 걱정 괜히 하고 간 거 같아요!
★★★이성근 원장님 정말 친절하세요!! 후기에서 보긴 했지만 환자를 일어나서 맞이해 주신 의사는 처음이에요! 엄청 걱정하고 긴장했는데 밝고 호탕하신 원장님 덕분에 마음이 편해지고 무한 신뢰가 가더라구요. ㅎㅎ 항문외과라는 곳은 또 가고 싶지는 않지만 장편한외과라면 또 방문하고 싶네요. ㅋㅋㅋ 담에 내시경하러 방문해야겠어요!
★★★100번 고민하다가 찾아간 장편한외과♡
이성근 원장님 마음 편하게 진료 잘 해 주시고 간호사님들도 친절하시고 만족합니다.
화장실도 깨끗하고 많이 망설였는데 수술 잘 한 것 같아요.
감사합니다. ♡♡
그리고 건물 바로 앞이 택시승강장이라 최고예요.
다른 분들도 망설이지 마시고 편안해지세요.
★★★원장님 너무 좋으셨습니다.
처음이라.. 많이 긴장했었는데요::
안내해 주시는 분부터

진료해 주시는 분까지 친절합니다!!!

★★★처음 방문이었지만 딴 병원보다 만족스러웠습니다

★★★일단 리뷰에 앞서 제가 거주 중인 □□역 근처 병원에서 처음 진료 하였습니다만...이 병원은 항문외과로 가장 큰 병원이였어요 하지만 항문 경검사 및 초음파검사 시 아픔을 느꼈던 저한테 오히려 못참는다고 역정 내던 의사 선생님 때문에 병원 ptsd..(제 인생에 만나지 말아야 할 최악의 의사..)

모쪼록 제겐 마지막이 될 마음으로 장편한외과를 찾았습니다. 물론 모두 뛰어나시지만 이성근 대표 원장님에게 마지막 제 상처를 맡겼고, 결과는 인생 병원을 찾았습니다.

특유의 호탕한 성격과 정밀하고 정확한 진료 그리고 검사 시 고통을 전혀 못 느끼게 배려해 주시며 진료해 주십니다. ㅠㅠ

사실 리뷰를 400자밖에 못쓰는 제 심정이 나무 안타깝습니다. 저처럼 항 문외과에 몸 상처 마음 상처 있으신 분은 그냥 생각하지 마시고 장편한외 과로 오세요.

★★★이성근 원장님 상담도 설명도 잘 해 주셔서 믿음이 가서 전주에서 수술하러 수원까지 가게 되었답니다.

복합성치루인데 레이져로 수술하고 회복 중 입니다.

수술은 잘되었고 회복 중입니다.

원장님이 쓰신 책이랑 유튜브도 보면서 열심히 회복 중입니다.

환자를 편하게 해 주시는 원장님.

감사합니다. 간호사 선생님들도 친절하시고 좋더라구요.

이런 리뷰 잘 안 쓰는데 이성근 원장님 진료해 주시는 거랑 수술이랑 너무 만족스러워서 리뷰 남깁니다.

치루수술하는 환자의 맘도 편하게 해 주시는 곳에서 수술하고 싶은 환자의 마음 알아주시는 병원에서 치료받게 되어서 넘 좋았습니다.

이성근 원장님 감사합니다.

★★★좋아요.

의사샘 과잉진료 없네요.

★★★선생님 넘 친절하시고 안심되는 곳입니다.

간호사님들도 친절하시고 굴욕감을 주지 않는 곳입니다. 치료 계획 있으면 빨리 받으세요.

★★★아빠가 다녀오시고 좋다고 하셨어요^^ 친절하시고 상담 잘 해 주신다면서 만족해 하셨답니다!!

★★★양심적인 의사, 실력 있는 전문의, 쉬운 거 아니지요.

대부분의 항문외과가 힘든 곳들이 많은지, 대장내시경 전에 무조건 칼부터 들이대자고 보채는 선생님들 많지요. 가장 잘나가는 □□동 병원에서도 3기라 위험하니, 내시경 전에 수술부터 하자고 했는데, 혹시나 해서 유튜브 보고 여기 병원에 왔는데, 대장내시경으로 용종 세 군데 제거하고 나니, 원장님께서 수술이 불필요하다고 염증치료만 권하더군요.

자존감과 자존심이 있는 전문의 선생님입니다.

강추합니다.

최소한 □□동 그 병원에 대한 미련은 버리서도 될 듯 합니다.

★★★많은 검색과 영수증리뷰. 유*브. 맘카페 등 다 보고 용기 내어 가게 되었는데 역시나 선생님의 친절한 상담으로 걱정과 안도로 눈물까지 났네요ㅜ 병원도 청결하고 모두 친절하세요.

다만 네이버 첫 진료 예약 원장님이 정해져 있다는 걸 알고 당황하긴 했어요. 예약했지만 선생님 변경으로 대기시간이 오래 걸린다고 했어요 그래도 기다렸는데 생각보다는 오래 걸리진 않았고 다음 방문은 걱정없이 올 수 있을 것 같아요.
리뷰 안 쓰는데 영수증 챙겨서 왔습니다.
친절한 상담 감사했습니다.~
★★★의사 선생님 간호사 분들 모두 밝고 친절하셔서 기분 좋게 시술 받을 수 있었습니다.
★★★원장님의 친절하시고 상세하게 설명해 주신 덕분에 맘 편히 돌아왔습니다! 이제는 걱정없이 잘 지낼 수 있을 것 같습니다. 정말 감사드립니다!
★★★수원이 거주지가 아니라서 남편 월차 내고 갔는데,
선생님의 친절한 설명을 듣고 한시름 걱정을 덜고 왔네요 간호사 분들에 세심한 손길에도 감사드려요.
★★★환자 입장을 잘 헤아려주네요.
★★★의료진 모두 친절하셨어요.
의사쌤께서는 열정도 에너지도 넘치셨고,
내시경 편안하게 잘 받았음. 사후관리도 잘 해 주셔서 만족함.
★★★원장님 간호사 선생님 다 친절해요. 자세하게 설명을 잘 해 주시더라구요. 검사 잘 받고 왔습니다~^^
★★★정말 고민 끝에 어쩔 수 없이 방문했는데 잘 찾아간 거 같습니다.
리뷰만 보고 반신반의하고 방문했는데 원장님 간호사님 정말 너무 친절하세요 지금껏 다닌 병원 중에 친절 No1
(이런 병원은 없었다 이건 병원인가? 친절상담소인가?)
너무 편하게 진료 보고 왔습니다…

★★★리뷰 보고 처음 방문했는데, 친절하시고 자세히 설명해 주셔서 편한마음으로 돌아왔습니다. 감사합니다

★★★세상에~ 이렇게 친절한 원장님도 계시네요!!
참다 참다 안 되겠다 싶어 방문했는데 간호사 분들, 원장님 너무 친절하세요! 항문질환이라는게 자세히 물어보기도, 설명듣기도 참 뭣한데 알아서 쉽게 설명 잘 해 주세요.
대장내시경 검사도 받았는데 전날 먹는 약도 분말이 아닌 알약이라 먹기 편했고, 작은 용종 하나 제거했는데 별 거 아니라며 다음날 아침에 먹을 장 유산균까지!!
검사 후에도 참고하라고 동영상까지 보내주신 정성 감사해요~
번창하세요~

★★★오늘 오전에 내원했는데 항문경, 초음파까지 하고 정확한 진단 받았습니다. 정확히 4주 전, 수원 ㅇㅇ항외과에서(항문경 했는데도) 제대로 진단이 안 되었다는 것도 알게 되었네요. 원래도 여기 올까 고민했었는데 괜히 ㅇㅇ병원 갔었네요. 저로서는 불편한 게 있어서 나름 수술 각오하고 갔는데 너무 아무렇지 않게 수술은 아니라고 말씀하셔서 당황+다행이었어요. 집 근처 이렇게 정확한 진단에 수술부터 권유하지 않는 병원이 있는 것도 다행이네요. (ㅇㅇ항외과는 수술권유) 평소 식습관, 생활습관 등 신경쓰겠지만, 큰 증상은 없더라도 정기적으로 내원해서 진찰 받아도 좋겠다 싶은 생각까지 들었습니다. 마지막에 주신 책도 바로 읽었습니다

★★★20년째 치핵을 가지고 살아온 40대 중년입니다.
하는 일이 서서 하는 일이라. 수술하는 게 마음먹기 쉽지 않았는데요.
9월 30일에 원장쌤 말씀 듣고 수술 결심했는데..
왜 여태 참았나 싶었습니다.

선생님, 간호사 분들 모두 친절 설명 굿…입니다.
수술하고 통증도.. 별루 없구요.
수술도 잘된 거 같아서 너무 좋습니다.
너무 감사드립니다.

★★★출산하고 아파서 다른 병원 갔다가 수술 강요해서 소문 듣고 여기로 다시 진료 받으러 왔어요. 원장님 너무 친절하시고 과잉진료 전혀 없으십니다. 약 먹고 연고 바르면 된다고 수술 불필요하다고 해 주셔서 마음 편히 집에 가요. 데스크 직원분들도 친절하십니다 ^^! 최고!

★★★선생님 완전완전 친절하시고요~(진료실 들어갔을 때 서서 인사하는 선생님 처음 만났습니다~)
아무래도 고민하며 병원을 오는 거라 긴장을 많이 했어요!!
선생님께서 맘 편히 검사받을 수 있도록 "괜찮아요" 말해 주셔서 진료 받는데 진료 받는 내내 왜 진작 오지 않았을까~ 하는 생각이 들 정도로 맘 편히 진료 받았습니다!
증상에 따라 당일 수술 당일 대장내시경도 가능하니 꼭꼭 숨기지 말고 바로~ 병원으로 귀귀~~!!

★★★두 번째 방문했는데 아주 좋아요.
간호사 분들 의사쌤들 모두모두 친절하네요.
조금 기다리긴 하지만 기다리지 않는 병원보다는 기다리는 병원이 좋은 느낌이 드는건 왤까요. ㅎ
강추하는 항문병원입니당!

★★★유튜브로 알게 되어서 일부러 큰맘 먹고 수원까지 위대장내시경을 남편과 같이 받아 보았는데, 너무 편안한 환경에서 검사받고 용종도 제거 했네요. 매우 만족해요. 강추

★★★어머니 모시고 다녀왔어요. 항문외과 세 군데 방문했는데 다른 병원은 모두 무조건 수술만 권했는데 이성근 원장님께 진료 받고 어머니께서 매우 만족해 하셨어요. 정확한 현재 상태에 대해 이해하기 쉽게 설명해 주시고, 치료 방법과 수술 여부 및 수술 여부에 따른 장단점에 대해 자세하게 설명해 주셔서 너무 좋았어요. 일단 수술하지 않아도 되는 상태라 약과 여러 방법으로 치료 가능하니 그렇게 하자고 하셔서 큰 걱정 덜었습니다. ^^

★★★여기서 치루수술 1, 2차 받고 회복 중인데 2주 후 통증 거의 없어지고, 만족감이 큽니다. 이성근 원장님 너무 친절하시고, 궁금한 거 설명 다해 주시고, 수술도 잘 해 주셔서 감사합니다!! 항문농양수술 후 치루수술 하기 전 병원 이곳저곳 알아보다 오게 됐는데, 하남에서 차를 몰고 1시간가량 걸리는 먼 길이지만 시간, 비용 지불하고 다닐만 하네요. 환자 입장에서 배려해 주심이 여러모로 느껴지네요. 대장항문외과 알아보고 계시면 진료날짜, 시간 확인 후 한번 꼭 가보시길 추천드립니다.

★★★병원 깔끔하고 좋아요! 원장님도 친절하시고 놀랐던 건 여태 많은 병원 다니면서 의사 선생님께서 일어나서 환자 맞이해 주시는 건 진짜 처음 봤어요..... 책도 주시고..... 지병만 없었어도..여기서 꼭 검사 받고 싶었는데ㅠㅠㅠ 맨정신으로는 못할 것 같아서..ㅎㅎ 아프면 안 되겠지만 혹시라도 대장, 항문쪽에 문제 생기면 다시 방문하겠습니다!

★★★대장항문질환은 참 고약한 질환인데요. 너무 친절하고 편하게 진료 봐 주시고, 꼼꼼히 설명해 주시고 시술해 주셔서 놀랬습니다. 여기라면 부담없이 진료 받으실 수 있고 여기 간호사 선생님들도 모두 친절하고 프로 느낌입니다. 특히 이성근 원장님은 정말 대한민국 최고의 대장항문외과 선생님이라 생각되네요. 웬만한 서울 중대형 병원보다 치료 받기 낫

다고 봅니다. 당일퇴원이 되도록 마취방법도 뛰어나시고 (미추마취) 특히 걱정되는 통증에 대해서는 환자의 부담을 줄여주려고 최선의 방법과 노력을 기울여 주시는 것이 느껴집니다. 제가 수술 통증과 회복이 쉽지않은 축농증, 치루 수술 등 여러 차례 경험하였기에 이 병원과 원장님은 정말 추천드리고 싶고요. 지하주차장이 좁아서 불편하긴 하지만 옆 건물 유료 주차장을 지원해 주시니 참고하면 될 듯요.

★★★가깝기도 하고 친절하시다는 소문을 듣고 가게 되었는데요. 의사 선생님과 간호사 선생님들도 정말 너무 친절하셨고요. 갑작스럽게 대장내시경 하게 됐는데 겁먹지 않고 편하게 잘하고 왔답니다. 감사해요.

★★★이성근 원장님 너무 친절하시고 간호사 분들도 너무 친절해서 감사했습니다. 이제 수술한 지 일주일이 되어가는데 차츰 좋아지는 걸 느끼고 있습니다. 엄청 바쁜데도 친절함을 잊지 않으시고 웃으시며 환자를 보다 안심시켜 주시고 최선을 다해 케어해 주시는 모습을 보며 집 근처에 마음놓고 다닐 수 있는 병원이 있음에 감사합니다.
처음에 수술할 생각 없이 약 타러 갔지만 염증이 심하여 수술을 하게 되었지만 그래도 통증에 신경을 많이 써주시고 아픈 걸 이해해 주셔서 감사합니다.
다른 분들도 주저하지 말고 아플 때 빠르게 찾아갔으면 좋겠네요 ^___^
★★★탁월한 선택이었던 장편한외과!!! 치핵이 심해서 동네 병원 2곳에서 우선 진료받았으나 권위적인 의사 선생님들의 모습도 별루였고 척추마취로 수술하는 것도 부담스러웠는데 우연히 유튜브와 소문으로 검색하여 보니 미추마취와 약간의 수면으로 수술에 부담과 두려움이 있었던 나에겐 너무도 안심되는 수술방법이었습니다. 무엇보다 정말로 친절하시고 실력 좋은 원장 선생님의 첫 진료를 본 후 우리집에서 1시간 거리인

장편한외과에서 수술하기로 마음먹고 실행하였습니다. 무엇보다 감사한 점이 타병원에서 피검사한 결과 면역력이 저하되었다고해서 혹시 수술에 문제없을까 걱정했는데 이렇게 거의 완치되어가고 있고, 또한 말씀도 안 드렸는데 친절하신 이성근 원장쌤께서 다시 피검사 해 주셔서 면역력이 정상수치 되었다는 것도 확인해 주셨습니다. 정말 감사드립니다.

★★★병원이 깨끗하고 깔끔한 느낌이구요 과잉진료 안 한다고 해서 갔는데 그런 느낌이었어요 물어보면 설명도 잘 해 주시고 안심시켜 준다고 해야 하나.... 집이랑 가깝진 않은데 담에 갈 일 생기면 여기로 또 가고 싶어요!

★★★머뭇거리면서 갔는데
너어어미 시설도 좋고
원장 선생님 진짜 실력 좋으시고
간호사 선생님들도 진짜 친절하세요!!
잘 회복하고 있습니당

★★★원장쌤 리뷰대로 친절하시고 과잉진료도 없으셨어요 치핵 진단 받았는데 수술할 필요 없고 좌욕, 연고 관리 열심히 해 보면서 경과 지켜보자 하셨는데 열심히 관리해 볼게요! 걱정 안 되게 토닥토닥해 주시고 너무 감사했습니다ㅠㅠ

★★★네이버 후기를 살펴보고 내원했었는데 역시나 원장 선생님 정말 친절하셨습니다. 과잉진료 같은 건 아예 없었고, 제 상태 및 관리방법에 대해 상세하게 말씀 주셔서 안심이 되었고 가벼운 마음으로 병원을 나설 수 있었네요. 첫 방문하시는 분들께 책을 주시는 거 같은데 정독해서 건강하게 생활 하겠습니다. ㅎㅎ

★★★정말 무섭고 걱정 많았는데 정말 친절하셔서 좋았네욤.

★★★너무 감사했다고 남편이 전하라고 하네요^^
고국 방문에 고민하여 찾아간 장편한외과 정말 강추드려요 이런 병원이 있는 곳에 사시는 수원 시민들도 부럽네요 감사했습니당^^
정말 최고에요~

★★★안녕하세요. 원장님. 아니 장편한외과 여러분. 저는 얼마 전 대장. 위내시경과 초음파 진료를 받았던 미국 거주하는 한국인입니다. 10년만에 고국 방문하여 고민 끝에 수원 장편한외과를 선택하여 와이프와 진찰을 받았습니다. 이런 훌륭한 병원이 있다는 사실에 놀라고 새삼 한국 의료시스템과 병원의 서비스 마인드에 감탄하였습니다. 물론 모든 병원이 그런 건 아니겠지만 적어도 제가 방문했던 장편한외과는 제가 경험했던 병원 중에서 단연코 최고의 병원이었습니다. 진심으로 감사드립니다. 잊지 못할 감사함에 이렇게 늦게 감사 인사드려요. 장편한외과의 건승을 기원하겠습니다. 여기 미국 교민들에게도 많이 홍보할께요. 유튜브 채널 두요.ㅎ다시 한 번 감사합니다.

★★★수술하고 두 번째 방문. 수술은 너무 무서웠지만 의사 선생님이 친절하게 설명 잘 해 주셔서 마음이 놓였어요. 간호사 쌤들도 모두 친절하세요^^ 이제 아프지만 않기를..

★★★선생님과 간호사님들 모두 친절하시고 잘 챙겨주십니다~

★★★타 병원만 다니다가 처음으로 방문했는데 간호사님 원장님 모두 친절하셨습니다! 무엇보다 사진을 통한 병명, 원인, 그에 맞는 투약 종류까지 구체적으로 설명해 주셔서 좋았습니다! ^^ 또 방문하겠습니다!! 감사합니다!

★★★검진으로 엄마 모시고 갔는데 모든 직원분들과 의사 선생님이 편하게 응대해 주셔서 감사했습니다

완전 추천드려요

★★★의사 선생님이 친절하고 진솔합니다. 증상에 따른 원인과 치료 방법을 자세히 설명해줘서 믿음이 갑니다.

★★★너무 좋은 병원입니다.
엉덩이 종기가 사라지지 않아 설마하고 방문했는데, 수술해야 한다는 이야기를 들었습니다.
곧장 수술 받겠다. 이야기할 수 있었던 건 겁이 없어서가 아니라 원장님의 상세한 설명 덕분이었습니다.
왜 수술을 해야 하는지, 어떤 상태인지 차분하고 친절하게 설명해주신 덕분에 바로 수술 결심을 할 수 있었습니다. 미추마취를 하는 곳이란 건 미리 알고 있었기 때문에 수술 이후에 큰 걱정은 하지 않았고, 예상대로 수술도 아주 잘 끝났습니다. 중간에 상태가 걱정되어 전화를 드린 적이 있었는데, 전화로 차근차근 설명해 주셔서 안심할 수 있었네요.

★★★의사 선생님이 정말 친절하다고 남편이 기분 좋게 진료를 받았다고 했어요, 감사합니다~

★★★원장님도 진짜 친절하시고 너무 긴장해서 떨렸는데 긴장도 풀어주시고 장난쳐 주시고 너무 좋았어요.
간호사 분들도 친절하시고 우연히 블로그 보고 온 거였는데 후회 없고 지인에게 추천한다면 여기 추천할 것 같아요.

진짜 강추!!

★★★항문외과라는곳이 부끄럽고 민망해서 선뜻 가기 어려운 곳이라 망설이고 망설이다 결국은 병을 키워 어렵게 발걸음해서 수술까지잘받았습니다. 딴 병원 가면 선생님들 무지 딱딱하시고 자꾸 물어보면 살짝 짜증 내시고 하는 분들도 많아서 맘 편히 물어보지도 못하고 진료만 받고

나오는 경우가 많은데 요기 쌤은 진짜 쵝오에요. 친절하시고 참 편안하게해 주세요. 수술도 마니 두려워서 무섭고 걱정했었는데 선생님 덕분에 용기 얻어 힘든 1주일 잘 극복하고 이제 편안하게 지낼 일만 남아서 너무 좋아용^^난생 처음 병원 다니면서 감사한 마음에 직원분들 간식 드시라고 간식까지 챙겨다 드렸어요.이제 외과는 요기만 다닐 꺼에요!! 수술 잘 해 주셔서 감사합니다^^

★★★이성근 원장님 블로그, 유튜브 보고 타 지역에서 방문했는데 친절하시고 진료도 잘 봐주셨어요 치질수술도 잘하고 왔습니다. ^^ 치질수술 겁나신 분들한테 강추요.

★★★이성근 원장님 유튜브 보고 가서 그런지 진료실 드러가자마자 친근한 느낌에 편안함~~ 겁에 떠는 저에게 호탕하게 웃으시면서 걱정하지 말라며 편안하게 해 주고 진료두 안 아프게 잘 해 주시더라구요 (다른 병원 진료봤지만 여기가 젤 안 아픔)
상세한 설명까지~ 믿음이 갑니다 진료후 사탕과 책까지 주시더라구요~ ㅎㅎ 감사합니다^^

★★★원장님도 간호사 분들도 프로페셔널하시고 친절하세요. 갑작스럽게 수술하게 된 남편이 불안해하지 않도록 맞춤형으로 편안하고 빠른 수술해 주시고, 수술 후 설명도 환자 눈높이에서 너무 잘 해 주셨어요. 감사합니다! 주신 책도 몹시 유익해서 잘 읽어보았습니다!

★★★항상 세세하고 꼼꼼하게 진료해 주셔서 정말 감사드립니다. 바쁘신 주말임에도 너무 친절하시고 증상에 대한 부분도 잘 들어주셔서 마음 편히 병원을 방문할 수 있었습니다.
유튜브도 구독하여 항상 잘 보고 있습니다.
★★★드디어 완치!!

엄살이 심해 수술 때도 진료 때도 징징거렸는데
안 아프게 잘 해 주셔서 감사합니다. ㅜㅜ 최고!

★★★원장님 친절하시고 대장내시경 잘 하세요. 용종 한 개 제거했는데 통증도 없고 병원 이름처럼 장이 편하네요.

★★★지방에서 일부러 시간 내어 갔는데 만족도 높은 진료를 받았어요~ 환자의 아픔을 공감해 주고 궁금했던 부분도 친절하게 설명해 주시고 넘 감사했구요 감동까지 받았어요~~ 적극 추천합니다~ 감사합니다.

★★★내치핵을 오랫동안 갖고 있어서 수술 후 고생 좀 했습니다. 세 번째 변 볼 때까지는 많이 아파요. ㅠ 개인의 상태에 따라서 좀 다르긴 할 듯하네요! 리뷰 보시는 분들 수술하시고 나서 개인차는 있겠지만 딱 1주일 정도면 통증은 참을만 한 정도로 가라앉고 2주 정도면 통증은 변 볼 때 외에는 거의 없네요!

여태까지 병원 다니면서 진료 받으러 들어갈 때, 나갈 때 일어나서 고개 숙여 인사해 주시는 병원장님은 처음 만나봤습니다. 아주 친절하시고 긍정적이세요! 수도권 거주하시는 분들은 거리 감안하더라도 충분히 올 만한 실력과 인품이세요. 더욱더 번창하시길!!

★★★원장님의 겸손하시면서도 상세한 설명에 감동 받았습니다. 의사 선생님이 이렇게 친절하시리라고는 생각 못했어요. 유튜브에 저는 궁금한 것이 많아서 원장님 유튜브 찾아서 더 자세히 보려구요.

★★★처음 치료받고 감동받아 장편한외과 짱팬이 되었습니다. 최근 스트레스로 변비가 심한 거 같아서 진료 받고 나왔는데 또 감동 받고 갑니다.

병원이 몸만 치료하는 곳이 아니구나~ 맘을 치료도 해 주시네요. 신기하네요. 항상 응원합니다. 원장님

★★★ 이성근 원장님 정말 친절하세요 설명도 잘 해 주시고요. 병원 가기
겁나시는 분들 여기로 가세요

★★★ 농양 땜에 서울서 갔는데 환한 분위기에 설명을 잘 해 주시네요.
서울에서 다른 항외과 간 적 있는데 어두컴컴하고 설명도 안 해 주고 엄
청 별로였는데 믿음이 갑니다. 다음주에 수술할 꺼에요~

★★★ 저 또한. 지인의 소개로 방문했습니다.
원장님 너무 친절하게. 자세하게 설명도 잘 해 주시고.
이해가 쉽게 설명도 해 주셨어요~
이 병원이라면. 그 어느 누구에게도 자신 있게 소개할 수 있을 것 같아요

★★★ 오늘은 소독하고 무통주사 빼러 갔는데 무통 다 맞겠다고 하다가
오후에 가서 대표 원장 선생님이 아닌 다른 분께 소독받았어요!!
여기 선생님들은 일단 배려랑 친절이 다 몸에 베겨 계신 거같아요ㅠㅠ !!
앗 그리구 간호사 선생님들도 다 친절해요
23일 오전에 주사 놔 주시고 챙겨주긴 분들 너무 감사해요!!!!!
제가 주사바늘을 정말 무서워하는데 달래주시고 주사도
한 번에 성공해 주셔서 넘 감사해요ㅠㅠ
정말 좋은 일 하시면서 친절하시기까지ㅠㅠ
여기 가면 아파서 갔지만 기분이 좋아져서 나오게 되네요 ㅎㅎ
네이버 리뷰 쓰겠다고 처음으로 영수증 안 버리고
꼬깃꼬깃 다 챙겼어요).〈

★★★ 항문농양 때문에 힘들어하다가 집 근처 병원을 찾아 친절하다는
이야기가 있어 급하게 갔었는데 저의 똥x를 진짜 너무 막 대하길래 속상
해서 이곳저곳 찾다 유튜브도 보고, 멀어도 후기 좋은 장편한외과를 왔네
요~ 오픈시간 바로 가서 대기가 없어서 넘 좋았고 같은 검사인데 하나도

안 아프게 해 주시는지 감동... 요즘 대부분의 병원들 가면 몇 분 안 되서 끝나고 좀만 물어보고 잠시만요만 해도 눈치 주고 화내는 곳이 대부분인데.. 계속 괜찮다고 다독여주시고 기다려주셔서 넘 감사해요. ㅠㅠ 다른 항문농양 수술 후기 보고 겁을 엄청 먹었는데 와.. 안 아파욬ㅋㅋㅋㅋㅋ 진짜 인생병원 만났어요. ㅠㅠ 차가 없어 대중교통으로 왔다갔다는 좀 멀어 힘들기도 하지만 오고 싶을 정도이요!!
선생님 덕분에 수술 잘 받았어요. ㅠㅠ 감사합니다.
★★★매번 방문할 때마다 영수증을 버렸는데
리뷰 쓸려고 다 챙겨왔네요!
참~ 세상에 이런 일이ㅋㅋㅋ
리뷰 쓰고 싶어서 병원가고 싶다는 생각을 들게끔 해 주시는원장님과 간호사 언니들 덕분에! 아픈 곳이빠른 속도로 좋아지고 있다는 게 느껴져요.
이성근 원장님의 센스와 재치란.. 아픈 곳도 안아프게 해 주는 마술사 같은... 병원을 이렇게 즐겁게 다녀 본 건 처음입니다!!
다다음주면.. 마지막 방문인데 벌써부터 아쉬워요. ㅋㅋㅋㅋㅋ
다음에 내시경도 하게 되면 꼭!
여기루 올 거에요~~~!!
병원도 깨끗하고 간호사 언니들도 좋고 다 좋아요
★★★넘 친절하고 꼼꼼하고 정확한 진료를 해 주셨어요~! 과잉진료 없이 환자를 진심으로 생각해 주는 거 같아 기분이 좋았어요
★★★치열 증상이 있어서 방금 진료 받고 나왔는데요. 의사가 일어나서 고개 숙여 인사하는 곳은 처음 봤습니다. 유튜브 보고 간 건데 영상에서 보이는 그 텐션, 그 모습 그대로 긍정+에너지 넘치게 진료하고 계십니다.

수술할 정도는 아니어서 항문관리 방법에 대해서 이야기 듣고 처방전 받아서 나왔습니다. 보통 치질로 고통 받는 분들 대부분이 병원에 안갑니다. 바지를 내리고 자신의 항문을 누군가에게 드러내야 한다는 수치심과 보이지 않는 부위의 질병과 직면해야 한다는 공포심이 발목을 강하게 붙잡죠. 디오스민, 연고, 좌욕 등으로 자가치료하는 것도 좋지만 먼저 정확하게 진단 받는 것이 더 중요하다고 생각합니다. 이 원장님과 간호사 분들께 감사드립니다

★★★유튜브에서 원장님 접하고 방문했습니다. 하남에서 갔는데 굉장히 친절하고 만족스럽게 진료해 주셨습니다. 다음주 화요일에 수술 일정 잡았는데 안 아프게 잘 부탁드립니다.ㅜㅜ

★★★여기 원장님께서 특히 친절하고 유머도 있으셔서 부끄러워하면서 쫄아 있던 저도 편하게 진료받을 수 있었구요. 직원분들도 친절하게 설명해 주셔서 좋았어요.

대장내시경이랑 엉덩이 수리하고 왔는데 대장내시경은 정말정말 불편감 하나도 없이 바로 출근해서 일할 수 있었어요.

★★★아들의 대장내시경 결과를 듣는 자리인지라 많이 경직되고 긴장했었는데, 이성근 원장 선생님의 명확한 설명과 몸에 배인 배려와 따뜻함으로 긴장이 눈 녹듯 사라졌습니다. 따뜻해서 왠지 더 잘생겨 보이는 원장님 화이팅입니다.

★★★진짜진짜 너무너무 친절하고 좋아요.

9월에 다른 병원에서 수술하고.. 잘 안되서 고통스러운 나날을 보내면서 다른 항문외과를 찾아보다가 우연히 유튜브에서 알게되어 방문 했습니다!

정말 너무 아파서 겁에 질려갔는데ㅜㅜ

안 무섭게 괜찮다며 마음에 안정까지 주시고 너무 밝고 기분 좋게 만들어 주시는 의사쌤, 간호사분들이 있어서 병원가는 게 두렵지가 않고 좋았습니다! 지금도 주마다 진료받으러 가는데 갈 때마다 긴장되도 진료받고 나오면 너무 편한.. 그 자체 ㅋㅋㅋ 그동안 항문 때문에 진짜 고생 많았는데 정말정말~~~ 감사해요 앞으로도 더더더!! 번창하세요
리뷰별점 1000000개 주고 싶네요.
장편한외과 병원에서 진료 보시면!
정말 후회 없습니다.^-^ 수술을 안 아프게 아주아주 잘 해 주세요! 멀리서 오셔도 될 만큼...^_^♡...
쯔위 닮으신 분! 머리 기신 분! 키 좀 작고 제 이름 기억해 주시는.. 간호사 언니들!! 넘 좋아요~~~!!!
★★★이성근 대표 원장님 너무 친절하십니다.
제가 다녀본 평생의 병원 통틀어 제일 친절하시고 유쾌하시고
이런 분 처음입니다. 정말 긴장 많이해서 떨고 있는데 먼저 호탕하게 웃으면서 긴장 풀어주시려고 노력해 주는 모습 보고 정말 감동 받았습니다. 단순 상업적으로 유튜브 하고 여러가지 하시는 줄 알았는데 전혀 아닙니다. 영상과 실물 그대로 동일하시고 성격도 영상 그대로
너무 친절 인간미 넘치십니다.
굿굿 여기 온 거 후회 절대 안해!
마지막으로 트라우마 생기지 않게 잘 진료해 주신 원장님 감사합니다.
★★★최근 8월 말에 치루수술 후 11월이 되었는데도 완치가 되지 않고 지속적으로 아파서 유튜브를 보고 장편한외과 이성근 원장님을 만났습니다.
유튜브를 보신 분들은 아시겠지만, 정말 친절하게 진료를 잘 봐주셨구요.

마음을 다하는 게 느껴져서 감사했습니다.

수술은 다른 곳에서 했지만, 저는 저를 수술해 주셨던 원장님보다 이성근 원장님을 더 신뢰합니다.

친절하게 진료해 주셔서 정말 감사하고, 저에게 맞는 처방해 주셔서 감사합니다.

★★★이성근 원장님 인간미 넘치시는 의사 선생님 처음입니다. 환자의 입장에서 생각하고 돌봐주세요.

적극 추천해요.

★★★간호사들 친절하고 의사샘도 친절하고 이해가기 쉽게 잘 알려주세요~ 여기 약 먹은 뒤로 안 간지럽고 좋네요.

감사합니다~^^

★★★가족, 지인들에게 추천하고 싶을 정도로 좋아요.

항상 이성근 원장님 잘 해 주세요.

아파서 갔는데 병원 나올 때 기분 좋게 나올 수 있게 해 주셔 감사합니다. ^^

★★★갈 때마다 기억하시고 상태 친절하게 잘 봐주시고 환자의 마음까지 다독여 주시는 이성근 원장님 추천합니다. ^^

★★★일단 유튜브 방송 보고 이성근 대표 원장님께 끌려 이 병원에서 수술하게 됐어요

이성근 원장님께서 너무 세심하게 내 가족 돌보듯이 봐주셔서 너무 감동이였어요..^^

병원 많이 다녔지만 잠깐 진료 보고 나오는 의사샘이 아닌 궁금한 질문들도 다 상세히 답변해 주시고 수술 후 너무 힘들었는데 원장님 덕에 힘든 시기 다 지나고 좋아지고 있어요~~~~!!

요번에 방문했을 때 통증 진짜 많이 좋아졌다구 하니 박수도 엄청 쳐주시고 ㅋㅋㅋ

원장님께서 책도 주셔가지고 넘 잘 읽고 있어요. ^^

★★★정말 친절하고 설명도 잘 해 주시고 완전 만족합니다!!! 진료 정말 잘해서 감동 받았아요…

★★★대장, 항문 아프신 분들 검사도 수술도 이곳에서 받으세요! 원장님 진료하실 때마다 성심성의껏 대해주셔서 감사합니다.

★★★몇 년 동안 고민하다 유튜브 보고 신뢰감에? 집과 거리도 좀 있었지만 장편한외과로 결정했어요.

수술 후 아픈 건 어쩔 수 없지만 저는 딱 1주일이 죽을 맛이었고 8일째부터 급격하게 고통이 줄어서 현재 약 3주차 되어가는 중에 붓기와 배변 때 작은 고통 빼고는 너무 좋습니다!!! 원장님 하나하나 잘 얘기해 주시고 너무 친절하세요. 앞으로 더 번창하세요

★★★저 이런거 처음남겨봐요.. 리뷰를 안 남길 수 없는 곳.. 원장님 너무 좋으시고 너무 편안하게 해 주셔서 진료 잘 받고 왔어요~~ ^^

기분좋게 진료 받고 갑니다^^♡♡

★★★리뷰 잘 안 쓰는데 안 쓸 수가 없네요.

간호사님도 친절하시고 특히 담당의사 선생님께서 설명도 잘 해 주시고 궁금한 거 다 알려주셨어요~~

강력 추천~^^

★★★처음 방문한 곳이라, 옆 건물에 힘들게 주차하고 찾아가긴 했지만 넘 친절하게 설명해 주시고, 상담해 주셨어요…

진짜 추천드립니다^^

★★★리뷰를 정말 쓰고 싶게 만들 정도로.. 의사 선생님도 너무 친절하

시고 간호사 분들도 친절하게 해 주셨습니다.
수술을 하게 되었지만 믿고 할 수 있을 것 같습니다.
★★★항문이 너무 아파서 울면서 제일 가까운 병원 찾아 온 건데 운 좋게 실력 좋은 원장님을 만났네요.
오늘 드디어 치핵 수술 받고 마지막 진료인데 원장님께서 너무 예쁘게 잘 나왔다고 박수 쳐 주셨어요ㅋㅋㅋㅋㅋㅋㅋ
원장님 너무 친절하시구 간호사 언니들도 모두 너무 친절하셔서
항상 여기 올 때마다 기분 좋아요. 병원 분위기도 좋은 게 항상 느껴져요.
그리고 그냥 무엇보다 원장님께서 환자 치료에 진심이구 이 분야에
너무 전문적이셔서 유튜브도 하시고 책도 내시고
실력이 워낙 좋으셔서 믿음이 가요.
치핵, 치질 대장 질환 고민이신분들은 그냥 얼른 여기 찾아가세요.
원장님께서 너무 잘 치료해 주시고 위로도 해 주시구
다 나으면 축하도 해 주시고 다 해 주세용ㅎㅎㅎㅎㅎㅎㅎ
저는 책 선물까지 주셨어용 감사합니다~!
★★★병원을 많이 다녀봤지만 이렇게 친절하시고
실력 좋으신 선생님은 뵌 적이 없는 것 같아요.
환자의 아픔을 이해하고 공감하겠다는 말 자주 들어는 봤어도
실제로 그렇게 실천하시는 의사분은 처음이였습니다.
과잉진료 없이 정말 필요한 검사해 주시고 병변 조직검사 결과 때문에
긴장했었는데 다행스럽게 이상없다고 정말 가족처럼 같이 다행이라며
안도하고 기뻐해 주시는 모습에 감동받았어요.
설명도 이해하기 쉽게 자세하게 해 주셔서 오히려 제가 뒤에 진료 길어질
까봐 걱정되어 빠르게 나왔네요.

또 대장내시경 받으러 갔을 때 응대해 주신 간호사 분들과 7시쯤 결과 들으러 갔을때 야간진료로 힘드실텐데도 친절하게 응대하고 설명해 주신 9월 3일 야간에 계신 간호사 분들도 감사드려요~!!

★★★소문 듣고 왔는데 역시 친절하시고 유쾌하신 의사 선생님 최고입니다! 걱정 많이 하고 왔는데 맘 편하게 진료 잘 받고 갑니다^^

★★★과잉 진료 없고 엄청 친절하세요. 정말 감동입니다! 우리 가족 다 여기서 진료하는 걸로 정했어요.

★★★친절하시고 당일 수술하고 퇴원했습니다 치루로 아플 때보다 수술한 게 훨씬 덜 아프네요. 잘 아물길...

★★★원장님께서 병원은 무서운 곳이 아니구나라는 생각을 갖게 해 주십니다. 친절한 상담과 더불어 쉽게 설명해 주시고 간호사 분들도 친절하세요.

★★★오랫동안 고생하다 원장님 덕분에 수술하고 워낙 심했기에 회복하는 데도 시간이 좀 걸렸지만 지금은 덕분에 잘 회복해서 좋습니다. 이번엔 다른 건으로 갔는데 원장님 바쁘셔서 새로 오신 원장님 뵙고 갑니다. 원장님 직원분들 모두 친절하시고 원장님 실력 좋으셔서 나날이 성장하시는 거 축하드립니다~ 앞으로도 수원의 명문 항외과가 되길 바랍니다. 감사합니다.

★★★유튜브로 알게 되어서 타지에서 찾아갔는데 영상에서의 모습 그대로 친절하고 자세히 설명해 주셔서 좋았습니다!

★★★의술 이전에 직원 분들의 친절이 모든 분야의 거울인데 원장님은 더 친절하시고 자상하시니 저희 모임의 홈피에 올려 놓고 적극 홍보해 드리겠습니다.

★★★항문 통증으로 고생 중이시라면 다른 곳에서 수술 전에 꼭꼭꼭 한 번 가보세요 제발. 이 원장님 정말 최고십니다.

★★★원장님이 너무 친절하시고 마취가 덜 풀린 상태에서도 쉽게 설명해 주시고 실력도 좋으신데 인간적이여서 넘 좋아요~

★★★원장님 친절하시고 설명 잘 해주신다는 후기 보고 진료 후 수술 예약 잡고 왔어요. 처음 내원했을 때 사이트에 진료 시간 안내가 애매해서 재내원 하느라 힘들었는데, 이후 사이트 공지사항/진료시간 수정도 바로 해주셔서 보기 좋게 되어 있구 너무 좋았습니다.
설명도 꼼꼼하게 잘 해 주셨어요. 시설도 깔끔하고, 믿음이 가는 의사 선생님 만난 것 같아 다행이에요!

★★★어제 수술했는데 원장님 아직까지 만나본 의사 중 젤 친절하시네요. 그리고 항외과에 전문성과 열정이 대단하시네요. 다른 병원으로 가려 했는데 후기와 유튜브 보고 장편한외과에서 수술했는데 정말 잘한듯해요 원장님 간호사님 너무 친절하고 항외과 수술 전문이라 수술도 많으시더라고요. 수원에서 최고의 항외과인듯 합니다. 몇 년 고생과 고민하다 병원 갔는데 원장님과 간호사 선생님들이 너무 편하게 해 줘서 정말 감사합니다.

★★★외과 병원 있을 때부터 진료 보고 너무 친절하시고 마음 편하게 해 주셔서 옮기신 이후에도 진료 보기 위해 오랜만에 왔는데 역시나 사람냄새 나는 푸근한 원장님입니다.
지인들 추천할 정도로 너무 괜찮습니다

★★★진료 받고 수술 후 한 달 이용 후기입니다.
초진부터 수술, 전화응대, 이후 경과 검진까지 모두 만족스러웠고 덕분에 건강하게 생활할 수 있게 되었네요. 매우 감사합니다.

원장님께서 매우 친절하고 스마트하신 전문의사라는 점을 몸소 경험하여 후기 잘 안쓰는데 시간 쪼갰습니다.
장편한외과 강력추천합니다.
★★★친절하게 진료 잘 봤어요~^^
치열이라 검사가 아프긴 하지만 미리 아플 거예요~
말씀도 해 주시고..여자쌤 있는 타 병원 먼저 갔었는데 무뚝뚝하게 진료 보고 ㅜㅜ 유튜브 통해서 미리 선생님을 알고 가니 아는 지인 의사 선생님 같은 느낌이랄까요 ㅎㅎ
수술도 잘 부탁드립니다~!
★★★엉덩이대장TV 유튜브 보고 방문했어요
다이어트 하다가 급성 치질 걸려서 다 수술해야 한다 진단하셔서 한의원 가서 큰돈 들여 고쳤었는데 3년 뒤 또 다이어트로 치질 걸렸어요..
저번과 같이 사이즈도 컷고 상황이 같아서 유튜브 찾아 보다가 신임이 가서 방문했는데 진료도 친절하게 안내해 주시고 멀리서 왔다고 서비스도 챙겨 주셨어요!
★★★친절하십니다. 증상에 대한 설명도 잘 해 주시고
환자의 질문사항도 하나하나
놓치지 않고 쉽고 자세하게 설명해 주십니다.
원장님이 너무 좋으세요. 첫 방문 할 때 제가 겁이 많아 진료하시는 데 힘드셨을 텐데도 세세히 진료해 주셔서 너무 죄송하고 감사했습니다. 오늘 수술도 정말 아프지 않게 편안하게 잘 받았습니다
★★★그동안 병원 다니면서 이렇게 친절한 의사 선생님은 처음 봤어요~
수술도 잘 해 주시고 상담도 잘 해 주십니다
★★★의사 선생님이 분위기 긴장되지 않게 말도 잘 해 주셔서 생각보다

부담없이 편안히 진료받을 수 있었습니다 ^.^

굉장히 친절하시구 발랄하신것 같아요!!

우연히 생일을 맞아서 생일도 축하해 주셔서 너무 감사했습니다.

자칫 가기 꺼려지는 진료일 수 있는데 간호선생님들도 다 친절하시구 잘 신경 써 주셔서 좋은 것 같습니다!

★★★여자 선생님을 찾다가 안 되어 어쩔 수 없이 리뷰 보고 방문했습니다. 정말 신기하게도 전혀 그런 고민 없이 진료를 잘 해 주셔서 너무 감동받았네요. 좋은 병원이에요~~의사샘과 간호사 분들 모두^^

★★★대표 원장님 정말 친절하시고 마음 편하게 진료 봐 주셔서 좋아요. ㅠ!! 현재 상태도 정확히 잘 알려주시고 직원 분들도 친절하셔요!! 멀리까지 간 보람이 있네요.

★★★이기 머선 129 ^^

여태 답답했던 저의 증상을 속시원히 단번에 알려주셨어요.

유튜브 보고 찾아갔는데 명불허전이네요. ㅎㅎ

이성근 원장님 너무 감사합니다. 제가 본 의사 선생님 중에서 가장 친절하고 설명 꼼꼼하게 해 주시네요. 강추!!

★★★정말 오길 잘했다 싶습니다.

진작에 올 껄 그랬습니다.

선생님, 간호사 분들 감사합니다.

★★★전에 제가 진료받았는데 의사 선생님이 친절하고 안심시켜줘서 기억에 남았어요! 따로 블로그 후기도 작성할 정도로..ㅋㅋㅋ 아버지도 진료가 필요했는데 일부러 여기로 예약하고, 진료 보니 수술해야 해서 오늘 수술까지 했어요. ㅎㅎ 친절해서 진료 보는데 덜 무서워요! 겁 많은 분들한테 추천합니다.

★★★항문질환으로 지난해 말부터 올해 초까지 네 번의 수술을 했습니다. 미칠 노릇이죠. 처음 두 번은 장안구에 위치한 병원에서 두 번에 수술을 받고 한 달 사이에 재발하면서 장편한외과를 찾게 됐습니다.
지난 병원에 불신한 터라 걱정을 했는데 걱정과 달리 친절하고 자세한 설명, 과잉진료 없이 환자를 진심으로 대하시는 원장님께 진료 받으면서… 힘든 시기 이겨내고 완치를 앞두게 됐습니다. 제 증상의 호전을 저보다 기뻐하시는 원장님을 보게 되는 이상한 경험을 할 수 있는 좋은 병원입니다.

★★★의사 선생님 직원분들 모두 친절하시고 편하게 진료 받을 수 있어서 좋았어요.

★★★살면서 리뷰 2번 써 보네요. 오전 일찍 진료 보고 왔는데 의사 선생님 정말 친절하십니다. 여기는 무조건 잘됐으면 하는 마음에 리뷰 남겨봅니다. 항문관련은 꼭 이곳 가보세요.

★★★진짜 원장 선생님 짱짱짱! 치질수술 하는 거 너무 무서워서 미루고미루다가 방문했어요. 유튜브에서 치질영상 보다가 알게 되었는데 댓글 후기가 좋아서 이 병원으로 선택했습니당. 의사 선생님께서 진료도 꼼꼼하게 봐 주시고 걱정하지 말라고 잘 달래주시고(?) 설명도 엄청 친절하게 해 주세요!

★★★선생님이 친절하시고 간호사 분들도 완전 친절하시네요~ 수술부터 마무리까지 최곱니다 선택하길 잘 한 것 같아요~

★★★근데 여기는 의사랑 간호사랑 왜케 다들 친절해요? 유튜브 검색해서 의사분이 조금 남다르신듯 하여 갔는데 ㅋ 정말 웃김요 의사샘. 폭설에 환자가 없어서 그런지 장시간 설명해 주심.ㅋ 담에 다시 가보고 평소에도 그런지 확인해 보려구요 처음 가 봤는데 왠지 끌리네요. 제 치질

을 한 번 맡겨볼까 생각중.
★★★빙판길에 이른 아침부터 방문을 했습니다. ㅜㅜ
치질 때문에 지난 번에 방문했다가
유튜브 영상에 항문소양증 관련 내용을보고 다시 재방문했습니다. ㅜㅜ
치질도 악화되는듯 하고..
역시나 이른 아침임에도 너무 친절하신 원장님~
하나하나 자세한 설명에 감동받아 이렇게 감사인사 남깁니다.
이 정도 치질은 누구나 가지고 있을 수 있으니
좌욕과 항문 청결법을 알려주시고 그냥 가시라고 하네요.ㅎ
혹시 수술 여쭈어 보니 정말 힘들면 하는 거라 하시며
담에 다시 보자고 하시네요~~ 신기한 원장님이십니다. ㅎ
마치 재 주치의를 만난듯한 기분.
고마운 맘에 글 남겨요 여러분들 믿고 방문하세요~ 고맙습니다.
★★★변비 인생 10년, 치핵 3기에 한 줄기 빛 같은 병원입니다ㅜㅜ
저 쫄보라서 병원 미루고 미루다 간 건데 친절하고
자세한 상담을 들을 수 있어서 좋았어요!
검진할 때도 무서워하니까 긴장 풀어주시고..
갈 때는 책이랑 핸드크림까지 챙겨 주셨어요ㅋㅋㅋ
완전 추천합니다!
특히 제 상태에 대해서 자세히 말해 주고,
더 궁금한 점은 없는지 물어봐 주셔서 좋았어요!
수술 권유도 없었고, 아무튼 감동해서 블로그에 후기도 적었어요…
"치핵3기 수원장편한외과"라고 검색하면 나와요!
불편하다면 꼭 병원 가보세요!

★★★ 몇 달 동안 낫겠지 하고 참다가 아파서 결국에 네이버에 검색해서 예약하고 당일 수술하고 왔습니다. 평일 아침인데도 대기가 꽤 있더라구요. 건물도 새 건물이라 그런지 깔끔하고 원장님 설명도 잘 해 주시고 넘넘 유쾌하고 친절하시네요. ^-^ 처음엔 춥다가 히터 틀어서 따뜻해져서 쓰진 않았지만 전기장판도 준비해 주셨어요. ㅎㅎ 주의 사항도 원장님께서 직접 설명해 주시고 진료 후 문자로 도움되는 영상도 보내주셨어요~ 그리고 이건 개인차가 있겠지만 수액 맞을 때도 다른 곳에서 맞을 때보다 덜아팠어요.

★★★ 주변에서 아프고 고생한 이야기만 들어서 너무 겁났는데,
원장님께서 친절하고 자세하게 설명해 주셨어요. ㅠㅠ
수술 당일 간호사 분들도 친절하고 편하게 대해 주셔서
긴장 많이 풀렸어요. 병원 시설 정말 깨끗해서 더할나위 없었습니다.
수술하고 회복 도와주셔서 감사하다고 원장님께 꼭 전해드리고 싶었습니다 :)

★★★ 병원을 다니면서 이렇게 기분 좋은 느낌을 받은 게
언제인지 모르겠네요~~
어제 다녀왔는데 좋은 병원, 좋은 원장님 함께 공유하고 싶어서 이렇게
처음으로 리뷰를 올려 봅니다.
간호사님부터 원장 선생님까지 너무너무 친절하세요.
고민하다가 저두 리뷰 보고 방문했는데 원장님 친절한 설명과
명쾌한 답변이 인상적이고 병원 시설도 굿굿굿입니다.
아픈 치질이 다나은 느낌입니다. ^^
방문하시면 후회하지 않으실듯 하네요.
짱짱 킹짱 좋은 병원입니다 강추~~~~

★★★원장님이 너무 친절하고 상세하게 잘 설명해 주신 덕분에 걱정이 많았는데 되려 안심이 많이 되었고 치료랑 처방해 주시는 내용도 믿음이 갔어요! :)
항문에서 피가 나오는 것 같아 정말 걱정 많았는데…
앞으로도 관련 질환 있으면 여기서 편하게 상담할 것 같아요. ㅎㅎ
흔치 않은 증상인데 좋은 병원 잘 방문한 것 같아 정말 기쁘네요!!
★★★20년 전 치질수술 했었는데, 다시 재발하여 영수증 리뷰 보고 방문. 친절하고 자세한 설명과 수술도 꼭 필요한 경우만 권하는 것을 보고 신뢰가 갔으며 선물 받은 원장님이 직접 쓴 책을 읽고 더욱 감동!!! 어제 오후 치질수술 받았는데 국소마취라 수술 후 회복도 빠르고 통증도 별로 없어서 만족도가 아주 높음. 강추합니다.
★★★집이랑 좀 멀지만 후기가 너무 좋아서 갔는데 후기대로 엄청 친절하시고 설명도 잘 해 주셨어요!
직접 쓰신 책도 주셔서 가는 길에 읽어봤는데, 좋은 의사라는 게 글에서도 너무 느껴졌습니다.
여기 병원 정말 추천합니다!
★★★원장님이 진짜 너무 친절하시고 설명도 잘 해 주십니다!!
이제까지 가 본 여러 병원 중 이렇게 친절한 의사 선생님 첨뵙니다 ㅋㅋ
열정도 가득하신 거 같고 리뷰가 좋아서 왔더니
왜 리뷰가 좋은지 알겠습니다.
더더욱 흥하세요 진료 감사합니다.
★★★전화상담부터 진료까지 다들 어찌나 친절하시던지…
민망한 부위 진료라 겁먹고 올 법한 환자들 생각해서인지 엄청 세심하게 배려하며 진료하시더라구요.

그리고 보통 항문외과에 평일날 사람 많지 않은데, 늦은 오후 시간에 대기자가 꽤 많았네요. 다들 소문 듣고 오셨나봐요.
항문외과 여러 군데 가봤지만 여기가 제일 가격도 합리적이고 양심적이어서 믿음직했어요. 그리고 진료 받는 내내 맘 편히 해 주셔서 감동이었어요ㅠ 마지막에 원장님이 직접 쓰신 책까지 받아서 도움이 많이 되었습니다. 추천하는 병원입니다!!
★★★항문질환으로 병원을 가는 것 자체가 좀 꺼려졌는데 의사 선생님 너무 친절하시고 간호사 분들도 너무 친절하십니다.
첫 번째에도 저보다 더 걱정하면서 치료법 설명해 주시더니 두 번째에는 호전되고 있다면서 더 기뻐해 주시는 의사 선생님..... 복받으세요.
수원 분들은 무조건 항문질환은 장편한외과 가세요ㅠㅠ
★★★친절하시고 믿음이 가는 원장님 덕분에 엄마께서 맘 편히 대장내시경 받고 오셨어요!! 좋은 원장님 만났다고 극찬을 하시면서 이렇게 좋은 원장님은 동네방네 소문 내야 한다며 네이버에 리뷰를 좀 올려 달라 하시네요ㅎㅎ
수원 사시는 분들 위내시경 대장내시경! 다른 곳 말고 믿을 수 있고 깨끗한 장편한외과에서 진료 보세요!! 강추입니다
★★★진짜 설명도 잘 해 주시고 친절하세요 양심적인병원이라 수술 무조건 권하지 않네요!!
시설도 깔끔하고 설명도 정말 잘 해 주십니다 건성건성 보던 병원들과 확실히 비교됩니다.
★★★수원에서 항문외과 3군데 가보았는데 여기만큼 믿음직스럽고 정직한 병원 없는 것 같아요. 다른 병원에서는 수술밖에 방법이 없다고 하였는데.. 이곳에서는 더 신중하게 지켜보고 수술하자며 진료를 봐 주셨습

니다. 친절하게 설명도 너무 잘 해 주세요. 덕분에 상태도 많이 호전되어 가는 중입니다. ☆완전 추천합니다☆

★★★대표 원장님께서 환하게 웃으시며 밝게 인사해주셨어요! 친절하시고 유쾌하시고 에너지가 넘치세요~! 오랜고민 끝에 더이상 미뤄둘 수없어 용기내서 예약하고 방문했는데 무안하지 않게 아프지 않게 진료잘봐주셨고 당일 바로 수술까지 했어요! 얼른 회복되어서 일상으로 돌아가고 싶어요.

★★★지인의 소개로 방문을 하여 진료와 수술을 받았습니다. 이성근 원장님의 표정과 말씀이 친근하여 불안한 맘과 염려를 내려놓게 합니다. 수술 들어가기 전, 간호사님이 왼팔에 무통주사를 놓는데 혈관이 잘안보인다고 해서... 2~3번은 주사바늘이 들어가겠다 싶었는데... 한번에 놓으셔서 정말, 감사했습니다~ 아쉽게 이름은 모르지만 그분도 실력자이셨습니다. 이 무통주사를 3일간 달고 지냈는데... 아마 오른팔에 놓았으면 너무 불편했을 것 같습니다.
수술 후 7일차, 4기의 치질수술은 잘 되었다고 하셔서 이젠 내 관리와 노력이 필요하겠다는 생각으로 통증이 있을 때 진통제를 먹고, 식사관리와 좌욕을 하며 있습니다. 궁금한 점은 책을 보고 유투브로 소식을 접하다보니 너무 좋고 감사를 드립니다~

★★★의사, 간호사 선생님 모두 굉장히 친절하시고 설명 잘 해주시고 검사 잘 해주십니다.

★★★예약 없이 이용대기 시간 바로 입장 친절해요.

★★★친절하시고 요즘 보기 힘든 참의사이십니다.

★★★진료도 잘하시고 정직하신거 같아요 적극 추천합니다 정말 좋은 의사 선생님입니다~ 굿굿

★★★원장님 너무 겸손하시고 설명 꼼꼼히 해주시고 배려가 깊으셔서 감동입니다 간호사님들도 많으신데도 친절하셔서 편하게 약 한 달반 간의 치료 잘 마무리했습니다 감사합니다~~

★★★진짜 탁월한 병원 선택이 였습니다!!

★★★출산때문에 아파서갔는데 아이랑같이가도 아이도 잘봐주시고 진료도 꼼꼼하네요.

★★★일단 제가 좋지못한 병에 걸렸습니다. 그래서 여기저기 찾아보다가 장편한외과가 잘한다고 해서 간거고요.
장편한외과 들어가기 전에 수치심때문에 몇시간을 들어갈까 말까 했네요 다행스럽게도 이성근 대표원장님께서 속으로는 욕하실 수 있지만 겉으로는 내색 한 번 하시지 않으셨어요. 그리고 별거 아니라고 해주셔서 수술까지 했습니다. 정말 친절하시고 제가 하는 질문에 대해서도 명쾌하게 대답 잘 해주십니다.

★★★간호사 선생님들도 친절하십니다.

★★★선생님들 친절과 배려에 감사합니다.

★★★고맙습니다.

★★★원장님이 친절하시고 실력이 좋아요

★★★오래된 치열로 동탄역 근처 항문외가 갔다가 항문내시경 검사시 더 찢어지고 눈물날 정도로 아팠으며 출혈도 발생되었습니다. 검사 전보다 검사후 점점 아파지고 그후 출혈도 심했습니다
무조건 수술해야 한다고 하였으나 다른곳도 열심히 찾은결과 장편한외과를 블로그에서 보고 무조건 수술하지 않는다 하여 방문 같은 항문 내시경이라 해도 하나도 안아프고,
수술하지 않고 두 달째 약먹고 바르고 거의 완치 단계 입니다 물론 앞으

로 좌욕 및 꾸준한 치료 받을 예정 입니다. 병원 선택 잘하셔야 해요. 고생합니다. 여기 이성근 선생님 감사 합니다.
동탄에서 거리가 있지만 후회하지 않습니다.
★★★원장님 설명 자세하시고 궁금한건 다 해결해주십니다.
★★★친절하게 진료상담 해주셨어요.
★★★신랑 수술후 재방문인데 궁금한거 질문하면 잘 알려주시고 속시원해요~
★★★병원이 깔끔해요.
★★★선생님 권유로 오래 미뤘던 대장내시경을 했습니다. 용종?2개 제거하고 화장실가는게 편해졌어요. 결과 보는 날 나쁜용종 아니라고 샘이 기립박수로 맞아주십니다. ㅋㅋㅋㅋ
감사드립니다.
★★★선생님이 직접 일어나서 맞아주시고 친절하십니다. 설명도 잘해주시구요.
내시경통해서 검사 후 치열, 치핵, 염증이 모두 동반된 심각한 상태였다고 하네요.
미추마취해서 수술했고 오후 입원후 당일퇴원했습니다.
무통주사 24시간 착용했는데, 늘릴수 있으면 늘리셔요 정말 소중합니다.
무통주사 떼고나서 통증이 시작되는데 괴롭습니다.
선생님이 매우 전문적이시고 경험이 많으십니다.
통증도 최대한 줄이려고 진통제도 충분히 줍니다.
위 두꺼운 도넛방석 꼭 사세요.
다른데보다 성능 좋고 집, 침대, 차, 회사 어디든 가져다니면서 통증을 경감시켜줍니다. 7~10일차쯤부터 좀 살만해집니다.

엉덩이대장이라는 유튭채널도 운영하는데 도움됩니다.

★★★요즘 의정갈등으로 말이 많은데 이성근선생님같은 분은 존경받아야 합니다. 선생님 감사합니다.

★★★진료잘해주시네요

★★★진료실에서 이렇게 친절하고 유쾌하신 샘은 첨봅니다.

4년만에 재방문, 새 책도 나와서 선물 받았습니다.

아픈 곳이 늘 걱정되는 불안한 마음인데 샘이 한방에 시원하게 해결해 주십니다. 고민말고 방문하세요.

유튭컨텐츠도 좋고, 집근처에 이런 병원이 있다는게 너무 다행이에요.

★★★친절하고 진료상담도 잘해주셨어요.

★★★위, 대장내시경 검사 했는데요 예전에는 영통 차외*에서 했어요 이번에는 장편한외과에서 했는데 CO_2를 써서 그런가 검사하고나서 속이 편안 했어요 차외*에서는 위,대장내시경 하고나서 속에 가스찬것처럼 엄청 불편 했거든요 언제나 친절하신 원장님 덕분에 편안하게 잘 했어요 검사 하고 나서도 침대에서 충분히 쉴수 있는 시간을 주시는것도 좋아요 1시간은 누워 있었나봐요.

다음에도 여기서 검사 할려고요 솔직한 후기 입니다~~

여기 병원 좋아요 원장님은 환자 마음을 잘 이해해 주세요 ~~~~^^

★★★친절하고 너무 좋아요.

수술도 잘해주셔서 감사합니다.

★★★이성근 원장님께 진료를 받았습니다. 정말 한결같이 친절하시고 진료도 꼼꼼하게 봐주셔서 너무 좋았습니다.

★★★우선 수술 잘 해주신 원장님과 간호사 분들께 다시 한번 감사 드립니다. 저 같은 경우 20년정도 앓고있던 치질수술을 받았습니다. 치핵4기

에 5개를 제거했으니 고통은 뭐 말로 다할 수 없었지만 3주차에 접어든 지금은 많이 좋아졌습니다. 아직까지 운동을 하거나 배변을 맘 놓고 할 수는 없지만 서서히 회복되는게 느껴집니다. 저의 경우 워낙 상태가 심하기도 했었고 치핵개수도 많았었기에 통증이 남들보다 더 컸을 거라고 합니다. 2주차까지는 계속 무통 주사를 달고 지냈으나 그래도 많이 아픈 건 사실입니다.. 수술 후 2주차에 배변이 힘들어서 힘을 너무 준 탓에 봉합한 상처에서 출혈이 있었고 하필 주말이었는데 천사같은 원장님께서 주말에 나오셔서 성심성의 껏 내시경으로 지혈수술을 해주셨습니다. 너무 감사 드립니다.

★★★굳!!!
의사샘 유쾌하고 간호사 분들도 친절하세요.

★★★진료 보기 편하고 책도 주셔서 좋았습니다~

★★★적지 않은 병원을 다녀봤지만 자리에서 일어나 허리까지 숙여가며 인사해주시는 선생님은 처음이었습니다.
불편하고 부끄러울 수 있는 항문 진료를 너무나 유쾌하게 받아볼 수 있게 해주셔서 감사드려요~

★★★두시간 가량 대기하다 순서가 되었지만 전혀 기분 나쁘지 않게 돌아갑니다~

★★★1년전 쯤 치핵증세가 있어 23년 5월쯤 처음 방문했는데..
당시 사투리 심하신 의사분께서 다소 불친절하시고, 수술만 권하셔서..
오기로 6개월간을 약도 먹고 바르고 좌욕하며 노력했습니다..
하지만 증세는 나아질 기미가 없어서, 연말 휴가를 맞아 수술을 결심하였습니다.
아무래도 예전 경과를 가지고 있는 병원이 낫겠다 싶어 예약을 했고, 다행히? 이성근 원장님께 수술을 받게 되었습니다.
우선 1개월 지난 지금의 경과는 대만족입니다.
대부분 많은 고민, 고통, 걱정을 동반하는 수술일텐데 이성근 원장님께서 직접 쓰신 책이 많은 도움이 되었습니다.

★★★평생 자리에서 일어나서 인사해주시는 의사분 처음 뵈어 감동했으며, 친절하고 명쾌한 치료로 너무 감사한 마음에 이렇게 긴 글 쓰게 되네요. 다시 한번 감사드립니다.

★★★장편한외과 원장님, 간호사선생님, 의료서비스 모두 매우 만족합니다.
유튜브에서 보던 원장님을 실제로 뵈니 연예인을 보는 듯한 느낌에 매우 신기했고, 실제로도 친근하고 활기찬 모습에 병원이었지만 저 또한 기분이 좋아졌답니다.^^
지난해 다른 검진센터에서 장정결이 잘 되지 않았는데 이번에도 정해진 약과 물을 더 많이 먹었는데도 깨끗하게 되지 않아 병원에서 가루약과 물을 먹으며 깨끗하게 청소할 수 있었어요.
그 과정에서 원장님을 비롯한 간호사 쌤들이 지속적으로 지켜보며 신경 써주셔서 안심이 되고 믿음이 갔습니다.

★★★염증에 대한 조직검사를 하고 일주일간 마음 고생은 했지만 결과적으로 단순염증 진단을 받아서 정말 다행이었습니다.

★★★원장님께서 이 글을 보셨으면 좋겠습니다. ㅠㅠ 제가 가본 곳 중 체고였어요!! 수술도 너무 잘되고 지금 수술 후 2달 되어가는데 이젠 완전 안아파요!! 제가 질문이 많아서 많이 물어보는데 친절하게 다 대답해주시고 간호사분들도 모두들 전부 다 너무 친절하세요. ㅠㅠ 기분 좋게 병원을 간답니당!! 원장님이 막 캔디랑 이것저것 챙겨주시는데 너무 또

감사드려용!! 재발 안하면 좋은데 하게 되면 이젠 여기로만 다닐려고요!!
간호사 분들도 수술 끝나고 약, 회복 등 너무 친절하게 자세하게 설명해주셔서 매번 병원 갈 때마다 회복이 너무 좋다고 하네요! 아침, 원장님 병원이 수원에 그것도 저희집 근처라 대장, 위 건강에 대한 걱정은 놓을 수 있을 것 같습니다.
병원에 원장님 책이 많이 있어 읽어보았는데 읽은 후 원장님에 대한 신뢰감이 훨씬 많이 쌓였습니다~
원장님께서 내시경의 중요성을 특급 강조하시는데 어떤 마음인지 대장내시경을 받은 1인으로써 너무나 이해가 됩니다. (평소 술, 담배 안하고 운동하고 건강관리하는데도 용종,염증이 있었어요 ㅠㅠ)
많은 분들이 위, 대장내시경을 정기적으로 받았으면 좋겠고 실력있고 믿음을 듬뿍 주는 #장편한외과#에서 받는다면 후회 없으실거라고 강력 추천드립니다!!!
★★★혈전성치핵이라는 진단을 받았고 지켜보다 심해지면 혈전때문에 수술해야 한다고 하셨습니다. 약과 연고 처방받았습니다. 일단 선생님이 설명잘해주셔서 좋았구요.
수술은 이곳에서 할 생각입니다.
항문경 항문 초음파 약 처방 받았습니다.
★★★너무 오랫동안 고민하고 무서워 엄두가 안났는데~~~
지금 생각하니 하길 잘했다 생각듭니다.
굳이 수술 두달이 지나서 후기를 쓰는 것은
엉덩이대장~~ 의사샘이 수술도 너무 잘 해주시고
다니는 동안 통증관리도 해주셔서 너무 감사하는 마음을 남기고 싶어서에요~~ 치질 4기라 무조건 해야 한다고 하셨고 매번 화장실 갈때마다 뒷

물하는거 넘 귀찮아서 고민하다~ 직접 저술하신 책 완전 정복하고 수술 결심했어요~ 지금 생각해도 어려운결정~~^^
어쨌든 수술은 정말 눈 깜짝할 사이 끝나고~
무통 주사 이틀 연장하여 총 4일 무통 맞고 강력 진통제 먹고 좌욕하니 처음 걱정한거 보다 쉽게 지나갔고~
무엇보다 *꼬가 예뻐 졌다능~ㅋㅋ
엉덩이대장님 감사해요~
울 신랑도 조만간 델고 갈께요^^

★★★민망하고 민망한 곳을 치료받기 위해 진료실 문을 열고 들어서는 순간 오히려 내가 왜 그리 미련을 떨며 고통을 참았나 후회가 되었어요. 유쾌하고 밝으신 의사선생님 덕분에 마음 편하게 수술도 치료도 잘 받았습니다.

★★★금세 회복된거 같아요! 아직 볼일볼때 조금 불편하긴 하지만 언젠간 나아지겠죠...? ㅎㅎ

★★★장편한외과의원
이성근원장님 정말 친절하셔서 좋아요 ㅠㅠ
모든 병원이 이성근원장님처럼 친절하다면 좋을텐데...ㅎ

무엇이든 물어보세요
변비·변실금 백과사전

발행일　2025년 07월 16일

저　자　이성근·최성양·정경원
펴낸이　페이지원 단행본팀
펴낸곳　페이지원
주　소　서울시 성동구 성수이로 18길31
전　화　02-462-0400
E-mail　thepinkribbon@naver.com
ISBN 979-11-93592-11-3

값 17,000원

이 책은 저작권법에 의해 보호를 받는 저작물이므로
어떠한 형태로든 무단 전재와 무단 복제를 금합니다.
잘못된 책은 바꾸어 드립니다.